灾害儿科学
DISASTER PEDIATRICS

主　编　史　源

副主编　王君霞　王　荃　陆国平　张晨美

编　者（按姓氏笔画排序）

于少飞　内蒙古自治区人民医院

马　鸣　浙江大学医学院附属儿童医院

马　健　复旦大学附属儿科医院

王　荃　首都医科大学附属北京儿童医院

王来栓　复旦大学附属儿科医院

王君霞　中国人民解放军西部战区总医院

牛　杰　中国人民解放军战略支援部队
　　　　特色医学中心

卢朝升　温州医科大学附属第二医院育
　　　　英儿童医院

叶　盛　浙江大学医学院附属儿童医院

史　源　重庆医科大学附属儿童医院

闫钢风　复旦大学附属儿科医院

李云玲　浙江大学医学院附属儿童医院

李德渊　四川大学华西第二医院

杨子浩　浙江大学医学院附属儿童医院

张晓娟　中国人民解放军总医院第七
　　　　医学中心附属八一儿童医院

张雪峰　中国人民解放军总医院第七
　　　　医学中心

张晨美　浙江大学医学院附属儿童医院

陆国平　复旦大学附属儿科医院

陈　扬　复旦大学附属儿科医院

陈　瑜　华中科技大学同济医学院附属
　　　　同济医院

陈伟明　复旦大学附属儿科医院

郑成中　中国人民解放军战略支援部队
　　　　特色医学中心

赵锦宁　重庆佑佑宝贝妇儿医院

胡黎园　复旦大学附属儿科医院

洪少贤　厦门市儿童医院

郭林梅　中国人民解放军联勤保障部队
　　　　第940医院

惠婷婷　中国人民解放军联勤保障部队
　　　　第940医院

程　锐　南京医科大学附属儿童医院

人民卫生出版社

·北京·

图书在版编目（CIP）数据

灾害儿科学 / 史源主编 . —北京：人民卫生出版社，2022.3

ISBN 978-7-117-26513-3

Ⅰ.①灾… Ⅱ.①史… Ⅲ.①灾害—儿科学 Ⅳ.①R72

中国版本图书馆 CIP 数据核字（2021）第 270079 号

人卫智网	www.ipmph.com	医学教育、学术、考试、健康，购书智慧智能综合服务平台
人卫官网	www.pmph.com	人卫官方资讯发布平台

灾害儿科学
Zaihai Erkexue

主　　编：史　源
出版发行：人民卫生出版社（中继线 010-59780011）
地　　址：北京市朝阳区潘家园南里 19 号
邮　　编：100021
E - mail：pmph @ pmph.com
购书热线：010-59787592　010-59787584　010-65264830
印　　刷：保定市中画美凯印刷有限公司
经　　销：新华书店
开　　本：787×1092　1/16　印张：16
字　　数：389 千字
版　　次：2022 年 3 月第 1 版
印　　次：2022 年 3 月第 1 次印刷
标准书号：ISBN 978-7-117-26513-3
定　　价：89.00 元

打击盗版举报电话：010-59787491　E-mail：WQ @ pmph.com
质量问题联系电话：010-59787234　E-mail：zhiliang @ pmph.com

主 编 简 介

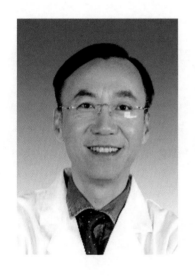

史源，医学博士，教授，主任医师，博士研究生导师。重庆医科大学附属儿童医院新生儿诊疗中心主任，国家临床重点专科带头人，荣获重庆英才创新领军人才。现任中华医学会儿科学分会委员兼新生儿学组副组长、灾害儿科学筹备学组名誉组长，中国医师协会儿科医师分会常务委员，中国医师协会新生儿科医师分会常务委员兼呼吸专业委员会主任委员，中国人民解放军儿科学专业委员会主任委员，中国医学救援协会儿科救援分会副会长等。担任 SCI 期刊 *Current Neuropharmacology*、*BMC Pediatrics*、*BMC Neurology*、*Frontiers in Pediatrics*、*Trials* 等编辑。

主要研究方向为新生儿危重病，主持包括国家自然科学基金等科研项目 10 余项。以第一责任人获省部级科技成果奖 2 项。以第一作者或通信作者发表 SCI 论文 60 余篇，累计影响因子超过 200 分，单篇最多引用次数达 1 035 次。

序

灾害与人类社会发展一直如影随形，灾害医学是人类社会文明的一个重要体现。灾害具有突发性、群体性、破坏性、复杂性等特点，这些特点决定了灾害医学不同于传统的临床学科。在灾害中，儿童是一个特殊的群体，他们既是弱小的又是坚强的，既是可怜的又是可爱的，更是人类社会的希望和未来。从汶川地震、雅安地震，到动车事故，这些灾害给儿童带来了严重的伤害，灾害医学中的儿童救援，既是医学问题，也体现了社会对儿童的关注。在我国，这一重要问题尚未广泛引起救援人员或社会各界的关注，相关研究还很少，这是一个有待填补、必须充实的空白。

中国人民解放军全军儿科专业委员会主任委员、陆军特色医学中心儿科史源主任牵头担任主编，组织了中华医学会儿科学分会灾害儿科学学组和中国人民解放军儿科学专业委员会的近 30 位专家撰写，本书系统、全面地阐述了灾害儿科学的概念，灾害中儿童的紧急救援措施、灾害应急预案，地震、海啸、台风、交通事故等常见灾害，灾害中儿童创伤和常见儿科疾病。该书的出版丰富了我国灾害救援的经验和成就，有助于完善我国灾害救援体系，有助于提升灾害中患儿的现场搜救、检伤分类、心肺复苏、紧急救治和后送转运。

受史源教授邀请，荣幸作此序，衷心希望我国社会各界，尤其是参与救援的人员，关注灾害中的儿童问题，以进一步提高我国的灾害儿科学水平。

张连阳
中国医师协会创伤外科医师分会　会长
全军灾难医学专委会　主任委员
中国人民解放军陆军特色医学中心教授、博导
二〇二二年二月

前　言

　　灾害儿科学是灾害医学的分支学科,与儿科急救、军事医学、儿内外科、康复医学、流行病学、心理医学、传染病学及儿童保健医学等多学科关系密切,组成了较为完整的内容体系,逐渐发展成为多学科交叉的新兴综合性学科,越来越受到重视。

　　灾害儿科学是实践性很强的学科,其特点之一是要在灾害现场组建医疗救援队,在恶劣和艰苦的环境中,利用有限的人力和简易的设备,在急迫的时间内,对批量儿童伤病员完成分级救治,因此尤其强调高效科学的组织措施和分工合作。

　　过去20年中,自然灾害在时间范围内增加了3倍,造成超过300万人死亡,受影响人数达8亿。儿童尤其是婴幼儿是最容易受到伤害的弱势群体,而灾害中超过50%的受害者是儿童。但在我国,灾害儿科学的实践起步较晚,到2008年汶川大地震时,才引起真正重视,中华医学会儿科学分会儿科灾害学组于2016年成立,标志着我国灾害儿科学进入新时期。

　　灾害儿科学的主要任务是解决以下几方面的问题:①灾害背景下儿童伤病的现场急救、康复治疗;②灾害背景下儿童的保护和疾病的预防;③灾害等特殊环境对儿童身心发育和健康的影响及医学防护。目前,我国灾害儿科学面临诸多问题和挑战,我国绝大多数医学院校没有开设灾害医学的教学课程,而灾害医学又不同于医院内的临床医学,医学生对灾害事故的特征、规律、大规模伤员救治、各类卫生防疫应急处理知识缺乏系统学习和认识。因此,一方面学习和借鉴发达国家先进的理论和技术,做好儿科疾病的诊治工作;另一方面,以常规儿科理论为基础,研究解决灾害条件下儿科的医疗问题,进行了积极探索与实践。主要包括:①研究儿童重大疾病的救治技术,如新生儿空中转运、儿童急性呼吸窘迫综合征的发病机制与临床救治、儿童与新生儿体外膜肺技术等;②灾害背景下群体儿童伤员的救护及防疫技术,如学校、商场等儿童密集区域发生的火灾、有害有毒物质泄漏、食物中毒等的救治技术;③培养优秀儿科人才,研究儿童感染、生化损伤的防护,不仅能应对地震、火灾及重大车祸等传统灾害,还能适应新形势下的各种“特殊”灾害。

编者

二〇二二年二月

目　录

第一章 概 论

第一节 灾 害 概 论

一、灾害的定义

灾害(disaster)是指突然发生的客观条件的改变给人、财产、环境、生态造成严重破坏的现象。世界卫生组织(World Health Organization,WHO)关于灾害的定义是:任何能引起设施破坏、经济严重受损、人员伤亡、健康状况及卫生服务恶化的事件,如其规模超出事件发生社区的承受能力而需要向社区外部寻求专门救援时,就可称之为灾害事件。联合国"国际减灾十年"专家组定义为:灾害是一种超出受影响社区现有资源承受能力的人类生态环境的破坏。

由此可以看出,灾害是危害人类生命财产和生存条件的各类事件,这种自然的或人为的破坏性事件,超出了受灾地区的自救或承受能力进而丧失其全部或部分功能的自然社会现象。

二、灾害的类型

根据灾害起因的不同可以将灾害划分为两大类。

(一) 自然灾害

1. **地质灾害**　如地震、火山爆发等。
2. **地貌灾害**　如滑坡、泥石流、崩塌、地面塌陷、地面沉降、地裂缝等。
3. **气象灾害**　如水灾、旱灾、台风、龙卷风、飓风、冻害、雹灾、雷电、酸雨、气候变暖、沙尘暴等。
4. **水文灾害**　如海啸等。
5. **环境灾害**　如流行病、水污染、大气污染、农药污染、森林火灾、海洋污染、噪声污染等。
6. **生物灾害**　如生态破坏平衡、病害、虫害、草害、鼠害等。
7. **天文灾害**　如陨石冲击、太阳辐射异常、电磁异爆、宇宙射线等。

(二) 人为灾害

1. **火灾**　如住宅火灾、工矿火灾、森林火灾等。
2. **爆炸**　如意外爆炸、火药爆炸、石油化工制品爆炸、工业粉尘爆炸等。

3. **交通事故** 如公路、铁路、航空、航海事故等。

4. **建筑物事故** 如房屋、桥梁垮塌、道路、隧道坍塌等。

5. **工伤事故** 如触电、烧伤、撞伤、坠落伤等。

6. **卫生灾害** 如医疗事故、中毒事故、职业病、地方病、传染病等。

7. **矿山灾害** 如瓦斯爆炸、矿井坍塌等。

8. **科技事故** 如航空航天事故、核事故、生物工程事故等。

9. 战争。

10. **恐怖事件** 如爆炸、投毒、纵火等。

三、受灾人群

灾害发生后,对当地及其周边地区居民造成伤害,对居民的生活和生产环境及条件造成破坏,严重时使许多人流离失所。灾害的严重性使受灾区的居民不能完全依靠自己的力量应对灾害造成的破坏,而需要外部的紧急救援,这些因灾害的破坏陷于困境而需要救援的人群,被界定为受灾人群,受灾人群是灾害救援的首要目标和任务。

在灾害紧急救援开始时,首先要进行快速初步评估,评估内容包括:灾害的性质、范围、严重程度、灾区的人口资料、受灾人群的种类和数量,并在救援实施过程中不断修正。根据评估对初期救援所需的人力资源、物资供应和时间做出判断。对受灾人群进行初步分诊,确定哪些是需要立即救治的,需迅速获得的信息包括:伤病人员的数量和发生率、伤病人员的病种、处在直接生命威胁的紧急状况中的人员的数量(如地震中被埋在废墟中的人,被围困的人等)、失去基本生存保障的人员的数量,如缺乏住所、食物和饮水的人群,失去陪护人员的儿童的数量等。

2016 年 5 月 23 日,在伊斯坦布尔召开的全球首届人道主义大会上,前联合国秘书长潘基文在大会上宣称:据统计,全球目前有 6 000 多万人由于冲突和暴力被迫流离失所,其中 1/2 是儿童。

2016 年,由于地区冲突、暴力和灾难所造成的新增流离失所人数为 2 420 万,亚洲是受灾最严重的地区,虽然中国、印度和菲律宾的绝对数字最高,但南亚和东亚最为严重。与暴力冲突相关的流离失所近十年总体来说呈一个上升的趋势(图 1-1)(资料来源:IDMC)。

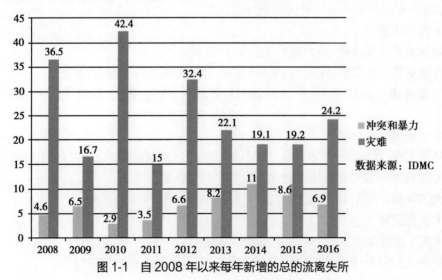

图 1-1 自 2008 年以来每年新增的总的流离失所

2016 年与天气有关的灾害,尤其是风暴再次成为所有新的灾难性流离失所的主要原因,截至 2016 年底,全球有 4 030 万人因气象灾害而流离失所。中国为 743.4 万人,其中由台风海马、鲇鱼、莫兰蒂导致的受灾人群分别为 78.2 万、65.8 万、56.7 万(图 1-2)(资料来源:IDMC)。

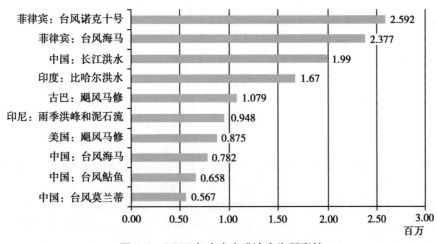

图 1-2　2016 年十大灾难流离失所事件

四、灾害的特征

1. **潜在性**　灾害发生前一般都有长短不一的孕育期,用来积累或转换能量,如以地壳运动为主所形成的自然灾害(崩塌、滑坡、泥石流等)多表现为势能转换成动能,其能量积累或转换,少则几天、数月,多则几年甚至上百年之久,通常不易为人们所直接察觉,突然爆发后最终打破原有的平衡和稳定性。

2. **突发性**　灾害的发生通常没有可直接感受到的前兆或规律可循,不易被监测到或被及时察觉,如地质灾害的发生多因地区圈层的能量积累到一定程度后突然释放而形成,一般强度大、过程短、破坏严重,即使人们有所察觉,也会陷于猝不及防的境地。

3. **周期性**　不同的自然灾害的发生可能存在不同的周期特征,现代自然灾害的变化规律,应该是地质时期自然变异的演化规律的延续,因此相同的灾害性事件间隔一定的时间后又可再度发生。

4. **时间持续性**　灾害的发生有长有短,一次灾害持续的时间越长,社会受到的威胁和影响就越大。

5. **链发性和复合性**　一些相同或不同类型的灾害常常接踵而至或者同时发生,等级高、强度大的灾害常诱发其他灾害发生,形成灾害链。灾害链中最早发生的灾害称为原生灾害,由原生灾害诱导出来的灾害称为次生灾害,通常原生灾害和次生灾害共同作用加重灾害的破坏性。

6. **多因性和复杂性**　灾害的发生有着复杂的形成原因,人类社会的发展所带来的对自然资源的开发和破坏以及地质活动的自然演变规律等均可导致灾害的发生,两者相互作用,相互影响。

7. 频发性和破坏性　灾害越来越严重地威胁着人类的生存和发展,且发生次数越来越多、间隔越来越短,由于工业化和城市化进程的加速发展,社会物质财富和人口相对集中,灾害造成的人员伤亡越来越多、损失越来越大,破坏程度也越大。

五、灾害的应对过程

灾害的应对过程应该是一个系统工程,包括灾害发生前、灾害发生期间的现场应急救援以及灾后的恢复重建和总结整个连续的过程。

(一) 灾害发生前

由于灾害发生的不可预见性和特发性,在灾害发生前应做好必要的应急准备,这些准备包括制定减灾预案和救灾预案,开展防灾宣传,进行救灾培训和演练,房屋和设施加固以及必要的物资储备。预案应包括所有灾前应开展的活动和采取的措施,如培训救援队伍等,旨在促进社会的防灾意识。

预案要基于对当地可能遭遇特殊类型灾害的风险分析,应考虑到每一种类型的灾害发生的频率,预计灾情影响的大小,预警的程度或灾害的突发和停止,最有可能受灾人口的特点,社会或组织结构内可获得的资源类型和数量,以及一定时期内无其他外援的情况下组织自救的能力。在制订应对计划时应周密考虑儿童的特别需求,或单独制订针对儿童的计划,并定期开展演习,以确保预案的可操作性,以及不同部门之间的合作效果。

(二) 灾害发生期间的现场应急救援

灾害发生时的应急救援包括灾害期间和灾害发生后所采取的行动和措施,并形成一个由多学科、多部门共同参与合作的群体伤亡处置系统,该系统涉及卫生部、医院、军队、警察、消防机构、工程机械队伍、海外救援队、非政府组织(世界卫生组织、红十字会、志愿者队伍等)、交通运输服务、通信部门等。在灾害救援中应遵循基本的救援原则,包括:人道救援原则、快速反应原则、安全救援原则、自救互救原则、区域救援原则、科学救援原则、检伤分类与分级救治原则。

为保障救援行动有效有序地开展,首先应成立灾害救援现场指挥部,由指挥部统一指挥、协调参与灾害救援的各类资源,包括建立即时的通信网络、初步的搜救、伤员的救治和转运、灾害评估、疏散、提供避难场所、食品和饮用水的供给、卫生防疫以及其他多种行动。医疗应急队伍为受灾者提供救援服务和创伤护理,公共卫生应急队伍向幸存者提供维持生活的主要服务。

在灾害现场救援应先排险后施救,注意急救与呼救并重,先重伤后轻伤,先施救后运送,转送与救护相结合,院外与院内紧密衔接。灾害救援应采取一切可以采取的措施,充分利用现有资源,包括各类灾难救援人员、物资和设备,最大限度地减少人员伤亡和财产损失,努力保障灾民、难民所拥有的生活尊严权利和接受援助的权利,并提供各种援助和保护,以减轻因自然和人为的灾难造成的民众疾苦。

(三) 灾后的恢复重建和总结

灾后恢复重建也需要多部门、多方位投入力量,需建立系统完善的法律制度来指导灾后恢复重建工作的执行,并同时确立快速、简便、灵活的执行程序,保证恢复重建工作的及时有效;在灾后恢复重建过程中,涉及大量复杂的工作,需要城市规划、工程建设、心理干预、医疗护理、防疫免疫、经济管理、环境等领域的专业人员参与。

在灾害救援工作初步完成后,应对整个救灾工作进行总结和分析,在总结阶段,梳理整个救援工作程序,对救援工作中的各个方面进行再次评估,通过情景再现和/或专家论证的方式,总结重要的经验和教训,并对照灾害应急救援预案,进行预案的再修订工作,包括预防和防御性措施,如修订建筑法规、标准,公共设施标准以及对广大群众的教育,提高灾害预防意识。

因此,在灾后阶段,加强灾后恢复重建领域专业人才的培养及人力资源储备,及时总结救灾经验教训,对灾害救援具有重要的意义。

六、灾害的影响

灾害在多个方面对社会产生影响,不仅造成了直接经济损失(包括原生灾害和紧密伴随的次生灾害所造成经济损失的综合),也严重冲击了社会经济、政治生活,成为社会发展的重大制约因素。

(一) 对人造成生理伤害

各种自然灾害都会在不同程度上威胁和危害到作为个体的人的安全,这种伤害可分为三个等级:导致伤残但仍有劳动能力,导致终生失去劳动能力,严重者直接导致死亡;在各类突发性事件中,如地震、水灾、火山喷发等,会导致死亡人数的大量增加,说明灾害对人类个体的巨大摧残力和破坏性。

(二) 对人的心理和精神造成伤害

灾害不但直接影响人们的生理功能和身体健康,还会给人们带来严重的心理伤害,影响人的行为和精神健康,这种伤害体现在地震、滑坡等自然灾害给人的精神造成的巨大影响上,会导致不正当的灾害应激行为和灾后恐惧心理等,严重扰乱人们的正常行为生活,可能会加剧灾后社会秩序的混乱。这种心理和精神的影响不仅体现在受灾个体的身上,也体现在部分参与救援的人员身上。

(三) 对国民经济产生影响

严重灾害对国民经济的发展产生巨大影响,随着灾害的发生,会带来各种各样直接和间接的经济损失,包括支援灾民的生活所需、灾后住房和公共设施的重建等,由于灾害的影响,国家需调整本已计划好的生产建设安排,这些都会影响国民经济建设发展,延缓经济增长。尤其是对国民经济中占有重要地位的农业、工业和城市构成重要影响。

(四) 对工业区和采掘业的危害较大

一个地区的工业区往往是人口比较密集、社会财富最为集中的地区,一旦发生灾害,往往也是破坏程度最高的地区。对于采掘业而言,采掘业的特点决定了它对地质结构的破坏,若再发生自然灾害,必然的地质结构的破坏和偶然的地质灾害相结合,其导致的灾难是巨大的,如矿产资源属于不可再生资源,受灾后无法或很难恢复。

(五) 对农、林、牧、渔等行业产生巨大的危害

农、林、牧、渔等行业对我国的民生之计发挥着重要的作用,灾害的发生会对这些行业产生直接的破坏,特别是自然灾害的发生,造成粮食减产、植被破坏等不良恶果。因此,灾害的发生不仅会对农、林、牧、渔等行业产生直接的破坏作用,而且间接阻碍着人类食物链的正常运作,关系着国家的民生之计与长治久安。

(六) 对基础工程设施产生巨大破坏

自然灾害对人们生活所需的基础工程设施诸如水、电、公路等也会造成巨大的破坏。

水、电、煤气的供应和公路的正常通行关系到城市建设和生产的正常运行和发展,也关系到千家万户的切身利益,如不对这些基础设施建设的质量加以重视,一旦发生诸如地震之类的自然灾害,必将导致极其严重的后果。

(七) 对生态环境和资源的影响

灾害的发生会对人类的生态环境和资源构成巨大的破坏,且这类破坏往往存在有滞后性和隐蔽性。对环境和资源的破坏,如臭氧层、水资源、矿产资源、生物资源、土地资源等,有些可以恢复,有的则难以在短期内恢复,有的需要上百上千年甚至更长时间才能恢复,有的则永远无法恢复。自然灾害的发生,不仅破坏现今社会经济发展,还会危及子孙后代的生存发展条件。

(八) 对社会正常秩序的影响

灾害发生后,对受灾地区社会秩序的影响是显而易见的,主要体现在以下几方面:①在大的灾害发生后严重破坏交通、能源、食品、治安等生产生活系统的正常运营,从而导致一些关乎民生的物资在短期内十分紧缺,由此而引发的对他人或公共财产实施非法占有,及盗窃、诈骗等部分不法分子的出现;②在灾害重建过程中,由于客观条件的限制和必需物资缺乏等因素,灾民由于日常生活被打乱,情绪出现波动,各种民事纠纷或刑事犯罪等更易滋生;③救灾过程中会有大量救援物资和资金的注入,在救灾款物的发放中,可能会有工作人员利用职务之便非法挪用救灾款物,产生因物资利益分配不当所引起的矛盾和秩序混乱。

(史 源)

参考文献

1. 韩宝磊. 自然灾害的影响分析及其应对措施. 山东纺织经济, 2009, 2: 17-19.
2. 康飞, 张水波, 梁光强, 等. 世界银行灾后恢复重建的政策框架及实施程序. 天国际经济合作, 2011, 4: 48-50.
3. 岳茂兴. 灾害医学的定义及其主要研究方向. 世界急危重病医学杂志, 2006 (5): 1476-1479.
4. 孙海晨, 周荣斌, 王一镗. 现代灾害的特点与救援原则. 中华急诊医学杂志, 2014, 23 (9): 971-973.
5. 麻晓林, 张连阳. 灾害医学. 北京: 人民卫生出版社, 2016.

第二节　灾害儿科学概论

一、灾害儿科学的概念与特点

灾害医学作为一门新学科的兴起始于 20 世纪 80 年代,之后便进入较快的发展期。灾害医学的兴起和发展与灾害问题的日益严重是分不开的。灾害医学虽然已经有了较长的发展历史,但在我国,对灾害儿科学(pediatrics in disasters)尚无系统性研究和论述,其定义和范围是一个新的领域。灾害儿科学是以现代儿科学的发展为基础,以临床儿科学的诊治措施为手段,研究在各种自然灾害和人为事故中所造成的灾害性损伤条件下实施紧急医学救援、疾病预防和卫勤保障的一门学科。

灾害儿科学是灾害医学的分支学科,与儿科急救、军事医学、儿内外科、康复医学、流行病学、心理医学、传染病学及儿童保健医学等多学科关系密切,组成了较完整的内容体系,已逐渐发展成为多学科交叉的新兴综合性学科,越来越受到重视。

灾害儿科学是实践性很强的学科,其特点之一是要在灾害现场,组建医疗救援队,在恶劣和艰苦的环境中,利用有限的人力和简易的设备,在急迫的时间内,对批量儿童伤病员完成分级救治,因此尤其强调高效科学的组织措施和分工合作。

二、灾害儿科学的形成与发展

过去20年中,自然灾害在时间范围内增加了3倍,造成300万人死亡,受影响人数达8亿。儿童尤其是婴幼儿是最容易受到伤害的弱势群体,大致的数据表明,灾害中超过50%的受害者是儿童。对灾害背景下的医疗问题,必须引起高度重视,并开展深入系统的研究工作,以最大限度减轻儿童所受到的伤害。随着"国际减灾十年"活动的开展,世界各国对灾害的研究和医疗救援都十分重视,在理论体系的构建、研究方法的创新、成果的应用等方面均有突破性进展,取得引人瞩目的成就。但是,目前世界各国灾害学研究和医疗救援的发展水平是很不平衡的,一些发达国家和地区,灾害医学相对形成较早,发展较快,优势明显,值得借鉴。

虽然灾害儿科学的概念在20世纪80年代国际上已经有学者提出,但在我国,真正意义上的实践始于2004年印度尼西亚地震海啸,我国援外救援队第一次配备1名专业儿科医师。到2008年汶川大地震时,儿科医师已成为各救援队的基本配置。儿科医师是灾害救援系统的重要组成部分,同时还应是指导儿童及家庭战胜灾害的咨询专家。灾害儿科学的培训应该成为在校医学教育和毕业后继续教育的必备内容。目前国内已联合美国儿科学会举办了灾害儿科学培训班,为各省市开展灾害儿科学教育奠定了基础。

2010年出版的《军事儿科学》已经涵盖部分灾害儿科学内容。中华医学会儿科学分会儿科灾害学组于2016年成立,标志着我国灾害儿科学进入新时期。

三、灾害儿科学的任务

灾害儿科学的主要任务是解决以下几方面的问题:

1. 灾害背景下儿童伤病的现场急救、康复治疗。
2. 灾害背景下儿童的保护和疾病的预防。
3. 灾害等特殊环境对儿童身心发育和健康的影响及医学防护。

和平时期对灾害发生的应急准备具有重要意义。儿童的医疗救援包括生命支持、转运系统、传染病的防治、大规模的免疫接种等。因此,应充分估计到儿童救援的困难性,训练有素的专业儿科医疗救援人员和高效科学的组织机构尤其重要。在2007年召开的第25届国际儿科大会上,对战争和灾害状态下儿童及儿科救援人员可能面临的各种问题进行了深入探讨。例如,灾害现场新生儿的分娩和窒息复苏、电力中断导致无法利用常规医疗设备、缺乏必要的诊断仪器设备和药品、儿童被遗弃以及儿科救援人员本人面临的人身安全威胁等。

由于灾害医学救援的特殊性,工作环境的恶劣和艰苦性,对各级医务人员的职业素质、文化素质、业务素质和心理素质,特别是思想政治素质、职业道德素质及医学人文精神提出了更高的要求。提出"为什么参与"的问题,是要求所有救援人员,树立一个最基本的信念:救死扶伤。作为儿童救援人员,最基本也是最重要的素质是具备关爱儿童的爱心。灾区的救援情况在最初的阶段十分复杂,混乱是不可避免的,对于这种情况,要有充分的思想准备,努力去适应、协调、合作、支持和宽容。救助人员是去帮助受灾儿童的,这一点在保持长久信心和士气方面十分重要。

四、我国灾害儿科学的实践探索

首先,我国医学教育存在不足。绝大多数医学院校没有开设灾害医学的教学课程,而灾害医学又不同于医院内的临床医学,医学生对灾害事故的特征、规律、大规模伤员救治、各类卫生防疫应急处理知识缺乏系统了解。虽然我国在 2001 年成立第一只国家救援医疗队以来,各级应急救援医疗队均配备一定数量的儿科医师,但相对于较大数量的儿童伤员,系统掌握儿童灾害救援知识的专业人员严重不足。目前我国灾害儿科学主要依托于各大军队医科大学,军队儿科医师是灾害儿科救治的主要成员。

在欧美及日本,各类医学院校均设置有专业的灾害医学专业课程,各级政府、专业机构及非政府组织以多种形式开展灾害相关知识的教育与普及。

汶川大地震后,我国政府高度重视灾害儿科学的发展,各级儿科医务人员立足于全面提高我国人口素质和保障儿童健康服务,一方面学习和借鉴发达国家先进的理论和技术,做好儿科疾病的诊治工作;另一方面,以常规儿科理论为基础,研究解决灾害条件下儿科的医疗问题,进行了积极的探索与实践。主要包括:①研究儿童重大疾病的救治技术,如新生儿空中转运、儿童急性呼吸窘迫综合征的理论与临床救治、新生儿体外膜肺技术等;②灾害背景下群体儿童伤员的救护及防疫技术,如学校、商场等儿童密集区域发生的火灾、有害有毒物质泄漏、食物中毒等的救治技术;③培养优秀儿科人才,研究儿童感染、生化损伤的防护,不仅能应对地震、火灾及重大车祸等传统灾害,还能适应新形势下的各种"高技术"灾害。

(赵锦宁)

参考文献

1. 王正国 . 灾害医学 . 重庆医学 , 2009, 38 (22): 2777.
2. JAIN V, NOPONEN R, SMITH BM. Pediatric surgical emergencies in the setting of a natural disaster: experiences from the 2001 earthquake in Gujarat, India. J Pediatr Surg, 2003, 38: 663.
3. MACE SE, BERN AI. Needs assessment: are disaster medical assistance teams up for the challenge of a pediatric disaster？Am J Emerg Med, 2007, 25: 762.
4. 王军 , 彭碧波 . 灾后儿童医学救援实践和救治特点分析 . 中华灾害救援医学 , 2015, 3 (4): 192-195.
5. REDLENER I, MARKENSON D. Disaster and terrorism preparedness: what pediatricians need to know. Adv Pediatr, 2003, 50: 1.
6. PERRIN JM. Disaster and children. Ambul Pediatr, 1995, 5: 315.

第三节 紧急救援措施

不同类型灾害条件下儿童医学救援的工作流程应包括以下几个阶段:①准备阶段:在非灾害响应时期,回顾以往经历,总结以往医学救援经验,改善和修正救援程序,制订未来响应计划等;在学校大力宣传和普及灾害中自我救援的方法和注意事项。②动员阶段:灾害发生后,对灾情进行紧急评估,了解受灾程度和受灾儿童的数量,估算大致需要的人力和物力;响应援助受灾地区需要立即采取准备工作,包括救援人员、物资、设备、医务人员的集训,迅速熟悉灾区的灾情等。③行动阶段:救援队伍抵达灾区后,实施搜救和医学救援,直至宣布行动结束。④撤离阶段:救援队伍接到搜救行动结束的通知后,着手安全撤离。⑤总结阶段:为了提高未来灾害响应的效率,进行必要的经验教训总结,必要时修正救援流程,为下一次的救援积累经验。

一、准备和动员阶段

准备与动员阶段是指儿童医学救援从接受命令开始至到达灾区展开工作,此阶段的工作重点是信息收集、药品保障及自身预防。依据灾害类型的不同而有针对性地选择药品,如灾区已发生疫情或可能发生疫情,可针对性地选择疫苗接种,以保证队员的身体健康,顺利地完成救援任务。

每个灾害或紧急事件都是独特的,它由灾害或事件的类型和程度所决定,同时,受灾害发生时间、气候、地理、社会结构和受灾地区人口密度等因素影响。虽然同类型的灾害有着可预测的受灾模式,但其严重程度和应急类型却受地方特点的影响。基于从灾区获得的准确信息而采取的干预措施,节省时间和宝贵的资源,减少受灾人群的痛苦。

(一)对紧急情况和受灾人群进行快速评估

评估通常由专家组进行,重点放在迅速确定紧急事件的规模,伤亡程度,环境条件和基础设施的受损程度,灾民的医疗和生活的紧急需求以及当地的应急能力。灾害发生后,初步的应急救援将主要来自本地的资源。社区对当地灾害的程度做出评估,医疗卫生专业人员应对社区的伤亡进行评估,迅速与上一级政府部门沟通信息。这将有助于区域性或国家级的评估。

(二)儿童特殊需求的评估

灾害发生后要尽快对儿童的紧急状态和救援需求做出评估和判断,并制定针对儿童的紧急救援策略和措施,在救援队伍中配备儿科医护人员,以满足儿童救援的特殊性。

1. **总体评估** 首先要了解受灾范围和受灾人口总数,包括新生儿、婴幼儿、学龄前儿童、学龄儿童和孕妇的数量。根据伤病的初步统计,估算出儿童伤病的严重程度和数量。依据这些初步的评估,可以估算出儿童紧急救援所需的人力资源和救灾物资的需求。随着救援工作的开展,要根据统计资料的变化,不断更新对救援需求的评估。

2. **现场观察** 儿童紧急救援工作者根据以下信息,进行分析和判断,提出报告,并对改进儿童紧急救援提出建议。

(1)儿童生活需求调查:对灾区儿童生活状况进行实地观察,包括:儿童吃什么,如何得到食品,食品是否适于儿童,穿着如何,是否穿鞋,一般营养状况,有无受伤,是否恐惧或焦虑,是否有人陪伴,母亲们是否能继续母乳喂养年幼的婴儿,儿童是否得到安全的安置等。

(2)儿童疾病调查:对就诊于急救站、临时医疗点或在帐篷中居住的儿童进行简单的询问调查。调查对他们的诊断是什么?最常见的问题是哪些?是否发现腹泻、肺炎、痢疾、麻疹、疟疾、脑膜炎、脑炎、脱水和 / 或营养不良的病例?

(3)免疫接种调查:可通过访问当地医疗机构和卫生人员,或询问家长获得有关儿童免疫接种的信息。

(4)儿童死亡率和失踪儿童数量评估:可通过躯体计数或与特定数量的家庭面谈,开展死亡率和失踪人数的评估。

（5）儿童心理创伤评估：尽快开展儿童创伤后应激问题和心理创伤的有关调查，安排与一些家庭进行面谈，了解儿童是否目睹家庭成员死亡、目睹伤害、灾难现场、饥饿、丧失家庭以及急性创伤或疾病等。

（6）父母扶养能力的评估：遭受了什么样的创伤和哪些损失？他们的营养状况如何？他们受伤或生病了吗？多少人正在母乳喂养？有几个孩子？等。

二、行动阶段

灾难中的儿童救护，是指针对低龄（12 周岁以下）儿童开展的医疗、转移、看护等保护措施，是医学救援工作的重要内容，搜救与医学救助工作同步进行，医疗队员随时要深入废墟下指导营救和医学救治，恶劣的救援条件需要医护人员因地制宜，依托移动医院和医学巡诊相结合，为灾区儿童提供日常医疗、急救和留观、卫生防疫宣教、心理治疗等工作。地震等特殊自然灾害的最初 3 天，创伤是医疗救援队面临的最主要的问题，被称为"黄金救援时间"。由于大量伤病员可能同时抵达，儿童必须得到优先照护，尤其是危重的儿童和无人陪伴儿童。儿科医师应以最快速度抵达灾害现场，在最初的救援时间里，儿科医师的主要工作是参与复苏、危重患儿的紧急救治以及患儿的围术期处理等。

（一）医疗救援准备

1. 首先要重建并完善卫生医疗服务。灾害的破坏作用可以直接造成大量人员的伤亡，有效的紧急救援可以减少人员的伤亡。灾后用于基础设施的破坏，环境的破坏、饥饿、寒冷等因素，可能引发疾病的流行。医疗卫生服务的中断等会导致疾病和死亡的增加。这通常发生在灾后数周到数月。而通过医疗卫生服务的重建、社区健康教育、卫生设施的恢复等灾后预防措施，这些灾后疾病和死亡的增加是可以控制和预防的。灾害发生后要立即启动当地的应急系统，组织地方的医疗力量开展紧急救援，同时尽快派遣救援队伍，支援当地的救援工作，尽量将经过紧急处置的伤员运出受灾地点，送往有条件的医院救治。救援期的主要任务是减少灾害直接造成的伤亡。救援期后，应将医疗卫生资源重点用在重建并完善医疗服务和卫生设施，保证其可利用性和质量，尤其是为脆弱群体提供服务和卫生保障，其目标是消除灾后疾病的流行，保障灾区群众的健康和安全。

2. 其次要设立疾病监测和卫生信息系统。有效的健康信息和疾病监管系统在实施卫生干预的有效性和重新安排各项措施的主次顺序方面是必不可少的，卫生主管部门将使用现有的信息确定有限资源使用和确定卫生措施的主次顺序。他们应为每次灾害制定具体的监测指南，以便追踪相关的疾病和死亡的趋势。每一个医疗卫生机构都应立即进行有效的卫生信息采集。医疗卫生专业人员应了解如何定期与上级卫生主管部门沟通信息。

3. 而在儿童救援工作中，首要和最紧迫的任务是抢救和治疗在灾害中受伤的儿童，挽救生命，减少残疾。根据儿童的特殊情况，在现场儿童医疗急救中要考虑以下问题：在救灾医疗队和医疗急救站中，要配备儿科医师和护士，为患儿提供及时的儿科专业服务；要配备儿科的专用设备、器械、医用材料和药品，包括儿科专用的喉镜、气管插管、呼吸机、手术器械、各种导管（导尿管、鼻饲管等）、婴幼儿的输液器和针头等；在转运伤员的过程，同样要考虑到儿科的专业支持。

（二）医疗救援基本措施

1. **现场搜救具有时限性** 一般采用的是"搜索、营救、医疗"三位一体式的救援模式，发现幸存儿童后首先要评估其伤势、躯体埋压情况、体力和精神状态，必要时采取初步的急救措施，如清理呼吸道、通畅气道、吸氧等；在营救过程中，及时采取各种医疗支持手段提高其生存能力，如补液、保暖、镇静、止痛等；同时及时进行心理安慰和疏导，增强其生存欲望，为营救赢取时间；在营救成功后，采取必要措施避免其受到二次损害，如颈托固定颈椎、疑有骨折、脊柱损伤的要用夹板固定和脊柱板搬运和后送，局部止血、消毒、包扎预防感染等；眼罩保护幸存者眼睛，避免瞬间强光照射导致失明等。病情平稳后通过担架、救护车、直升机等多种运输工具迅速将其转运至后方医院。

2. **依托移动医院建立一条流畅的就诊流程** 登记与分诊相结合，依据优先原则，合理安排就诊人数和速度；针对多系统、多器官疾病患儿就诊比例高的特点，采取分流措施，合理分配医疗资源，可有效保障患儿得到医治。

3. **密切观察病情变化** 儿童无诉说症状的能力，且病情变化快，要认真观察、及时发现病情加重或恶化的征兆，如持续哭闹、萎靡嗜睡、反应性差、面色苍白、四肢厥冷、呼吸加快、呼吸和脉搏微弱、呕吐、脱水、惊厥等，要立即寻找原因，及时对症处理，留观与转运相结合，对于病情危重或病情发生变化的儿童应及时联系救护车，迅速转移至当地医院。

4. **尽快重建清洁水的供应、有效的卫生设施及垃圾处理** 有方便儿童使用的卫生设施，简易的洗澡条件。加强护理和喂养，保证足够的入量，尤其要关注婴幼儿，避免脱水和低血糖。有专人负责婴幼儿食品、饮水、衣服、尿布和生活用品的筹集和发放。安置点的食堂要创造条件，提供适合儿童的膳食和次数。

5. **药品管理** 领取药品由药师在药房来完成，减轻救援人员的工作量，把更多的精力放在诊治上，同时药师对药品的使用起监督和管理作用，并把每种药品消耗情况及时反馈给救援人员，使得整个医疗活动可持续进行，杜绝浪费的发生。

6. **肠道疾病的防治与监控** 由于基础设施和医疗卫生机构的损坏，腹泻是常见的灾害后果。迅速贯彻落实基于社区的有关家庭环境卫生的措施、腹泻预防以及家庭患者护理方面的教育，尤其是腹泻患儿。医疗机构应预计脱水患者的需求，利用适当的低成本方法预防和纠正脱水（口服补液盐 / 口服补液疗法），并高度警惕可能出现的霍乱和痢疾患者。针对疑似肠道、虫媒传染病例做好血液、尿便标本的采集、化验，同时做好自身防护和洗消，保证医疗职业暴露安全。

7. **传染病的防治与监控** 麻疹等传染病一直是严重灾害发生后期儿童死亡的主要原因，这些受灾人群中普遍存在着营养不良。因此，麻疹等相关疫苗是灾后常规使用的一项防疫措施。由于维生素 A 缺乏症很常见，并可导致与麻疹等疾病相关的死亡，因此要向脆弱群体分发维生素 A。

8. **其他** 在临时医疗机构中要设置专门的区域，安置儿童伤员，有专门人员看护，并避免儿童再次目睹死亡或严重创伤的恐惧情景。帮助无陪伴的儿童找到亲人或邻居陪护，如无上述人员，应安排志愿者临时陪护。

（三）紧急安置

对于失去家园的群众，要进行紧急安置。在安置受灾群众的过程中，应充分考虑儿童及其家庭的特殊需求。

1. 要优先安置受灾儿童及其家庭。

2. 为儿童及其家庭设置相对集中的安置区,确保安全,方便儿童食品和生活用品的供给。

3. 登记儿童及其家庭的信息,为儿童佩带包括姓名、家长、联系方式等信息的标识,以免失散。为无人陪伴的儿童安排临时收养点,每个儿童都要有专人看护,鼓励临时收养家庭或养护人,做好儿童相关信息的登记,尽快寻找失散的父母和亲人。

4. 为新生儿和哺乳期婴儿及其家庭安排相对隐蔽的场所,提供母乳喂养的支持。

5. 有专人负责婴幼儿食品、饮水、衣服、尿布和生活用品的筹集和发放。

6. 安置点的食堂要创造条件,提供适合儿童的膳食和次数。

7. 方便儿童使用的卫生设施,简易的洗澡条件。

8. 在可能的条件下,为儿童安排安全的活动空间和条件。

9. 为无人陪伴的儿童安排临时收养点,每个儿童都要有专人看护,鼓励临时收养家庭或养护人,做好儿童相关信息的登记,尽快寻找散失的父母和亲人。

10. 要安排儿童保健人员对儿童安置点进行巡访,并进行安全和保健知识的宣传。

（四）医疗巡诊

由于灾后公共设施,如交通、通信、电力等瘫痪,使得信息流通不畅,偏穷地区的儿童无法转移到移动医院,医疗队员携带小型医疗设施和常用药品进入灾民居住区现场提供医疗救治。这种医疗模式是对移动医院开展规模医疗救治活动的补充与完善,是医疗救援活动的外延,虽然投入不多的人力、物力,但却可以解决许多实际问题,同时在巡诊过程中还可以发现潜在的疾病和危险因素。在巡诊过程中向患儿及家属开展、普及医疗小常识也是重要的工作内容。

（五）心理治疗

突发灾害往往具有发生突然、难以预料、危害大且影响广泛等特点,极大地超出个人及团体的应付能力。因此灾难发生时,很多人往往因无助和无法应对而感到惶惑不安,产生心理挫折,从而引起一系列的生理心理反应,而儿童往往是心理受挫最严重的群体,灾后创伤造成的心理健康问题逐渐引起社会关注。由于儿童的心理承受能力以及语言表达能力不强,首先,儿童处于身心成长的特殊阶段,心理素质薄弱。同成人相比,对于灾难的刺激十分敏感,依赖感强,极易产生悲伤、恐惧情绪,从而造成严重的心理创伤。其次,由于缺乏成熟的语言交流能力,儿童灾后的心理疏导工作难度大,一些受到惊吓的儿童难以用语言向救护人员表达内心不良情绪,从而变得沉默寡言,使得传统的语言交流模式的心理疏导工作难以起到应有的效果。最后,不成熟的语言交流能力进一步影响到儿童灾后的自我减压,使得儿童灾后的心理问题不易被察觉,进而逐渐积累,严重影响日后儿童的健康成长。灾后儿童心理障碍的识别和心理治疗是医学救援的重要工作内容。

灾害会导致儿童,尤其是学龄期儿童产生无法抵御的恐惧,引发一系列生理、心理、行为反应,如沮丧、紧张、焦虑、恐惧等。灾害发生后,大多数儿童会出现头痛、焦虑、梦魇、失眠、心悸、尿频、四肢战栗等症状。幼儿出现心理问题时,会伴随一些肢体动作,比如表情呆滞、浑身不自主地颤抖、失眠、吮吸手指等。在日常医疗救治和外出巡诊过程中,要充分认识到儿童心理障碍的普遍性和危害性,尤其是危重患儿和无人陪伴儿童,把医疗救治和心理治疗有机地结合在一起。鼓励家长或幸存家属多和孩子交流,努力向他们解释清楚灾难只是一种自然现象,同时,家长还应多关爱和倾听孩子,让他们明白父母是爱他们的。

三、撤离总结阶段和灾前教育

1. **撤离与总结阶段** 医学救援总结是灾害救援后期的工作重点。医学救援任务完成后,对本次救援工作的得失做出总结是非常必要的。深入研究自然灾害所致儿童伤病发生的特点及规律,完善和修正灾害医学救援流程和工作内容,总结经验和教训以待改进,为下次救援提供宝贵的参考依据。

2. **提倡开展全民防灾减灾教育** 灾前开展针对儿童群体监护人的防灾减灾教育,特别是针对灾难中儿童救护中所遇到的常见风险的防范措施,宣传对儿童特别是学龄前儿童的科学保护方法,营造家庭防灾减灾文化。一方面,提高监护人对未成年人灾难保护意识,明确灾害逃生路线。必要时,各级基层组织应根据本地区情况,适时开展防灾减灾演练,加强对儿童的自救保护意识的培养,全面提高未成年人灾难安全保护力度。另一方面,倡导家庭提前做好预防措施,例如结合当地易发事故与灾害的特点,将必需品存放于轻便的包内,并根据家庭成员的情况,携带儿童群体所必需的特殊物品,特别是处于哺乳期的幼儿,应在应急包内存放奶粉等相应的食品,以及一些针对儿童疾病的药品。

3. **营造儿童防灾减灾氛围** 对于适龄儿童,以学校为主体,通过日常的安全教育活动,利用生动活泼的形式向未成年人说明生活中潜在的不安全因素,包括可能会遇到的水、火、电、煤气及交通事故以及在学校可能遇到的群体踩踏事故等,并以案例介绍的方式告知如何正确地防范可能遇到的危险,调动适龄儿童的学习兴趣,从而提高儿童群体的风险防范意识。此外,应注意总结整理本地区安全事件的类型和规律,制定详细的应急预案,根据各个时期易发生的安全问题的特点,科学地开展演练活动,有针对性地向儿童展示突发事件下如何采取正确的自救。

综上所述,儿科医师是地震灾害救援中非常重要的组成部分,已逐步受到国家的重视,但目前我国的灾害救援尚处于初级阶段,与国际上的发达国家相比还有很大差距,许多具体问题需要不断改进,儿科医师作为救援中的重要组成部分,需要不断加强相关知识的培训,为促进我国灾害救援事业的发展作出贡献。

(程 锐)

参考文献

1. 王军,彭碧波,刘秋玲,等,赴国外不同类型灾害条件下儿童医学救援流程的初步探讨,中华灾害救援医学,2014; 9 (2): 487-490.
2. 张越,黄雪洋,灾害中儿童救护的常见风险与建议,中国减灾,2012, 188 (9): 34-36
3. 杨智权,张庆民,儿童地震灾害创伤后的康复医疗,中国当代儿科,2013, 15 (6): 431-434

第四节 救援组织机构

灾害为一个规模超出当地自身应对能力的突发性事件,灾后严峻的卫生状况以及公共卫生服务的缺乏,导致灾后疾病流行,受灾人口的发病率和死亡率升高。灾害可由自然原因引发,如飓风和地震,或由工业或技术原因引发,如有毒或放射性物质的泄漏。此外,战争和严重的武器冲突也可引发大量难民流离失所等复杂的人道主义紧急事件。但是灾害救助可以减少人员伤亡,其中儿童由于缺少必要的自我保护能力和意识,在灾难应对和救援过程中成为最容易遭受损伤的群体,同时因为缺乏精确的语言表达,易掩盖伤情,延误治疗,影响他们的健康成长,儿科医师的临床经验使他们非常了解儿童的特点,因此儿科医师在救灾方面发挥着重要作用,本文在介绍参与灾害救援的国内外组织机构的同时,提出了灾害救援过程中儿童的特殊评估,灾害救援的基本措施以及灾难中的儿童救护。这些措施有助于我们应对灾害,促进儿童身心的健康发展。

重大的灾害,需要国家的统筹安排,各相关部门及机构的积极支援。每个参与救援的组织和机构,除具有许多共同的特点外,如应急能力、技术和后勤保障、系统性或区域性的运作方法等,都有着各自的职责、功能和运作机制,在各级政府的统一领导和协调下,发挥各自的作用。一些国际机构也会为救灾工作提供帮助和支持。有效的协调和救援组织之间的合作必不可少。

一、中国政府机构

1. 国务院是突发公共事件应急管理工作的最高行政领导机构　2006 年 1 月 8 日国务院发布了《国家突发公共事件总体应急预案》。国务院办公厅设国务院应急管理办公室,负责相关类别突发公共事件的应急管理工作;地方各级人民政府是本行政区域突发公共事件应急管理工作的行政领导机构。颁布了包括自然灾害、防汛抗旱、安全生产事故灾害、食品安全等 21 项专项应急方案。对突发公共事件的预测预警、信息报告、应急响应、应急处置、恢复重建及调查评估等机制作了详细规定,并进一步明确了各有关部门在人力、财力、物力及交通运输、医疗卫生、通信等应急保障工作方面的职责。

为了预防和减少突发事件的发生,控制、减轻和消除突发事件引起的严重社会危害,规范突发事件应对活动,保护人民生命财产安全,维护国家安全、公共安全、环境安全和社会秩序,中华人民共和国第十届全国人民代表大会常务委员会第二十九次会议于 2007 年 8 月 30 日通过《中华人民共和国突发事件应对法》,国家建立统一领导、综合协调、分类管理、分级负责、属地管理为主的应急管理体制,采取应急处置措施应对的自然灾害、事故灾难、公共卫生事件和社会安全等突发事件。

为规范突发事件应急预案管理,增强应急预案的针对性、实用性和可操作性,依据《中华人民共和国突发事件应对法》,2013 年 10 月 25 日,国务院办公厅颁发《突发事件应急预案管理办法》。该《办法》规定了预案编制,审批、备案和公布,应急演练,评估和修订,培训和宣传教育,组织保障。遵循统一规划、分类指导、分级负责、动态管理的原则,是为各级人民政府及其部门、基层组织、企事业单位、社会团体等迅速、科学、有序应对突发事件,最大程度减少突发事件及其造成的损害而预先制订的工作方案。

2. 国家卫生健康委员会在医疗卫生的专业救援方面发挥重要的作用　国家卫生健康委员会负责卫生应急工作,制定卫生应急预案和政策措施,负责突发公共卫生事件监测预警和风险评估,指导实施突发公共卫生事件预防控制与应急处置,发布突发公共卫生事件应急处置信息。国家卫生健康委员会下设应急办公室和突发公共卫生事件应急指挥中心,其主要职责:负责指导协调全国卫生应急工作;拟订卫生应急和紧急医学救援规划、制度、预案和措施；指导突发公共卫生事件的预防准备、监测预警、处置救援、分析评估等卫生应急活动；指导地方对突发公共卫生事件和其他突发事件实施预防控制和紧急医学救援；建立与完善卫生应急信息和指挥系统；发布突发公共卫生事件应急处置信息；指导和组织开展卫生应急培训和演练；拟订国家卫生应急物资储备目录、预案，并对其调用提出建议；归口管理国家突发公共卫生事件应急专家咨询委员会、专家库和卫生应急队伍；指导并组织实施突发急性传染病防控和应急措施；对重大自然灾害、恐怖、中毒事件及核辐射事故等突发事件组织实施紧急医学救援；组织协调国家有关重大活动和卫生应急保障工作；组织开展卫生应急科学研究和健康教育。

3. **民政部门承担全国救灾工作**　设立救灾司和救灾中心，其职责是拟订救灾工作政策，负责组织、协调救灾工作，组织自然灾害救助应急体系建设，负责组织检查并统一发布灾情、管理、分配中央救灾款物并监督使用，组织、指导救灾捐赠，承担国家减灾委员会具体工作。2005 年，成立民政部紧急救援促进中心，中心的主要任务是：通过协调救援资源，促进中国紧急救援体系及相关产业建设，尽快建立起作为政府职能补充的，以服务社会、服务大众为根本宗旨的紧急救援服务体系；通过紧急救援产业研究，形成中国的经济救援物资产品、技术产品和服务产品的生产和营销能力；培训紧急救援指挥人员和救助操作人员，宣传和普及紧急救援知识，提升全社会的紧急救援知识水平和实际救援技能；开展紧急救援理论、政策、体制、法制、运作研究，推动中国紧急救援理论、政策和法规体系建设；收集并反映有关紧急救援信息和情况，参与重大紧急救援预案的制定和鉴定，配合有关重大紧急救援事项的处置以及国内国际紧急救援事业的合作与交流等。

二、非政府救援组织

非政府组织是提供适当救援和重建的民间组织。数以千计的国际和国内非政府组织正在世界各地行使其职责。大多数非政府组织是小型机构，它们的重点放在非常具体的项目(例如，提供教育、职业或可持续发展方面的培训)。其中仅有一些组织具备所需的资源配备，能在不同国家或地区开展应对灾害的援助活动。大部分非政府组织依靠联合国、军队或其他机构来保障安全、获得去边远地区的交通车辆、通信、后勤保障和医疗护理。非政府组织在提供人对人的救援方面有很强的能力，从救援转向灾区的发展，并长期致力于社区的发展和重建。

1. **联合国开发署**(United Nation Development Program, UNDP)　主要协助受灾国进行灾前长期防灾减灾和灾后的恢复工作。

2. **联合国儿童基金会**(United Nations International Children's Emergency Fund, UNICEF)　主要负责灾区紧急时段的妇女和儿童的生活条件的援助工作，适时提供灾区妇女和儿童的情况的快速评估。原名联合国国际儿童紧急救助基金会，于 1946 年 12 月 11 日创建，最初目的是满足第二次世界大战之后欧洲与中国儿童的紧急需求。1950 年起，它的工作扩展到满足全球所有发展中国家儿童和母亲的长期需求。1953 年，UNICEF 成为联合国系统的永久成员，并受联合国大会的委托致力于实现全球各国母婴和儿童的生存、发展、受保护和参与的权利。联合国儿童基金会在 191 个国家和地区设有办事处，是世界上主要的儿童权利倡导机构。该组织的全面管理和行政工作在纽约总部进行，有关儿童的全球性政策就是在这里形成的。专门办事处包括位于哥本哈根的供应部，负责提供基本救援物资像用于挽救发展中国家儿童生命的疫苗等。中国办事处设立在北京。

3. **联合国难民署**(United Nations High Commissioner For Refugees,UNHCR)　主要负责紧急时段建立难民营,协调国际援助和难民的再安置。

4. **联合国人道主义事务协调办公室**(United Nation Office of Co-ordination of Humanitarian Affairs,UNOCHA)　主要负责政策发展、支持人道主义事务、人道主义应急响应的协调工作。

5. **联合国教科文组织**(United Nations Educational,Scientific and Cultural Organization, UNESCO)　通过教育、科学和文化促进各国合作,对和平和安全作出贡献。

6. **世界卫生组织**(The World Health Organization,WHO)　主要负责紧急时段卫生健康信息的收集管理;卫生健康状况的快速评估;建立高层次的应急卫生协调组织网络;在总部和各分区加强应急响应基金。

7. **世界粮食组织**(The World Food Program,WFP)　主要负责紧急时段的食品援助;准备后勤和运输方案;建立食品通道、仓库、路线和分发点。由联合国和联合国粮农组织(Food and Agriculture Organization of the United Nations,FAO)合办,是联合国内负责多边粮食援助的机构,于1961年第16届联大和第11届粮农组织大会决定成立,总部设在意大利罗马,世界粮食计划署的宗旨是以粮食为手段帮助受援国在粮农方面达到生产自救和粮食自给的目的。援助方式分紧急救济、快速开发项目和正常开发项目3种。中国于1979年正式参加该署活动,驻华代表处设立在北京。

8. **国际红十字和红新月联合会**(The International Federation of Red Cross and Red Crescent Societies,IFRC)　是一个国际人道主义组织,与红十字国际委员会(ICRC)、各国家协会(红十字会或红新月会)共同组成了国际红十字与红新月运动。该组织成立于1919年,总部设在瑞士日内瓦。原先由亨利杜南创立的"红十字国际委员会",依旧运作,并依照日内瓦公约及相关议定书的规定,提供战俘人道协助、监察战俘待遇。"红十字会与红新月会国际联合会"则负责协调各国红十字会、红新月会,跨国救援自然灾害的难民。其秉承以下原则:

人道(humanity):国际红十字与红新月运动系由于意欲为战场伤患提供无差别待遇之协助而萌生,应依其国际及本国之功能,致力于预防及减轻出现在任何地方之人类苦痛。其目的在于保护生命与健康;确保对人类的尊重,并促进世人相互之了解、友谊、合作与持久的和平。

公正(impartiality):它不因国籍、种族、宗教信仰、阶级或政治意见而有所歧视。它致力于解除个人之痛苦时,全系根据他们的需要行事,并优先考虑特别急迫的苦难个案。

中立(neutrality):为求持续获得各方的信任,红十字与红新月运动于任何敌对情形中,不得采取支持其中一方之立场,亦不得在任何时候涉入具有政治、种族、宗教或意识形态本质之争端。

独立(independence):国际红十字与红新月运动有其独立性。各国家红十字会虽为其政府人道服务方面之辅佐机构,且需遵守各该国之法律,唯仍应永远保有自主性,俾得在任何时候均能遵循红十字运动之原则行事。

志愿服务(voluntary service):志愿救援,不企求任何利益。

统一(unity):每一国家只能有一个红十字会。它必须对全国公开,并在全部领土内推行人道工作。

普遍(universality)：国际红十字与红新月运动遍及全世界，各红十字会地位相等，也共负彼此互助之相同责任与义务。

9. **国际移民组织**(International Organization for Migration,IOM)　在全世界范围内确保移民有秩序地移居他国。

10. **联合国人道主义事务办公室**(Office For The Coordination Of Humanitarian Affairs, OCHA)　1991年12月，联合国大会通过联大46/182决议，加强联合国对复杂紧急事务和自然灾害的反应能力，以及提高联合国现场人道主义的全面影响。决议设立了高层紧急事务救济协调人(ERC)，代表联合国秘书长执行主要和复杂的紧急事务处理，和联合国灾害救济协调人(UNDRO)执行自然灾害处理的职能。不久，联合国秘书长为提供制度支持，成立了人道主义事务部(DHA)和任命联合国副秘书长(USG)担任高层紧急事务救济协调人，办公室分别在纽约和日内瓦。

人道主义事务办公室首先通过联合国国务院常务委员会实现其协调职能，联合国国务院常务委员会的主席即是高层紧急事务救济协调人，成员包括所有联合国各部、基金、计划和红十字运动以及非政府组织的人道主义成员。联合国国务院常务委员会确保在复杂紧急事务的反应，包括评估需求、统一呼吁援助、现场协调安排和人道主义政策实施。

(1)现场协调支持部门(Field Coordinate Support Section,FCSS)：1996年，联合国人道主义事务办公室紧急服务部在日内瓦成立现场协调支持部门(FCSS)。该部门主要是通过发展、准备和保持突发紧急事务的快速部署能力，以支持受灾国政府和联合国常驻协调人开展需求等级的快速评估，和现场国际救助的协调工作。

在过去的十年中，现场支持协调部门为了提高自然灾害和复杂紧急事务的国际协调和合作成立和研发了一些组织和平台，并对这些组织和平台进行管理。其中包括联合国灾害评估与协调队(UNDAC)、现场协调中心(OSOCC)和国际搜索与救援咨询团(INSARAG)。

1)联合国灾害评估与协调队(United Nations Disaster Assessment and Coordination Team, UNDAC)：联合国灾害评估与协调队(UNDAC)是一支随时待命的灾害管理专家队伍，其专家由成员国、联合国人道主义事务办公室、联合国开发计划署和联合国与人道主义事务相关的部门如世界粮食计划，联合国儿童基金会和世界卫生组织提名和资助。应受灾国的请求，联合国灾害协调与评估队能够在数小时内启动，开赴灾害现场开展需求评估，协助受灾政府和联合国常驻协调人协调灾害现场的国际救助。

2)现场协调中心(On Site Operations Coordination Centre,OSOCC)：现场协调中心是联合国为了向受灾地区快速部署一支高素质、随时待命的人员队伍而建立。任务是：为国际救援队伍和其他到达受灾国的救灾资源提供协调支持，协助受灾国进行救灾管理。OSOCC协助受灾国评估是否需要联合国或其他国家派遣国际救援队伍，介绍这些国际队伍的行动能力，并对前来的队伍提供后勤支持。其后勤责任主要是建立和管理接待中心(一般在当地的机场)以协调到达的救援队伍。在救援队或潜在的其他国际队伍启动前，OSOCC应提前启动，并部署完毕。

3)国际搜索与救援咨询团(International Search and Rescue Advisory Group,INSARAG)：国际搜索与救援咨询团是由联合国牵头，处理城市搜索与救援(USAR)和其他灾害反应的政府间网络。其目的是提供信息交流公共平台，确定国际城市搜索与救援援助的标准，以及地震救援领域研发国际合作和协调的方法。国际搜索与救援咨询团除了地震灾害多发国家之外,还包括长期提供国际援助的国家。

(2)国际搜索与救援指导委员会:国际搜索与救援的政策是由其指导委员会确定的。指导委员会每年定期召开会议,回顾成绩和认定未来将要加强的领域。该组织的代表来自于各个地区的国际搜索与救援组织(欧/非区,亚太区,美洲区)和国际搜索与救援咨询团秘书处(联合国人道主义事务办公室的现场协调支持部门)。

1)国际搜索与咨询团地区组:国际搜索与救援咨询团由三个地区组组成:欧/非区,亚太区和美洲区。各地区组每年集会,交换在以往救援行动中取得的信息和经验,搜索与救援训练,讨论救援队之间协调方法,以及向指导委员组提供进一步提高灾害国际合作和协调的建议。

2)国际搜索与救援咨询团救援队长年会:国际城市搜索与救援队队长组织一次会议,交流国际救援行动中相关经验和知识。

3)国际搜索与救援咨询团工作组:国际搜索与救援咨询团工作组以"实际需求"为原则,研究地区会议中提出的问题,提供解决方案。INSARAG鼓励所有的成员国和组织参与国际搜索与咨询团工作组。

11. 中华少年儿童慈善救助基金会 2010年1月12日,中华少年儿童慈善救助基金会在人民大会堂重庆厅举行成立大会。这是继中国青少年发展基金会和中国儿童少年基金会之后,我国诞生的又一家以少年儿童为救助对象的全国性公募基金会。是我国具有民间色彩的全国性公募基金会。基金会的宗旨为,募集社会资金,开辟民间救助通道,对社会上无人监管抚养的孤儿、流浪儿童、辍学学生、问题少年和其他有特殊困难的少年儿童等进行救助。

三、军队和准军事组织

军队能很快调动起来,参与应对自然灾害或复杂的紧急情况。一些独特的功能使得军队在灾害救援中发挥重要的作用。中国人民解放军和武警部队在我国历次重大的救灾活动中,都承担了最艰巨和危险的任务,发挥了重要的作用。其优势在于:

1. **速度** 部队的高度组织性和机动性能使他们以最快的速度到达灾区实施救援。
2. **安全** 军队可以保障具体环境、人群和物资的安全。
3. **运输** 部队的飞机和直升机机群以及陆海军装备使得他们能够迅速地运送救援人员和物资,转运受困群众和伤员。
4. **后勤** 他们具有在困难环境下维持供应线的经验和能力。
5. **指挥、控制、通信** 这些能力保证了部队能在任何复杂的地方和条件实施救援。
6. **野外自给自足** 当军队达到事发地时,他们有能力满足自己人员的需求。

四、专业机构

专业机构在紧急救援中发挥不可替代的作用。他们是经过专业训练的专业人员,并配有专业设备,平时为居民和社会服务,灾害发生时可以提供专业技术救援。专业机构包括两大类:一类为工程专业机构,提供工程类救援;另一类为医疗卫生专业机构,开展医疗紧急救援,以及流行病评估和检测、疫情调查、传病媒介控制以及水的净化和处理等防疫工作。医疗卫生专业机构包括:各级各类医疗保健机构、社区卫生服务机构、急救中心、各级疾病预防控中心及防病机构等。这些机构在应急事件中接受各级政府和卫生行政部门应急办公室的调度和指挥。2017 年中华医学会儿科分会成立了灾害学组，为突发事件中儿童救援提供了专业支撑。

五、组织间的协调

协调所有上述组织和机构的活动是一个巨大的挑战。自然灾害发生后，东道国政府的机构和军队会有实施救援行动的指挥权。国外政府机构或非政府组织在提供技术援助和资源方面担任配角。世界卫生组织已制定了若干技术指南并开展一些培训活动，以帮助成员国制定国家级的灾害应急协调预案。在由冲突导致的复杂的紧急事件中，要依靠军队或政府当局，包括协调人道主义救援。

（程　锐）

参考文献

1. 王军，彭碧波，刘秋玲，等．赴国外不同类型灾害条件下儿童医学救援流程的初步探讨．中华灾害救援医学，2014, 9 (2): 487-490.
2. 张越，黄雪洋．灾害中儿童救护的常见风险与建议．中国减灾，2012, 188 (9): 34-36.
3. 杨智权，张庆民．儿童地震灾害创伤后的康复医疗．中国当代儿科，2013, 15 (6): 431-434.
4. 许峰．儿童多发性创伤的急救思维和处理原则．中国实用儿科杂志，2009, 24 (12): 897-899.
5. 穆天旺．灾害救援机构组织与灾害医学救援．中华创伤骨科杂志，2008, 10 (6): 558-560.

第二章 常见灾害

第一节 概　述

广义的灾害包括突发卫生事件和战争,前者指突然发生、造成重大人员伤亡、财产损失、生态环境破坏和严重社会危害、危及公共安全的紧急事件,包括自然灾害(如地震、火灾)、事故灾难(如矿难、交通事故)、公共卫生事件(如群体性不明原因疾病)及社会安全事件(如恐怖袭击)。

人类文明的进化与发展就是与各种灾害抗争的历史。当灾害来临时,各年龄段儿童、特别是婴幼儿,是最容易受到伤害,最不能表达需求的弱势群体,灾害对儿童的影响也最重,因灾害所造成的永久性残疾使许多儿童终生丧失某种能力,对其身心发展造成巨大的负面影响,给家庭、社会带来巨大的损失。受灾的人群中,5岁以下儿童的发病率和死亡率最高。他们可能因与家人离散成为无人陪伴的儿童,甚至因父母伤亡而成为孤儿;或因喂养不当、食物匮乏而发生营养不良;或因缺医少药、环境恶化而发生疾病,甚至死亡。儿童早期的灾害经历往往导致他们长期的生理、心理问题,这些问题经常被忽略而未得到关注。因此,灾前制定预案时必须考虑到灾害中儿童救援的特殊性,在灾害的紧急救援和灾后重建工作中,相关人员应熟悉有关儿童救援和儿童保健的专业知识,了解灾害中儿童的特殊需求,尽可能减少因灾害给儿童带来的损害,保障儿童的健康成长。

因为身体发育的局限性,儿童特别是婴幼儿、学龄前儿童不具备成熟的运动技能、逃离灾害或突发事件的场所。即使能走,他们也不具备识别危险来临的能力,所以他们不会寻求逃生或决定往哪个方向离开。更糟糕的是,由于他们的好奇心强,他们会移向那些天然气、有色剂或者其他异常的地方;儿童较矮小,活动和呼吸的空间更接近地面;儿童的皮肤没有完全角质化,体表面积相对较大,因而皮肤更易直接吸收有害物质、更容易散热导致低体温。儿童对治疗干预反应很快,但治疗方法及药物的使用受到年龄和体重的限制,如果不仔细监测,病情容易恶化。儿童循环和肾脏代偿功能差,容易脱水甚至导致低血容量性休克。

没有任何一种灾害会怜悯年幼的孩子,1999年5月发生在美国俄克拉荷马州的龙卷风导致642人伤亡,其中122人(19%)在14岁以下;1995年4月发生美国俄克拉荷马市Murrah大厦的爆炸导致168人死亡,其中19人(11.3%)是儿童;1989年袭击在南卡罗莱纳州的Hugo飓风夺走了35人生命,其中儿童7人;2004年9月俄罗斯别斯兰市第一中学的恐怖活动中有 1 200 多人被劫为人质,死亡 333 名人质中未成年人高达 55.8%。639 名未成年人受伤。

儿童的解剖、生理、心理决定了他们是非常容易受到伤害的群体。他们是生长发育中的个体,灾难中恶劣的生存环境和经历,营养物质、看护条件的匮乏和心理恐怖的打击必然影响儿童的体格发育和精神心理发育。灾难事件对儿童精神心理的伤害比成人更深重。在大灾面前,所有的儿童经历着诸如焦虑或创伤后的应激反应甚至精神创伤,并影响以后的人生发展轨迹,对整个家庭甚至社会产生负面效应。儿童往往无法理解正在发生的灾难事件或为减轻事件所造成的伤害而采取的救援步骤。当看到他们的父母焦虑或不堪重负的模样,他们的情感反应会更加强烈。因而儿童伤病员需要特殊的专科治疗护理。

儿科医师可能是第一个接触自然灾害、公共卫生事件、恐怖袭击等人员,作为父母、家庭及学校的可靠信息来源有责任向有关当局报告。儿科医师知道儿童的特殊需要,不仅要解决当前关键治疗的需要(如外伤、烧伤),更应协助其他人员帮助受灾儿童及其他病患;同时熟悉使用防护装置的一般知识,用以保护自己。

“少年强,中国强!”儿童是家庭的希望和民族的未来,也是灾难事件的焦点,如非洲战乱引起的儿童重度营养不良、2008 年汶川地震儿童遇难家长情绪震动的事例说明,儿童被伤害的结果可以放大为对家庭和社会长远的不良后果。因此,灾前制定预案时必须要考虑到灾害中儿童救援的特殊性,在灾害的紧急救援和灾后重建工作中,相关人员应熟悉有关儿童救援和儿童保健的专业知识,了解灾害中儿童的特殊需求,尽可能减少因灾害给儿童带来的损害,保障儿童的健康成长。

(王君霞)

参考文献

1. 封志纯,许煊,刘春峰.灾害儿童救援医学.北京:人民卫生出版社,2017.
2. 封志纯,史源.军事儿科学.2 版.沈阳:辽宁科学技术出版社,2019.

第二节 地 震

一、概述

地球表面并不是一块完整的岩石,而是由大小不等的板块彼此组合而成。这些板块并不是固定不变的,他们以每年几厘米到十几厘米的速度缓慢移动,相互碰撞。这种碰撞造成的板块边缘及内部产生破碎及振动,即为地震。地球的平均半径为 6 370km 左右,地壳厚度为 35km 左右,大多数破坏性地震就发生在地壳内。

地震是地球上所有自然灾害中给人类社会造成损失最大的一种地质灾害。破坏性地震,往往在没有什么预兆的情况下突然来临,大地震撼、地裂房塌,甚至摧毁整座城市,并且在地震之后,火灾、水灾、瘟疫等严重次生灾害更是雪上加霜,给人类带来了极大的灾害和生命财产损失。

二、地震特点

1. 突发性较强 地震发生十分突然，持续时间只有几十秒甚至十几秒钟。灾难发生前没有明显的预兆，以至于来不及逃避，造成大规模的灾难。

2. 破坏性大，成灾广泛 地震波到达地表面以后造成了大面积的房屋和工程设施的破坏，若发生在人口稠密、经济发达地区，往往可能造成大量的人员伤亡和巨大的经济损失，尤其是发生在城市里。

3. 社会影响深远 强烈地震发生后，对于一个地区甚至一个国家的社会生活和经济活动会造成巨大的冲击。人们世代劳动积累的财富毁于一旦，恢复生产、重建家园需要几代人的努力。它波及面比较广，对人们心理上的影响也比较大，这些都可能造成较大的深远的负面社会影响。

4. 防御难度比较大 与洪水、干旱和台风等气象灾害相比，地震的预测要困难得多。地震的预报是一个世界性的难题，同时建筑物抗震性能的提高需要大量资金的投入，要减轻地震灾害需要各方面协调与配合，需要全社会长期艰苦细致的工作，因此地震灾害的预防比起其他一些灾害要困难得多。

5. 产生次生灾害 地震后不可避免地会产生次生灾害，有的次生灾害的严重程度大大超过直接灾害造成的损害，一般情况下次生或间接灾害是直接经济损害的 2 倍。次生灾害不是单一的火灾、水灾、泥石流，还有滑坡、瘟疫等等，常常与地震相伴发生。

6. 灾害持续时间比较长 主震之后的余震往往持续很长一段时间，余震虽然没有主震大，但也会有不同程度的灾害发生且影响时间较长；地震破坏性大，大量的房屋倒塌、高比例的人员伤亡等使灾区的恢复和重建周期会很长；地震造成大量人员伤残以及心理问题，康复、长期治疗、医学照顾、社会保障、心理治疗等等都是系列复杂长期的社会问题，比如大量孤儿的社会抚养教育就业等问题都不是几年突击解决的问题。

7. 地震灾害的损害与社会和个人的防灾的意识、防灾准备密切相关 建筑物的设计、结构、材料等要具备抗击强地震的要求和能力，社会对地震的防护、避难、救援普遍教育以及必备防灾意识、自救互救、逃生技能训练，医学救援组织健全、专业救援人员、设备和救援预案、训练等等机制完善，样才可能最大限度地减少减轻地震带来的灾害损失。

三、地震对儿童健康的影响

地震时释放的巨大能量，引起地表大范围振动、断裂、塌陷，给人类及其生存环境带来破坏性后果，强烈地震及其引起的次生灾害会造成严重人员伤亡，需要实施紧急医疗救援。地震所造成的大规模伤亡事件，多集中于震中地区及人员聚集处，多发生于建筑物倒塌时，伤亡分布面广、伤类和伤式复杂，多数为多发伤，而老人和儿童死亡率较高。

地震时被掩埋的灾民第一个 24 小时内被救出者存活概率约为 90%，第二个 24 小时约为 50%~60%，第三个 24 小时为 20%~30%，以后存活的机会越来越少。儿童由于其生理及生长的特点，往往对灾难无法做出正确的判断，不具备逃生技能。

首先，儿童在地震灾难来临时无法准确判断出即将到来的危害，不能积极进行自我救助。灾难发生后，不会逃生，亦无法在困难条件下创造条件延长生命，正确等待救援。其次，若伴随着火灾、水灾、瘟疫等严重次生灾害的发生时，儿童因活动能力的限制，更易被困现场,无法迅速转移。灾后由于受到卫生条件的限制,更容易发生各种疾病的侵袭。儿童机体抵抗力低下,脏器功能不完善,对疾病耐受性差,需要特殊的专科治疗。另外,由地震等突发恶性事件造成的引发急性创伤应激,与普通心理创伤不同,地震的不可预测因素、严重程度高、受灾人数多、受灾面积大,会使人产生更强烈的应激。应激出现后有不同的反应形式,对儿童来说,最多见的,首先是痴呆、麻木、丧失警觉状态不知闪躲或逃避,接着会出现惊恐、喊叫、噩梦,而且受伤情景会反复在脑中闪现,在行为上则容易出现依赖、攻击倾向加强。如果得不到及时心理救助,在突发事件之后,孩子们将携带创伤开始新生活,严重者将失去学习和生活能力,并对其人格塑造和行为方式造成较大的影响。

四、地震后儿童医学救援的组织与实施

地震医学救援作为灾害医学救援组织体系的一部分,建立在国家应对各种突发公共事件的组织体系的框架之中。地震一旦发生,应在国家灾害医学救援组织体系下进行。

一旦地震发生,到达事故现场的当地最高卫生行政主管部门领导即为灾害事故现场医疗救援总指挥,负责现场医疗救援工作。县级以上地方政府卫生行政部门要加强对急救中心、急救站、医院急诊科(室)为主体的急救医疗服务网络建设,提高其急救反应能力。

(一) 救援原则

1. **现场抢救** 是对地震灾区伤病员给予及时、有效的抢救,并迅速脱离险情,是灾区抢险工作中最重要的环节。现场抢救包括自救/互救、专业救援队救援以及外来性的专业医疗救援。专业医疗救援进行现场救治的原则是:先救命后治伤,先治重后治轻;主要工作包括伤情判断与分类和紧急医疗处理等。

2. **进一步转运** 经过伤情判断与分类,并给予现场紧急医疗处理后的伤员,应根据伤情向附近医疗点、专科医院和综合性医院进行转送,以进行进一步治疗。转送的手段包括人力运送、救护车辆和航空转运,危重伤员必须有医护人员护送,以进行相应的观察与紧急处理。需要配备儿童急救医护人员,确保儿童伤病专业性转运。

3. **危重症监护** 生命体征、血流动力学不稳定伴有脏器功能不全的伤员,和手术后的伤员需要入住 ICU 进行处理;常见的适应证包括:脱水或挤压综合征并发急性肾功能不全需血液净化,胸部损伤造成 ALI/ARDS 需机械通气,心肺复苏后创伤性休克,重度颅脑损伤,气性坏疽,多种原因引起的 MODS 等。组建专业的儿科医护救援分队,全程对危重儿童医学处置。

4. **伤病员转移** 特大地震由后因局部区域内的医疗资源相对有限,常需要将经过初步处理、一般情况稳定而后续治疗困难的病员,通过火车或飞机远距离转移,利用其他城市或地区的医疗资源,进行后续治疗,转运途中亦需要提供相应的儿科医护服务。

5. **心理治疗** 地震中幸存的儿童由于痛失亲人、自身伤害、家园被毁、巨大冲击等,心理上极有可能留下创伤,需要提供精神帮助,给予心理治疗,尽早进行心理救援非常重要,根据需要,后续的心理咨询、干预必须跟上,尤其需要专业的儿童心理医师第一时间参与心理救援。

6. **防疫措施** 地震引起的环境破坏,导致震区水源、食品、药品的供应不足,人员聚集,垃圾等废物得不到有效处理,容易引起疫病的暴发流行,必须进行相应的防疫处理,防止和控制传染病等的流行。

7. **康复治疗** 是后期的医疗工作,包括生理功能康复和心理康复治疗。

(二)救援组织与实施

强烈地震发生后,出现大面积建筑、房屋、设施损毁,医疗卫生设施及人员损失,保障能力下降或缺失,断水、断电、断气、道路受损破坏瘫痪。没有充分全面的物资、人员、设备、训练准备,很难第一时间赶到救援现场,即便到了现场也很难展开有效救援救治工作,我们认为在下列方面需要做好足够的准备。

1. **装备设备准备**

(1)运载工具:需要经过改装的运输工具,大功率大容量车辆或直升机,按照现场灾难救援需求内部安装儿童医学救援抢救设备,具备简单 PICU、NICU 功能,能开展紧急救治,比如,清创缝合、输液、人工呼吸管理、心肺复苏、分娩、新生儿抢救(辐射抢救台、暖箱)及重要的检查检测、监护设备和功能。需要车载发电机、照明设备或工具、御寒防暑防雨等设备。对药材物资进行"合理的分类、有序的摆放"。①采取相应措施,做好药材防水防潮工作;②设置 1~2 个门诊帐篷,每天分析接诊情况,及时补充药材消耗,并适当调整物资品种和数量;③配备急救包、巡诊包以备随时外出抢险巡诊之用。

(2)医疗设备或材料:清创、缝合、止血、简易外科、气胸引流处置所需物品;现场心肺复苏、呼吸管理设备(环甲膜穿刺、复苏囊、转运呼吸机、氧气)、儿童型除颤仪等;各种必需的急救药品、输液材料及液体,如头皮针、PICC 套管针、晶体胶体液、代血浆、氨基酸脂肪乳以及肾上腺素、激素、纠酸等急救药品;各种常用抗菌药物;血尿便常规、血气、生化分析、简易 X 线仪;多功能监护仪等。地震伤员与战争创伤相比,有着极大的特殊性,如多发伤、挤压伤;酸碱失衡、电解质紊乱;心理创伤严重,精神状态差等问题突出。因此,在抢险救援阶段,药材消耗主要集中于急救药材,如:止血药、麻醉药、酸碱平衡调节药、中枢神经系统用药以及外科手术所需器械材。

(3)野外断电、断水、断气、断通信的情况下,野外生活生存必需品,至少能维持 3~5 天使用。

2. **人员配备和结构** 需配备车辆运输维修人员,生活、通信保障人员;医学救护人员:由 3~8 人组成,包括儿科 PICU 医师、儿科护士、手术室护士、儿童呼吸和新生儿专业医师、儿外科医师、麻醉师、儿童心理医师,等等。

3. **儿童医学救援预案及演练** 要针对地震灾害时,常见、重要的需要现场紧急处理的医学问题,做好医学救援预案。比如:儿童多发复合伤、创伤性休克、头颅外伤颅内高压、骨折、脱水电解质紊乱等的现场救治预案。平时定期个人、分组按照预案演练,做到对自己的岗位、任务、技术熟练掌握,定期全体医疗救援队进行合练,设置仿真场景,按照实战化要求模拟训练,达到接到命令随时出发,随时展开,立即科学有序开展工作的临战状态。

五、地震后儿童的医学救护

(一)地震所造成的伤病及救援

1. **骨折** 骨折是指骨结构的连续性完全或部分断裂。经及时恰当处理,多数患者能恢复原来的功能,少数患者可遗留有不同程度的后遗症。与成年人相比,儿童的骨膜也更厚更坚韧,因此更能限制骨折移位、降低开放性骨折的可能以及维持骨折稳定。儿童骨膜的特质和功能促成了一些儿童所独有的骨折类型,例如 buckle 骨折、青枝骨折和塑性变形(或弓形骨折)。另外,儿童骨的骨膜有显著成骨潜能,且代谢比成人骨膜活跃。在愈合过程中,代谢活跃的骨膜促进骨痂形成、骨折断端连接以及骨骼重塑。

(1)临床表现:骨折的局部表现包括骨折的特有体征和其他表现。骨折的特有体征包括关节畸形、异常活动以及骨擦音或骨擦感。以上三种体征只要发现其中之一即可确诊,但未见此三种体征者也不能排除骨折的可能,如嵌插骨折、裂缝骨折。一般情况下不要为了诊断而检查上述体征,因为这会加重损伤。如条件允许可进行 X 射线检查、CT、MRI 等辅助检查。

对于多发性骨折、骨盆骨折、股骨骨折、脊柱骨折及严重的开放性骨折,患儿常因广泛的软组织损伤、大量出血、剧烈疼痛或并发内脏损伤等而引起休克。骨折处有大量内出血,血肿吸收时体温略有升高,但一般不超过 38℃,开放性骨折体温升高时应考虑感染的可能。

(2)治疗:在骨折治疗中,其复位、固定、功能锻炼这三个基本原则十分重要。

1)复位:是将骨折后发生移位的骨折断端重新恢复正常或接近原有解剖关系,以重新恢复骨骼的支架作用。复位的方法有闭合复位和手术复位。

2)固定:骨折复位后,因不稳定,容易发生再移位,因此要采用不同的方法将其固定在满意的位置,使其逐渐愈合。常用的固定方法有:小夹板、石膏绷带、外固定支架、牵引制动固定等,这些固定方法称外固定。如果通过手术切开用钢板、钢针、髓内针、螺丝钉等固定,则称内固定。

3)功能锻炼:通过受伤肢体肌肉收缩,增加骨折周围组织的血液循环,促进骨折愈合,防止肌肉萎缩,通过主动或被动活动未被固定的关节,防止关节粘连、关节囊挛缩等,使受伤肢体的功能尽快恢复到骨折前的正常状态。

2. 休克 地震导致的休克常见于骨折后大量失血引起的失血性休克。

(1)临床表现:失血后是否发生休克不仅取决于失血的量,还取决于失血的速度,休克往往是在快速、大量(超过总血量的 30%~35%)失血而又得不到及时补充的情况下发生的。典型临床表现为皮肤苍白、冰凉、湿冷(常常有花斑),心动过速(或严重心动过缓),呼吸急促,外周静脉不充盈,颈静脉搏动减弱,尿量减少,神志改变,血压下降等。在很多情况下,对出血作出诊断并不太困难。病史和体征都能反映出血管内容量不足和肾上腺能的补偿性反应。

(2)治疗

1)首先要保证气道通畅和止血有效:气道通畅是通气和给氧的基本条件,应予以切实保证。对有严重休克和循环衰竭的患者,还应该进行气管插管,给予机械通气。止血是制止休克发生和发展的重要措施。压迫止血是可行的有效应急措施,止血带应用也十分有效。应该尽快地建立起两条静脉输液通道。

2)大量快速补液(液体复苏):随输液通道的建立,立即给予大量快速补液。对严重休克,应该迅速按照抗休克液体输入量和速度快速输入等渗平衡盐溶液,随后最好补充经交叉配合的血液。为了救命,可以输同型的或 O 型的浓缩红细胞。特别是在应用平衡盐溶液后,在恢复血容量中,尚不能满足复苏的要求时,应输浓缩红细胞,使血红蛋白达到 100g/L 以上。

3)针对大量失血的治疗:在针对大量失血进行复苏之后,即在为补偿失血而给予输血之外,还应该再补给一定量的晶体液和胶体液,以便适应体液分离之需。

4)做好外伤的现场处理:如及时止血、镇痛、保温等,同时积极防治感染。

3. 腹泻病及脱水 地震后,由于局部地区气候急剧变化,生存环境恶劣,饮用水源污染,儿童食饵性腹泻病、感染性腹泻病(细菌、病毒、真菌和寄生虫)发生率高,并由此引起脱水电解质紊乱,这是儿童医学救援必须面对和处理的医学问题。

治疗包括病原治疗和对症治疗。

(1)病原治疗:病毒性肠炎一般不需病原治疗,可自愈。细菌性肠炎,最好根据细菌药物敏感试验结果选用抗菌药,资源有限时可以先按照经验选药。

(2)对症治疗:补充液体及纠正电解质和酸中毒,相对成年人,儿童腹泻最容易发生脱水电解质紊乱,如果不能及时救治,甚至因此危及生命。轻度脱水而且呕吐不重者,可口服补液糖盐粉口服补液,脱水或呕吐较重者,根据脱水性质、程度、体重,可静脉输入合适剂量的生理盐水、等渗碳酸氢钠和氯化钾溶液以及葡萄糖。减少肠道蠕动和分泌性药物。可小量应用阿托品、颠茄、丙胺太林以减轻肠道蠕动,可止痛及止泻。

4. 挤压综合征 挤压综合征是指人体四肢或躯干等肌肉丰富的部位遭受重物(如石块、土方等)长时间的挤压,在挤压解除后出现身体一系列的病理生理改变。临床上主要表现为以肢体肿胀、肌红蛋白尿、高血钾为特点的急性肾功能衰竭。如不及时处理,后果常较为严重,甚至导致患者死亡。这类患儿需及时后送,后方医院系统治疗。

5. 气胸 气胸是指气体进入胸膜腔,造成积气状态,称为气胸。多因肺部疾病或外力影响使肺组织和脏层胸膜破裂,或靠近肺表面的细微气肿泡破裂,肺和支气管内空气逸入胸膜腔。本病属肺科急症之一,严重者可危及生命,及时处理可治愈。

(1)病因:地震时,胸部外伤或者肋骨骨折可能穿透胸膜腔诱发气胸,除此之外,诱发气胸的因素还常见于剧烈运动,咳嗽,提重物或上臂高举,举重运动,用力解大便和钝器伤等。当剧烈咳嗽或用力解大便时,肺泡内压力升高,致使原有病损或缺陷的肺组织破裂引起气胸。使用人工呼吸器,若送气压力太高,就可能发生气胸。

(2)临床表现:症状的轻重取决于起病快慢、肺压缩程度和肺部原发疾病的情况。典型症状为突发性胸痛,继之有胸闷和呼吸困难,并可有刺激性咳嗽。这种胸痛常为针刺样或刀割样,持续时间很短暂。刺激性干咳因气体刺激胸膜所致。大多数起病急骤,气胸量大,或伴肺部原有病变者,则气促明显。张力性气胸患儿常表现精神高度紧张、恐惧、烦躁不安、气促、窒息感、发绀、出汗,并有脉搏细弱而快,血压下降、皮肤湿冷等休克状态,甚至出现意识不清、昏迷,若不及时抢救,往往引起死亡。

(3)治疗:在确定治疗方案时,应考虑症状、体征、X线变化(肺压缩的程度、有无纵隔移位)、胸膜腔内压力、有无胸腔积液、气胸发生的速度及原有肺功能状态,首次发病抑或复发等因素。基本治疗原则包括卧床休息的一般治疗、排气疗法、防止复发措施、手术疗法及原发病和并发症防治等。

6. 多器官功能障碍综合征 器官功能障碍综合征(MODS)又称为多系统器官功能衰竭(MSOF)或称多器官衰竭(MOF),是指在创伤、严重感染或大手术等急性疾病过程中,同时或相继并发一个以上系统和/或器官的急性功能障碍或衰竭,一般肺先受累,次为肾、肝、心血管、中枢系统、胃肠、免疫系统和凝血系统功能障碍。多器官功能障碍综合征发病的特点是继发性、顺序性和进行性。MODS可以由各种外科感染引起的脓毒症,严重的创伤、烧伤或大手术致失血、缺水,肢体、大面积的组织或器官缺血-再灌注损伤,休克,心跳、呼吸骤停复苏后等原因诱发,第一时间的专业医学救援、专业急救、专业转运是预防MODS的关键,一旦出现 MODS 的,需尽早转运后方医院进一步救治。

(二) 地震后儿童心理救援

地震由于其突发性、难以预料性、巨大的破坏性等特点,极大地超过了个体尤其是儿童的应付能力,受灾儿童因无助和无法应对而产生了焦虑、愤怒、冷漠、退缩、否认等过度应激反应。心理救援需要尽早参与到医学救援中,并贯穿整个紧急现场救援、救治、转运、康复、回归融入社会的全过程之中。

1. 临床表现 一般来说,将儿童经历地震灾难和接受咨询的心理转变过程归纳为 4 个阶段。

阶段 1:惊恐无助。表现在情绪上为沮丧;在认知上为信念受到挑战;在行为上为失去控制感。比如:地震时的害怕恐惧、生命安全的威胁、周围环境的所见所闻,焦虑、慌乱的行为。

阶段 2:儿童式早熟。灾后的生活使儿童体会到父母家庭的重要,学着独立自主,但仍带着儿童的纯真来看待生活的变化。对政府、亲人、朋友的帮助表现出感激,但危机感仍存在。

阶段 3:摆脱负面情绪。通过心理重构,情绪得到放松,对地震危机意识变得积极。

阶段 4:心理转变和升华。表现为情绪上获得平静,认知上产生新的思维方式,行为上产生有效因应,自我效能提高。比如:通过回忆地震中人们的相互帮助,政府、社会的大力援助,更深刻地感知到地震的正面意义,积极对待地震后的重建事宜和今后的学习生活。

2. 心理干预方法

(1)科学认识地震灾害:解释地震的形成、发生,不能将地震的自然现场过分恐怖化。在面对这样的自然灾害时,我们需要的是冷静和理智。对突发的灾难,要诚实、直接地回答孩子有关地震的问题,不要欺骗或隐瞒孩子,不需要告诉会让孩子恐惧的细节。当然在告诉孩子真相时要选择适当的时机和遵循孩子的年龄规律。

(2)给孩子安全感:电视镜头或传媒图片中的孩子那恐惧的眼神与惊恐的面容,表明他们缺乏安全感,因此要帮助孩子重建安全感。尽可能不让他们独处,要多陪伴在他们身边,让他们知道有人在关心和帮助他们。尽快恢复日常的生活,尽量遵循他们平日的生活规律,如按时睡觉,安排每天的游戏时间,认真听取他们的诉说,倾听他们有关噩梦的描述,理解他们的恐惧,并引导他们看到事情的积极的一面,这样一来笑容又会回到他们的脸上。

(3)协助宣泄负面情绪:首先要重在引导儿童宣泄出他们受压抑的情绪,只有借此释放出地震造成的恐惧、害怕等情绪,才能消除过度的应激反应。比如引导儿童将所有的负性情绪吹进气球,然后用脚将气球踩破;或给予一张白纸,告知上面满布儿童的负性情绪,引导儿童进行一片一片的撕纸,将所有的负性情绪"撕去";或将这张白纸折成飞机,集体进行放飞等等表示与负性情绪"拜拜"的活动或游戏,这些都可以让儿童彻底宣泄内心的负性情绪。

(4)运用绘画音乐媒介,辅助儿童更自然地表达出痛苦与恐惧:不论是谁,要直接去描述痛苦的回忆都不是一件容易的事,尤其儿童的情绪表达能力远不如成人,使用艺术为媒介可以起到治疗的作用,帮助儿童借由创作来回溯,且不易引起自我防御,在安全的气氛下探索受创的心灵并能深入地表达出情绪,获得宣泄。

(5)死亡教育、生命的意义:处于儿童期的儿童,对死亡是好奇的,但其对死亡概念是无法接受的,也无法否认自己的死亡,会产生一些不切实际的联想和担忧,所以死亡教育不应忽略,这也是重要的心理重构步骤之一。让他们由此发现生命的意义,透过社会支持与今后的学习生活产生新的联结,超越不安与恐惧。以生命教育的实施为重点,让他们学习了解死亡,分享讨论其感受,杜绝不切实际的担忧和幻想。只有正视死亡,才能珍惜生命,更积极地生活下去。

(6)重塑地震意义:个体是否能从灾难中成长的标志之一是能否理解危机并发现生活的意义。如果一直将精力陷在负面思维中,则难以抚平创伤。通过引导儿童认识到震后积极意义的一面,产生新的合理思维和信念,积极乐观地对待今后的学习和生活。

六、卫生防疫

地震灾害发生时,往往会使灾区公共卫生设施受到严重破坏,而重大灾害后卫生防疫基本处于瘫痪状态。一旦发生疫情,将会对救援人员和受灾群众健康造成严重威胁,并且难以控制。

卫生防疫的主要做法:

1. 周密组织快速反应　地震发生后,立即启动突发事件预案,抽调卫生防疫骨干,成立抗震救灾卫生防疫队,分成环境卫生消杀组、饮食饮水卫生监测组和健康教育组;根据震区情况和可能发生的疫情制订防疫计划,筹措卫生防疫所需的药材和装备,充分做好准备,并按要求快速到达任务地域。

2. 重点抓好饮食饮水卫生安全　水是生命之源。地震发生后,灾区一些水质发生变化,部分化学指标有较明显的升高,加之人畜遗体腐败、粪便、垃圾清理不及时,对包括地下水在内的各种水源产生了污染威胁。饮水安全成为灾区防疫工作的首要问题。因此,对保障区内所有的水源都要重新进行检测。在汶川地震医学救援初期,防疫队对彭州湔江水源进行了连续8天理化指标和微生物指标的监测,寻找确认了6处可作为饮用水水源,极大缓解了用水压力。灾区食品来源广泛,种类复杂,储存条件简陋,容易受到污染,为避免“病从口入”,保证饮食卫生安全,防疫队对各地支援的食品进行抽检。对废墟下挖掘出的食品进行卫生鉴定,不合格的一律深埋。此外,还对食品加工环节进行监管。制定灾区食品加工操作规范,定期对集体用餐单位进行食品、炊餐具抽样检测,有效防止了肠道传染病和食物中毒的发生。

3. 科学开展消、杀、灭工作　主要是对灾区环境卫生进行治理,清理废墟、清除废物、排放污水、掩埋尸体,作业完后并对人员、工具、车辆进行集中消毒处理。扑灭啮齿动物和医学昆虫,消灭动物传染源,对病媒生物进行消、杀、灭,防止蚊蝇及鼠类滋生。重点对受灾群众临时聚居点进行重点监测和全面消毒,严格按照卫生防疫的要求对食堂、排水沟、厕所、垃圾场等进行改造,并定期对上述场所进行公共卫生进行监测,根据监测结果确定杀虫剂的种类、浓度、喷洒的范围和方式。滞留喷洒、超低容量喷雾、灭蝇饵剂诱杀、粘蝇条粘捕、多种方法相结合,多种杀虫剂混合使用和交叉使用,有效防止了蚊蝇耐药性的产生,由于正确配兑药水,合理用药,切实提高了防疫效率。同时注意正确使用消杀方法,对消毒剂、杀虫剂、灭鼠药使用的范围和配液浓度进行科学测算,开展“生态防疫”避免盲目喷洒、过度消毒和滥用消杀药品制剂的现象。

4. 开展健康教育,普及卫生防病知识　广泛开展健康教育,发放《地震灾后卫生防病手册》《个人卫生防护歌》等防病宣传材料,制作防病知识板报、张贴卫生防病宣传画等形式,深入基层广泛宣传预防肠道传染病、虫媒传染病、食物中毒等疾病的常识。针对灾区群众防病意识不强，缺乏疾病预防知识的情况，对灾区群众进行健康行为养成和卫生防病知识教育，提高群众自身防护、自我保健和心理调节能力。运用张贴标语和发放宣传手册、举办讲座、以工带教、现场示范等活动，组织灾区群众及时清除生活垃圾、污水、人畜粪便，消除卫生死角，引导灾区群众养成良好的生活和卫生习惯。

（郑成中）

参考文献

1. 陈竺，沈骥，康均行，等．特大地震应急医学救援：来自汶川的经验．中国循证医学杂志，2012，12 (4)：383-392.
2. CHEN JH, YANG J, YANG Y, et al. Mass Casualty Incident Primary Triage Methods in China. Chin Med J (Engl), 2015, 128 (19): 2664-2671.
3. TAN YS, VON SCHREEBJ. Humanitarian assistance and accountability: what are we really talking about ? Prehosp Disaster Med, 2015, 30 (3): 264-270.
4. 李宗浩．"3·11"日本地震海啸对医学救援的警示．中国急救复苏与灾害救援杂志，2011，6 (4)：289-291.
5. KAKO M, ARBON P, MitaniS. Disaster health after the 2011 great East Japan earthquake. Prehosp Disaster Med, 2014, 29 (1): 54-59.
6. KALANTARMOTAMEDI MH, SAGAFINIA M, EBRAHIMI A, et al. Major earthquakes of the past decade (2000-2010): a comparative review of various aspects of management. Trauma Mon, 2012, 17 (1): 219-229.
7. 李宗浩，张建新，官礼君．制度响应，科学、规范、有序、适度展开救援（上 / 下）．中国急救复苏与灾害救援杂志，2013，8 (6)：498-499. 8 (7)：588-589.

第三节 海 啸

一、海啸概述

在人类灾难历史上，海啸无疑是自然界最强大的灾害之一。海啸是由于海底突发事件（海底地震即海震及火山爆发、滑坡或塌陷，约 90%~95% 的海啸是因地震造成的）所激起的巨浪，这些巨浪引起海水激荡上涌，形成惊涛骇浪，咆哮声如虎啸，故称海啸。一系列的波浪，摧毁力巨大，传播速度快，几乎无能量损耗地在海上传播数千千米。所以在一个地点产生的海啸可以摧毁数千千米外的沿海设施。

目前人类对海啸这一突如其来的灾变，只能通过观察、预测来预防或减少它们所造成的损失，但还不能阻止它们的发生。

二、海啸的特点

海啸具有巨大的能量，其摧毁性几乎是全部的公共设施，海啸给人类带来的灾难是十分巨大的，海啸造成的伤害具有以下特点：

1. **破坏力大** 海啸宽幅可达数百公里。这种巨大的"水块"产生的破坏力非常巨大，可以摧毁岸上的建筑物和严重危害人的生命。

2. **速度快** 海底地震引发发海啸,在海面移动的速度快。由于前浪减速,后浪推过来发生重叠,因此海啸到岸边波浪更高。

3. **突发性强** 海啸和地震一样具有突发性的特点,很难预测。

4. **次生灾害多** 海啸常常诱发或引发多种次生灾害,如水灾、火灾、毒气或放射物物质外泄、中毒、交通事故以及灾后瘟疫扩散蔓延,等。

三、海啸对儿童健康的影响

海啸过后往往伤亡惨重,死亡者约为 50% 左右,甚至达到 80%。伤情复杂,主要死因是淹溺,以及由海浪冲击海水带来碎片残骸造成的伤亡,如创伤性休克和脑部严重创伤。多个脏器、多个部位受伤且伤情复杂严重,使相当一部分伤者死于致伤现场,一部分死于后期的并发症。海啸时建筑物倒塌可产生一些闭合伤,这种伤情有时隐匿,现场救援救治容易忽视漏诊,对表达能力弱的低龄儿童更是如此。海啸发生地的救援环境常常很恶劣,且伤员分布面广,也会大大增加了救治难度。

既往认为儿童是灾难的次要受害者,但事实上并非如此,儿童的解剖、生理、生长特点及心理因素决定了他们是灾难中非常容易受到伤害的群体。原因有以下几点:第一,儿童往往不能主动地寻求帮助或者寻求庇护,没有自救意识和能力,主要依赖成年人得到他们所需要的帮助。第二,儿童的皮肤未完全角质化,体表面积相对较大,因而儿童的皮肤更易直接吸收有害物质,也更容易散热导致低体温。第三,虽然儿童对治疗干预反应很快,但治疗方法及药物的使用受到年龄和体重的限制。第四,儿童循环和肾脏代偿功能差,腹泻或呕吐时,比成人更容易脱水甚至导致低血容量性休克。第五,灾难中恶劣的生存环境和经历、营养物质、看护条件的匮乏和心理恐怖的打击必然影响儿童的体格发育和精神心理发育。他们目击受伤或生死离别的场景,这其中可能有他们的父母、亲人和朋友,这些会对他们产生短期和长期的心理创伤,可表现为急性应激障碍或创伤后应激障碍综合征。因而儿童伤病员需要特殊的专科治疗护理。

四、海啸带来的公共卫生问题

海啸带来的健康与疾病等公共卫生问题包括直接效应、间接效应和后期效应。

1. **直接效应** 海啸幸存者面临最主要公共卫生问题是:饮用水和食品受到污染或短缺;家园被毁,流离失所使他们容易受到昆虫、酷热和其他环境危险因素的伤害;海浪冲击房屋、树木和其他固定建筑的残垣,而在此过程中产生的碰撞可造成皮肤外伤、骨折、颅脑、复合伤等创伤与继发感染。

2. **间接效应** 受灾地区被污染的水和食品,以及灾民点和医疗保健的缺乏,道路交通和通信中断,会加重当地原有的传染病、感染性疾病激增。

3. **后期效应** 灾难所产生的严重后果可以在相当长的一段时间存在,因此,最重要的是在灾难发生数月之内就给灾区提供有保障的经济和物质援助,包括对传染病的防控与监测;调遣医药用品至受灾地区;尽快恢复正常的初级卫生服务和给水系统,解决居住和生存问题;在灾难逐渐平息之后,帮助受灾社区从心理和社会两方面恢复和重建。

五、海啸后儿童医学救援的组织与实施

海啸医学救援作为灾害医学救援组织体系的一部分,建立在国家应对各种突发公共事件的组织体系的框架之中。海啸一旦发生,需在国家灾害医学救援组织体系下进行。

(一) 海啸后儿童医学救援的原则

1. 现场救援 ①对个体儿童而言,采取"先抢后救"原则;②对群体而言,采取"分级分类"救治原则;③"分区救治"原则;④后送的原则;⑤做好紧急卫生救援。

经过现场急救,有部分患儿需转到后方医院进行救治。

2. 医院内救治

(1)急诊科救治:急诊科救治是灾难现场救治的延续,及时对接,迅速评估、及时准确。要立即采取高级生命支持措施,保持生命体征的稳定,维护心、脑、肾等重要脏器的功能。

(2)ICU救治:急诊科的早期救治处理不是治疗的结束,而是系统治疗的开始,因为危重症患者的生理紊乱是一个较持久的过程,整个病情仍然在继续演变。实施严密的监护和精心的治疗十分必要,对于重症患儿,往往要送入重症监护室(ICU)进行系统、规范治疗。

3. 卫生防疫 海啸发生后,灾民的生活突然在瞬间发生巨大变化,从正常生活的家庭沦为临建中的灾民,饮水、食品数质量问题,加热熟食的条件的缺乏,增加了传染病感染的机会,可造成传染病、感染性疾病的发生、传播与流行,比如潜伏期短的感染性腹泻、细菌性痢疾、霍乱,创伤感染的破伤风、气性坏疽、弧菌溃疡,等。需制订预案,有序进行灾后防治传染病和医疗救援。

4. 海啸后儿童心理救援 海啸这一重大灾害会对幸存者、遇难者亲属、救援人员乃至整个相关社会群体造成巨大的心理创伤,尤其是生理和心理均处于发育阶段的儿童。儿童可能由于认知和理解能力的限制,表达能力的限制,在因灾害而受到肢体上的损伤,或因灾害引起的其日常生活环境、家庭环境、与同学老师等社会因素的被迫改变时,更加容易受心理上的创伤,从而出现心理危机(psychological crisis)及其相关的异常行为反应。为了更好地在海啸过后进行儿童心理调节,首先要统一协调和科学管理心理救援工作;其次要突出专业化、系统化、长期化的心理救助模式;第三因为心理救援涉及心理治疗及药物治疗等多种模式,应制订指南并加强培训,要根据具体灾害特点和国家的文化背景开展行之有效的心理救援工作。

(二) 海啸后儿童常见伤病的医学救护

海啸造成的主要死因是淹溺,以及由海浪冲击、海水带来碎片残骸的造成的伤亡。由于海啸对公共设施的破坏,救援工作被拖延,重伤病患几乎无望存活,诸如严重淹溺、吸入性肺炎、骨折、开放性伤口感染等在幸存者中非常常见。次生性灾害,如火灾、爆炸以及公共设施破坏造成的水源污染、体温过低、蚊虫叮咬等带来的生物性、化学性、物理性损害进一步增加了死亡率。

1. 淹溺 海啸造成淹溺非常常见。海啸淹溺与平时淹溺者在临床上与淡水有所不同,海水高盐、同时伴有外伤,增加了治疗难度。一旦发生淹溺,应分秒必争地进行抢救,一定要注意现场抢救或者边抢救边转送,千万不要只注重送往医院而不进行现场急救、贻误抢救的关键时机。

(1)将淹溺者尽快救出水面:正确的方法是递给淹溺者一截木棍或树枝,淹溺者会拼

命抓住不放,抢救者拉住另一端,尽快游泳将其拖带至岸边再行抢救。如果淹溺者已昏迷,不再乱抓,抢救者可从后面托住其两侧腋下,使其口鼻露出水面,迅速打捞到船上再行抢救。

(2)保持呼吸道通畅:将患儿平放在地面,迅速撬开口腔,清除口腔和鼻腔异物如淤泥、杂草等,保持呼吸道通畅。

(3)进行规范的心肺复苏(CPR),即人工呼吸和胸外心脏按压。

(4)注意海水高盐的特殊性,针对肺水肿的特点等,决策输液的张力和量。

2. 创伤、多发伤、挤压伤和挤压综合征 海啸灾害所致创伤中,重伤和多发伤占的比重很大。

海啸时机械性致伤尤其是头面部颅脑伤是造成儿童早期死亡的最主要的原因。因血凝块、创伤组织堵塞或压迫呼吸道而窒息,往往在到达医院前死去。四肢伤发生率占各部位受伤的首位,常常伴有周围神经和血管损伤。腹部伤往往因内脏出血而早期死亡。海啸发生后有40%甚至更多是两处以上的多部位复合伤,因此在对儿童进行检伤分类时要格外注意,不要遗漏。

挤压伤和挤压综合征是儿童的常见伤。当人体,特别是肌肉发达的肢体被重压1到6小时以上时,受挤压的肌肉因缺血溶解坏死,被挤压的坏死组织释放大量有害物质进入体内,可发生休克和肾衰竭,成为挤压综合征。

对多发伤儿童应抢救生命,尽可能恢复其机体的功能。

(1)创伤现场检查:创伤现场救护首先要通过快速、简洁的检查对伤情进行正确判断。①置伤病患儿平卧位,救护人位于伤病患儿右侧;②检查伤病患儿意识;③检查呼吸、循环体征;④检查伤口,观察伤口部位,大小、出血多少;⑤检查头部,用手轻摸头颅,检查有否出血、骨折、肿胀,注意检查耳道,鼻孔,有无血液或脑脊液流出,如有则考虑颅骨骨折;⑥检查脊柱及脊髓功能,令伤病患儿活动手指和脚趾,如无反应则考虑瘫痪;保持伤病患儿平卧位,用手指从上到下按压颈部后正中,询问是否有压痛,如有则考虑颈椎骨折;保持脊柱轴线位侧翻伤病患儿,用手指从上到下沿后正中线按压,询问是否有疼痛。如有则考虑脊柱骨折。⑦检查胸部,询问疼痛部位,观察胸廓的呼吸运动、胸部形状。救护人双手放在伤病患儿的胸部两侧,然后稍加用力挤压伤病患儿胸部,如有疼痛则考虑肋骨骨折;⑧检查腹部,观察有无伤口,内脏脱出及腹部压痛部位;⑨检查骨盆,询问疼痛部位,双手挤压伤病患儿的骨盆两侧,如有疼痛则考虑骨盆骨折;⑩检查四肢。询问疼痛部位,观察是否有肿胀、畸形及异常活动。

(2)创伤现场救护程序:下列程序有助于救护人员全面系统不出现遗漏。包括①了解致伤因素;观察救护环境,选择就近、安全、平坦的救护场地;②按正确的搬运方法使伤病患儿脱离现场和危险环境;③置伤病患儿于适合体位;④迅速判断伤情,首先判断神志、呼吸、心跳、脉搏是否正常,是否有大出血,然后依次判断头、脊柱、胸部、腹部、骨盆、四肢活动情况,受伤部位,伤口大小、出血多少、是否有骨折。如同时有多个伤病患儿,要做基础的检伤分类,分清轻伤、重伤;⑤有呼吸、心跳停止时,先抢救生命立即进行心肺复苏,如具备吸氧条件,应立即吸氧;有大血管损伤出血时立即止血;⑥包扎伤口。优先包扎头部、胸、腹部伤口,然后包扎四肢伤口;⑦有四肢瘫痪,考虑有颈椎骨折、脱位时,先固定颈部;⑧固定四肢;⑨安全、有监护地迅速转运。

(三) 海啸后食物中毒和传染性疾病防治

海啸导致的洪水退去后1周左右,可能是传染病暴发的高峰,需严密监测,保证大灾过后无大疫。海啸后好发的传染病有四种:①肠道传染病:如霍乱、细菌性痢疾、甲型病毒性肝炎、伤寒、副伤寒等;②自然疫源性疾病:如钩端螺旋体、流行性出血热等;③虫媒传染病:如流行性乙型脑炎、疟疾;④接触性传染病:如红眼病、皮炎等。

1. 造成食物中毒和传染性疾病暴发的原因

(1)供水设施遭破坏,饮水卫生得不到保障。

(2)食物供应、食品卫生难以保证。

(3)灾后生活环境恶劣,助长疫病的流行。

(4)灾害改变了生态环境,也改变了疾病的发生条件。如海啸之后的暴雨提供了良好的蚊蝇滋生环境导致虫媒性传染病增加,灾民直接暴露在污水和泥泞环境导致疾病发生流行等。

2. 海啸后食物中毒的防治

(1)常见食物中毒的种类包括霉变粮食引起的霉菌毒素食物中毒、细菌性食物中毒、化学性食物中毒、有毒动植物性食物中毒等。需要加强灾区食品卫生监督管理。

(2)发生食物中毒的现场处理包括病人的救治与报告、停止食用中毒食品、食物及环境的消毒处理等。

(3)根据中毒原因进行治疗。

3. 海啸后常见传染病的防治

(1)肠道传染病:海啸过后,沿环境卫生条件比较差的地区的居民生活饮用水容易受到污染,容易引起肠道传染病的发生和流行。要预防肠道传染病,需要紧紧抓住"病从口入"关。①保护水源,特别是生活饮水,免受污染。②注意个人卫生。③搞好饮食卫生。④水灾之后要清除垃圾、污物、消毒环境、管理好粪便、垃圾、减少污染,消灭苍蝇。⑤出现腹痛、腹泻、恶心、呕吐及发热等症状后,应立即到当地卫生院或有条件的医院就诊,以免耽误治疗时机,延误病情,或造成疾病传播蔓延。

(2)虫媒传染病:预防流行性乙型脑炎、疟疾等虫媒传染病,应采取灭蚊、防蚊和预防接种为主的综合措施。

(3)接触类传染病:接触类传染病多通过眼—手、物、水—眼的途径接触传播,因此其预防强调自我保护和个人卫生,即勤洗手,不揉眼,不和他人共用洗脸盆毛巾等个人卫生用具,不去病家串门,不与病人握手,不摸病人摸过的东西,不与病人共餐。

(四) 海啸后儿童心理问题的干预

海啸的突发性与破坏性会对灾害幸存者、遇难者亲属、救援人员乃至整个相关社会群体造成巨大的心理创伤,尤其是生理和心理均处于发育阶段的儿童。儿童可能由于认知和理解能力的限制,以及表达能力的限制,在因灾害而受到肢体上的损伤,或因灾害引起的其日常生活环境、家庭环境、与同学、老师等社会因素的被迫改变时,更加容易受心理上的创伤,从而出现心理危机及其相关的异常行为反应。

1. 海啸后儿童的常见心理反应特点 当面对创伤性应激时人们都会产生一系列身心反应,主要包括急性应激障碍、创伤后应激障碍和适应障碍。急性应激反应一般立即或几个小时后出现,不超过1个月。表现为生理上、情绪上、认知上和行为上的异常。就儿童而言,在生理方面,常会出现肠胃不适、腹泻、食欲下降、头痛、疲乏、失眠、做噩梦、容易惊吓、感觉呼吸困难或窒息、哽塞感、肌肉紧张等;情绪方面,常出现害怕、焦虑、恐惧、怀疑、不信任、沮丧、忧郁、悲伤、易怒,绝望、无助、麻木、否认、孤独、紧张、不安,愤怒、烦躁、自责、过分敏感或警觉、无法放松、持续担忧、担心家人安全,害怕死去等;认知方面,常出现注意力不集中、缺乏自信、无法做决定、健忘、效能降低、不能把思想从危机事件上转移等。行为方面,出现社交退缩、逃避与疏离,不敢出门、容易自责或怪罪他人、不易信任他人等。概括来讲,儿童除出现悲伤、恐惧、难以入睡、注意力不集中等情绪反应外,还可能出现头痛、头晕、腹痛、腹泻、荨麻疹等,这些实际上不一定代表特定的躯体疾病,而仅仅是一种心理反应。

根据儿童年龄不同,典型的反应也不同。比如,学龄前儿童会出现吸手指、尿床、害怕黑暗或动物、粘着父母、畏惧夜晚、大小便失禁、便秘,口吃等说话困难、食欲减退或增加;学龄期儿童会出现易怒、粘人、哭诉,对学校失去兴趣或不能专心,在家或学校出现攻击行为,明显与弟弟妹妹竞争父母的注意力,畏惧夜晚、做噩梦、害怕黑暗、逃避上学,有的儿童出现在同伴中的退缩;青春期前的儿童会出现睡眠失调、食物不振、在家里造反、不愿意做家务,以及例如打架、退缩、失去兴趣、寻求注意等学校问题,以及一些生理问题,如头痛、不明原因的痛、皮肤出疹、排泄问题等,也失去与同伴活动的兴趣。青春期儿童可能会出现排泄问题、气喘等身心症状,或者头痛及紧绷感,食欲与睡眠失调,以及月经失调等烦躁或减低活动、冷漠、对异性的兴趣降低,不负责或犯法的行为,对父母的控制、想要解放的反抗减少,注意力不集中以及疑病等。

上述这些心理和行为上的反应都是儿童在经历灾害过后的一种自然反应,根据儿童年龄、性格、受灾害影响程度的不同在表现形式和程度上略有差别,通常这些心理和行为上的反应会持续数周甚至数月直至消失。除了极为特殊的情况(有家庭成员在灾害中严重受伤或死亡,或者儿童受到肢体或精神上的创伤),大多数儿童不会因灾害而发展造成为严重的永久性的心理创伤。也就是说,海啸后幸存儿童出现的急性心理应激反应和心理危机若能得到及时正确的疏导治疗,心理状态将会逐渐恢复正常,否则将很有可能转变为创伤后应激障碍,造成长期的精神痛苦,影响其正常的心理发育及人生发展。

针对身体因灾害而致伤、致残的儿童,他们急性期的心理反应过程多为震惊、恐惧、否认等,震惊即对灾害的发生和周围环境的巨大变化感到震惊,难以置信。恐惧则是对自身现状(受伤或致残)的一种恐惧。此外,他们对这种创伤造成的肢体残疾毫无心理准备,无法面对自己受到的伤害和即将面对的终身残疾,有的孩子会产生"为什么是我?""不会是我"之类的否认想法,甚至出现怨恨、敌意和愤怒,并出现创伤后应激障碍(PTSD)。如此时仍未进行有效的心理干预,继续发展就可能对孩子心理和行为造成长期的伤害,导致人格障碍。急性期过后,他们需要学习建立一种新的适应性行为方法,包括适应日常生活的改变,周围生活环境的变化,需要适应身体上的伤、残而导致肢体功能障碍的日常生活障碍,他们需要学会应对的别人可能的对其身体上的变化而表现出的消极态度或行为评价而令其产生的心理障碍。

2. 海啸造成的儿童心理危机的心理干预 危机干预是一种为减轻灾害对受害者或救援人员极度痛苦的情绪而采用的干预方法,对于儿童而言,这一方法的使用更需要根据儿童的心理发展阶段及所出现的心理危机的特殊性采用不同于成年人的干预方法。对于儿童而言,危机干预模式更应关注心理危机问题的解决以及采用建设性的应对方式。

(1)危机干预技术:一般而言,危机干预主要应用以下三类技术:①沟通和建立良好关系的技术心理干预人员与危机事件当事人建立良好的沟通和信任的关系,有利于当事人恢复自信,促进心理稳定,减少绝望,重新建立或改善人际关系。进行表里一致的信息交流,心理干预人员要在语言、态度和举止上保持一致,避免给予过多的保证,以免造成儿童过分的心理依赖和不切实际的幻想;避免使用专业性或技术性难懂的言语,要充分考虑不同年龄段儿童的理解力和接受能力,应多使用通俗易懂的言语进行交谈;要具备必要的自信,尽可能的利用一切机会帮助儿童改善其自我内省和自我感知;②心理支持与行为强化技术主要是给予儿童精神支持,但不支持儿童的错误观点或行为。通过暗示、保证、疏导、宣泄、改变环境、镇静药物等方法稳定儿童的失控情绪,尽可能地帮助儿童解决目前的危机;③针对儿童的特定心理干预技术儿童的认知与行为仍处于发展阶段,他们对于心理干预的技术有特定的可接受性要求。首先,要给孩子建立安全感,陪伴儿童,重视身体语言,提供基本身体安全照顾,让他们觉得自己并不孤独。其次是聆听诉说,重复支持,倾听并积极关注,给予儿童心理上支持。根据儿童的年龄特征,鼓励儿童用语言将自己身体的感受表达出来,或其他形式,如图画、游戏、沙盘等方式适当宣泄自己的情绪,表达自己的内心情感和需求。

对灾后儿童进行危机干预的主要作用是:①帮助儿童安全的渡过危机,正视危机;②帮助儿童获得可能应对和处理危机的方式;③帮助儿童获得新的信息和知识;④在日常生活中提供必要帮助;⑤帮助儿童回避一些应激性境遇;⑥避免给予不恰当的保证;⑦督促儿童接受帮助和治疗。

(2)海啸后儿童心理障碍的家庭及社会干预方法:在家庭和社区的群体性活动中,告诉孩子你的感受,并引导孩子积极的响应。同时告诉孩子,你的感受都是正常的,我们都有,但灾害是暂时的,有很多的叔叔阿姨在帮助我们,灾害很快就会过去。在幼儿园和学校等教育环境中,如果一个孩子在自我表达上遇到困难,可以引导他们通过游戏、绘画或讲故事的方式来描述自己的内心世界。

(3)不同发展阶段的心理危机干预:①婴幼儿:重点是替他们重新找到稳定的长期陪伴的主要照顾者。除了替失去亲人的婴儿尽快找到能长期居住的家庭之外,还应帮助年幼孩子的母亲恢复正常情绪和行为,保证父母或监护人能成为孩子安定及信任感的源泉。②儿童:不但会因灾难经验有退行行为产生,而且会对灾难与死亡有离奇的解释。灾后对这个阶段的儿童,不但要忍受、接纳其退行行为,让他重新对环境产生信任;更重要的是应该坚持让孩子保持正常作息、料理自己的日常生活起居,让他从这些基本的生活能力中寻回自主性与自我肯定;也要倾听孩子对于灾难事件的重述,要接纳孩子的情绪、向他保证地震绝非因他而起,逐渐帮孩子理清整个灾难事件的因果推论。此年龄层的儿童对他们身边赖以生存的安全世界遭受破坏会显得特别敏感,他们通常无法有效地以口语能力来表达自身的需求,而期待身边的大人能给予积极与适当安慰。③青少年:心理活动处于不稳定期和过渡期。成熟意识增强,但社会经验不足,易走极端。因此,应加强同伴间的合作和集体讨论,让学生有机会抒发与合理化他们感受到的强烈情绪,教师可能需要在过程中不断向他们保证,他们所感受到的强烈情绪甚至是"疯狂想法"在灾难中都是正常的。对灾害的正确认识,对大自然现象有科学根据的了解与认识,建立科学家实事求证的态度。也可进行专题演讲,或阅读相关文章报道,并进行讨论。艺术活动的表达也是心理重建的好办法,可以鼓励学生从事绘画、音乐、话剧等,将经验转化为具创造力的方向。

（4）海啸造成儿童意外伤害致残的心理干预：意外伤害致残的受害者分三种情况：一类为本人经历灾害并受伤致残；第二类为亲历灾害，身边的同学和朋友受伤致残或死亡；第三类为亲历灾害，身边亲属受伤致残甚至死亡。这三类情况都会对儿童的生存环境造成重大的改变，对于这种生活中的重大改变，儿童往往需要长期、专业的心理辅导和心理康复。

总之，海啸给儿童心理造成的创伤是巨大的。对灾害中儿童所出现的心理危机进行及时有效的心理干预，可以帮助儿童缓解生理和心理上的痛苦，尽早摆脱不良情绪的困扰，早日树立信心，以正面积极的态度回归家庭、回归社会。

（郑成中　牛　杰）

参考文献

1. 王娟，苏彦．"3.11"东日本大地震海啸应对经验教训——岩手县应急响应21项行动调研报告．中国应急救援，2013（05）：51-55.

2. 袁红，刘惠亮，陈金宏，等．创伤后应激障碍的早期发病机制．中华灾害救援医学，2014，2（02）：110-112.

3. 许煊，封志纯，陈贤楠．儿科医师与灾难及其应急预案．中华儿科杂志，2009，47（5）：321-324.

4. 朱雯，楼跃．儿童多发伤的研究进展．中华临床医师杂志（电子版），2012，6（24）：8261-8263.

5. 王军，彭碧波，刘秋玲，等．赴国外不同类型灾害条件下儿童医学救援流程的初步探讨．中华灾害救援医学，2014，2（09）：487-490.

6. 王军，彭碧波，梁秋野，等．国际灾害医学救援儿童检伤分类应用的初步探讨．中华灾害救援医学，2015，3（01）：32-35.

7. 陈力，修玉才，李蓓，等．海啸与相关的灾害医学．中国急救复苏与灾害医学杂志，2011，06（12）：1021-1023.

8. 李向晖，杨造成，侯世科，等．印尼海啸的紧急医疗救援．中华急诊医学杂志，2005，14（7）：555-556.

9. 王军，彭碧波，孙岩峰，等．灾后儿童医学救援实践和救治特点分析．中华灾害救援医学，2015，3（4）：192-195.

10. 施红梅，祝捷，邱卓英，等．自然灾害引发的儿童心理障碍及其心理康复．中国康复理论与实践，2008，14（7）：683-686.

11. CHIEKO MATSUBARA, HITOSHI MURAKAMI, KOUBUN IMAI, et al. Prevalence and Risk Factors for Depressive Reaction among Resident Survivors after the Tsunamifollowing the Great East Japan Earthquake, March 11, 2011, PLoS One. 2014; 9 (10): e109240.

12. OSUKE IWATA, TOMOHARU OKI, AIKO ISHIKI, et al. Infection surveillance after a natural disaster: lessons learnt from the Great East Japan Earthquake of 2011. Bull World Health Organ. 2013 Oct 1; 91 (10): 784-789.

13. CHIEKO MATSUBARA, HITOSHI MURAKAMI, KOUBUN IMAI, et al. Prevalence and Risk Factors for Post-Traumatic Stress Reaction Among Resident Survivors of the Tsunami That Followed the Great East Japan Earthquake, March 11, 2011, Disaster Med Public Health Prep. 2016 Oct; 10 (5): 746-753.

14. NILAMADHABKAR, RAMESHRAJKRISHNARAAJ, KAVITHARAMESHRAJ. Long-term mental health outcomes following the 2004 Asian tsunami disaster: A comparative study on direct and indirect exposure, Disaster Health. 2014 Jan-Mar; 2 (1): 35-45.

15. BIHAN TANG, QIANGYU DENG, DEBORAH GLIK, et al. A Meta-Analysis of Risk Factors for Post-Traumatic Stress Disorder (PTSD) in Adults and Childrenafter Earthquakes, Int J Environ Res Public Health. 2017 Dec; 14 (12): 1537.

第四节 台 风

一、概述

台风亦称飓风,是形成于热带或亚热带海面温度 26℃以上的广阔海面上的热带气旋。在气象学上,按世界气象组织定义:热带气旋中心持续风速在 12~13 级(即 32.7~41.4m/s)称为台风或飓风,飓风的名称使用在北大西洋及东太平洋;而北太平洋西部(赤道以北,国际日期线以西,东经 100°以东)使用的近义字是台风,在每年的夏秋季节,我国毗邻的西太平洋上会生成不少名为台风的猛烈风暴,有的消散于洋上,有的则登陆于陆地,带来狂风暴雨。

我国过去习惯称海温高于 26℃的热带洋面上发展的热带气旋为台风,1989 年起我国采用国际热带气旋名称和等级标准,依据其中心附近最大风力分为:

1. **热带低压** 最大风速 6~7 级(10.8~17.1m/s)。
2. **热带风暴** 最大风速 8~9 级(17.2~24.4m/s)。
3. **强热带风暴** 最大风速 10~11 级(24.5~32.6m/s)。
4. **台风** 最大风速 12~13 级(32.7~41.4m/s)。
5. **强台风** 最大风速 14~15 级(41.5~50.9m/s)。
6. **超强台风** 最大风速 ≥16 级(≥51.0m/s)。

二、特点

根据近年来台风发生的有关资料表明,台风发生的规律及其特点主要有以下几点。

1. **季节性** 台风(包括热带风暴)一般发生在夏秋之间,最早发生在五月初,最迟发生在十一月。

2. **台风中心登陆地点难准确预报** 台风的风向时有变化,常出人预料,台风中心登陆地点往往与预报相左。

3. **旋转性** 其登陆的方向一般先北后南。

4. **损毁性严重** 对不坚固的建筑物、架空的各种线路、树木、海上船只,海上网箱养鱼、海边农作物等破坏性很大。

5. 强台风发生常伴有大暴雨、大海潮、大海啸。

6. 强台风发生时,人力不可抗拒,易造成人员伤亡。

三、台风造成的主要伤害

台风是一种破坏力很强的灾害性天气系统,但有时也能起到消除干旱的有益作用。其危害性主要有三个方面。

1. **大风** 热带气旋达台风级别的中心附近最大风力为 12 级以上。

2. **暴雨** 是台风带来的天气系统之一,在台风经过的地区,可能产生 100~300mm 降雨,少数台风能直接或间接产生 1 000mm 以上的特大暴雨,如 1975 年第 3 号热带气旋登陆后倒槽在河南南部产生的特大暴雨,打破了部分地区的降雨记录。

3. **风暴潮** 一般台风能使沿岸海水产生增水,江苏省沿海最大增水可达 3m。"9608"

和"9711"号台风增水,使江苏省沿江沿海出现超历史的高潮位。

台风过境时常常带来狂风暴雨天气,引起海面巨浪,严重威胁航海安全。台风登陆后带来的风暴增水可能摧毁庄稼、各种建筑设施等,造成人民生命、财产的巨大损失。台风暴雨袭击时建筑物倒塌、树枝倒下、飞来物体和碎片,以及台风后继发泥石流或山体大滑坡是造成人员伤害的直接因素。

四、对儿童的主要伤害

有统计资料显示:碰撞伤、硬物击伤(压伤)、跌伤、割刺伤是台风灾害早期最常见的损伤。受伤人群近 1/2 是骨折。伤害 60% 以上是由房屋倒塌引起的。其他伤害还有土埋窒息、挤压伤、淹溺、CO 中毒和电击伤等。灾后 2~3 天,常可发生伤口感染、呼吸系统和消化系统疾病和创伤后应急障碍等。

1. 机械性致伤　最常见的系被倒塌的的建筑物、树木、广告牌等砸伤,常见颅脑外伤、软组织损伤、骨折等,详见本章第二节。

2. 窒息　详见本章第二节。

3. 淹溺　详见本章第七节。

4. 电击伤　详见本章第六节。

五、医学救援

1. 现场救援

(1)机械性损伤:经解除窒息、止血、骨折固定、抗休克等紧急处理后,将伤儿后送到就近医院救治。详见地震章节。

(2)窒息:详见本章第二节。

(3)淹溺:详见本章第七节。

(4)电击伤:详见本章第六节。

2. 台风后的卫生防疫　台风常发生在夏季,可形成大量的泥水坑、沟、地面积水等,利于蚊虫孳生、大量家禽、家畜等动物死亡,大量植物、食物腐败以及垃圾、粪便等不能及时清运处理,亦会导致蝇类滋生,容易引起各类肠道及呼吸道传染病,注意防范(详见第五章第二、三节)。

(王君霞)

参考文献

1. 郑静晨,侯世科,樊毫军.灾害救援医学手册.北京:科学出版社,2009:391-408.
2. 封志纯,许煊,刘春峰.灾害儿童救援医学.北京:人民卫生出版社,2017:388-399.

第五节　火　灾

在各种灾害中,火灾是最经常、最普遍地威胁公众安全和社会发展的主要灾害之一。人类能够对火进行利用和控制,是文明进步的一个重要标志。人类使用火的历史与同火灾作斗争的历史是相伴相生的,人们在用火的同时不断总结火灾发生的规律,尽可能减少火灾及其对人类造成的危害。

一、概述

火灾(fire accident)是指在时间和空间上失去控制的灾害性燃烧现象,或者说凡是失去控制并造成人身和/或财产损害的燃烧现象,均可称为火灾。

二、火灾类型及灭火原则

(一)火灾分类

根据可燃物的类型和燃烧特性,分为固体火灾、液体火灾、气体火灾、金属火灾、带电火灾、烹饪物火灾等六大类(GB/T 4968—2008,2008年11月4日发布,2009年4月1日实施)。

(二)火灾等级划分

2007年6月26日公安部下发《关于调整火灾等级标准的通知》,将火灾等级标准调整为特别重大、重大、较大和一般火灾四个等级。

1. **特别重大火灾** 指造成30人以上死亡,或者100人以上重伤,或者1亿元以上直接财产损失的火灾。

2. **重大火灾** 指造成10人以上30人以下死亡,或者50人以上100人以下重伤,或者5 000万元以上1亿元以下直接财产损失的火灾。

3. **较大火灾** 指造成3人以上10人以下死亡,或者10人以上50人以下重伤,或者1 000万元以上5 000万元以下直接财产损失的火灾。

4. **一般火灾** 指造成3人以下死亡,或者10人以下重伤,或者1 000万元以下直接财产损失的火灾。

(三)灭火器的应用及使用原则

1. **灭火器的分类**

(1)按灭火器移动方式分为:手提式和推车式。

(2)按驱动灭火剂的动力来源分为:储气瓶式、储压式、化学反应式。

(3)按所充装的灭火剂则又可分为:泡沫、干粉、卤代烷、二氧化碳、酸碱、清水等。

2. **具体应用**

(1)固体火灾:可选择水型、泡沫、磷酸铵盐干粉及卤代烷灭火器。

(2)液体火灾:可选择泡沫、干粉、卤代烷及二氧化碳灭火器。

(3)气体火灾:可选用干粉、水、七氟丙烷灭火剂。

(4)金属火灾:可选粉状石墨、专用干粉灭火器,或干砂、铸铁屑末代替。

(5)带电火灾:可选干粉、卤代烷、二氧化碳灭火器等。

(6)烹饪火灾:可选择干粉灭火器。

3. **常见火源** 火源是火灾的发源地,也是引起燃烧和爆炸的直接原因。防止火灾应控制好以下常见火源。

(1)人们日常点燃的各种明火最常见。靠近火炉的干柴、木器,紧聚在高温蒸汽管道上的可燃粉尘、纤维;大功率灯泡旁的纸张、衣物等,烘烤时间过长,都会引起燃烧。

(2)各行各业、家庭使用的电气设备,由于超负荷运行、短路、接触不良,以及自然界雷击、静电火花等,都能使可燃气体、可燃物质燃烧。

(3)在熬炼烘烤过程中,由于温度掌握不好或自动控制失灵;企业的热处理工件堆放在有油渍的地面或易燃品旁易引起火灾。

(4)在既无明火又无热源条件下,褐煤、湿稻草、棉花、油菜籽、豆饼和沾有动、植物油的棉纱、衣物、木屑、抛光尘以及擦拭设备的油布等,堆积时间过长,本身也会发热,在条件具备时,可能引起自燃。

(5)摩擦与撞击,如铁器与水泥地撞击引起的火花,遇易燃物可引起;不同性质的物质相遇有时也引起自燃,如油与氧气接触就会发生强烈化学作用引起燃烧;绝缘压缩、化学热反应,可引起升温使可燃物被加至着火点。

4. 逃生方法及报警

(1)逃生自救常识:①受到火灾威胁时,要当机立断披上浸湿的衣物、被褥等从安全出口撤离;②穿过浓烟时,要尽量使身体贴近地面,并用湿毛巾捂住口鼻;③身上着火时,千万不要奔跑,可就地打滚或用厚重衣物压灭火苗;④如所有逃生路线被大火封锁,要立即退回室内,向外发出求救信号,等待救援;⑤千万不要盲目跳楼,可利用疏散楼梯、阳台、落水管等逃生自救。

(2)正确报警:《消防法》第三十二条明确规定:任何人发现火灾时,都应该立即报警。任何单位、个人都应当无偿为报警提供便利,不得阻拦报警。严禁谎报火警。所以一旦失火,要立即报警,报警越早,损失越小。

要牢记火警电话“119”,接通电话后要沉着冷静,向接警中心讲清失火单位的名称、地址以及着火的范围、火灾情况、有无被困人员、现场有无危险爆炸物等。留下自己的电话号码和姓名以便联系。迅速疏通消防车道,清除障碍物,使消防车到火场后能立即进入最佳位置灭火救援。

三、火灾对儿童造成的主要伤害

火灾主要导致烟雾吸入性损伤和皮肤烧伤。前者可致呼吸道黏膜损伤甚至窒息,后者则可致严重休克、脓毒症及多器官功能衰竭,患者死亡率高。

(一)吸入性损伤

由于吸入火焰、干热空气、蒸汽、有毒或刺激性烟雾气体所致。吸入上述物体后可导致呼吸道黏膜水肿、痉挛而狭窄,造成呼吸道梗阻而通气障碍,严重者致急性窒息危及生命。患儿可出现刺激性咳嗽、声嘶或呼吸困难,早期痰液较稀薄,往往包含黑色碳粒,严重时两肺呼吸音减低并有干湿性啰音。临床分呼吸功能不全、肺水肿、感染等。

1. 按病情严重程度分为轻、中、重三度

(1)轻度吸入性损伤:指声门以上,包括鼻、咽和声门的损伤。临床表现为鼻咽部疼痛、咳嗽、唾液增多,有吞咽困难;局部黏膜充血、肿胀或形成水疱、黏膜糜烂、坏死。患儿无声音嘶哑及呼吸困难,肺部听诊无异常。

(2)中度吸入性损伤:指气管隆突以上,包括咽喉和气管损伤。临床表现为刺激性咳嗽、声音嘶哑、呼吸困难、痰中可见碳粒及脱落的气管黏膜,喉头水肿致气道梗阻,出现吸气性喘鸣。肺部听诊呼吸音减弱或粗糙,偶可闻及哮鸣音及干性啰音。常并发气管炎和吸入性肺炎。

(3)重度吸入性损伤:指支气管以下部位,包括支气管及肺实质的损伤。临床表现为伤后立即成几小时内出现严重呼吸困难,切开气管后不能缓解;伤者进行性缺氧,口唇发绀,心率增宽,躁动,谵妄或昏迷;咳嗽痰多,可早期出现肺水肿,咳血性泡沫样痰;坏死内膜脱落,可致肺不张或窒息。肺部听诊呼吸音低、粗糙、可闻及哮鸣音,之后出现干、湿性啰音。严重的肺实质损伤患者,伤后几小时内可因肺泡广泛损害和严重支气管痉挛导致急性呼吸功能衰竭而死亡。

2. 吸入性肺损伤的并发症

(1)早期并发症:①肺部感染:吸入性损伤后气道阻塞,充满分泌物、碎屑和坏死组织而气道黏膜的纤毛消除异物、分泌物和细菌功能迅速减弱;巨噬细胞吞噬细菌、清除异物的功能减弱;肺表面活性物质分泌减少、活性降低,肺泡萎陷。②急性呼吸功能衰竭:重度吸入性肺损伤大多并发呼吸功能衰竭。

(2)后期并发症:吸入性损伤的后期较多见的并发症主要是气道狭窄,偶可见支气管扩张和阻塞性细支气管炎。

3. 吸入性损伤的治疗

(1)保持气道通畅,解除梗阻

1)气管插管/气管切开术:吸入性损伤早期即可出现气道梗阻,水肿高峰期(8~24 小时)有逐渐加重趋势,需及时进行气管插管或切开术,以解除梗阻保持气道通畅。中、重度吸入性损伤争取于伤后 6 小时内建立人工气道。

2)焦痂切开减压术:吸入性损伤有颈胸腹环形焦痂者,可压迫气道及血管,限制胸廓及膈肌活动范围,影响呼吸,加重呼吸困难,降低脑部血液供应,造成脑部缺氧。因此及时行上述部位的焦痂切开降压术对改善呼吸功能、预防脑部缺氧有重要意义。

3)湿化、雾化:湿化有利于减轻支气管黏膜因干燥而受损,增强纤毛活动能力,防止分泌物干燥结痂,对防止痰液堵塞、预防肺不张,减轻肺部感染有重要意义。雾化吸入可进行气道药物治疗,以解痉、减轻水肿、预防感染、有利于痰液排出等。

4)纤支镜早期灌洗:吸入性损伤后,淤积肺内的炽热炭粒除导致烧伤外,覆于其上毒性物质能持续引起损伤,时间长达数小时甚至数天,因此有条件时应尽早进行气管内灌洗,终止其继续损伤作用,同时清除炎性因子。

5)糖皮质激素治疗:支气管痉挛持续发作可予激素治疗,激素具有阻滞急性炎症引起的毛细血管通透性增强的作用,能减轻水肿,保持肺表面活化物质的作用及稳定溶酶体膜等作用。儿童可选用琥珀氢化可的松 5mg/(kg·次),q.12h.,或甲泼尼龙 1~2mg/(kg·次),根据病情选择 q.d. 或 q.12h.,一般疗程 5~7 天。但需注意皮质激素有增加肺部感染的风险。

(2)保证血容量,改善肺循环

1)吸入性损伤后,早期不宜限制补液量,应根据尿量、血压及生命体征等进行正确的液体复苏,维持足够的血容量。避免因限制输液而不能维持有效循环量,最终导致组织灌液不良,进一步加重组织损害。

2)严密监测心肺功能,防止并发肺动脉高压和心脏负荷过重:吸入性肺损伤可引起肺循环阻力增高,导致右心室后负荷增加甚至引起右心衰竭。因此合并心功能障碍时需适当限液,必要时利尿,可选用强心药物如毒毛花苷 K 和毛花苷丙及米力农,增加心肌收缩力,降低肺循环阻力以及改善心功能。低分子右旋糖酐可降低血液黏稠度,减少红细胞凝集,有利于改善微循环。

（3）维持气体交换功能,纠正低氧血症

1）氧疗：严重吸入性损伤后,应立即吸高浓度氧 1~2 小时。火焰吸入性损伤是患者已吸入含氧量低、一氧化碳浓度高的有毒烟雾,故脱离现场后应立即吸入纯氧。碳氧血红蛋白水平降至接近正常值时,吸氧浓度分数应降至 0.4 左右,维持氧分压为 9.33kPa（70mmHg）。

吸氧时间：一般认为长时间吸氧时,氧浓度不宜超过 50%~60%,时间不宜超过 1 天。吸纯氧时不得超过 4 小时。长时间吸入高浓度氧可损伤肺脏,轻者有胸痛及咳嗽,重者可出现肺顺应性下降,加重呼吸困难、肌肉无力、精神错乱,甚至死亡。

吸氧方法：除鼻导管吸氧外,还有氧罩、氧帐及机械通气法。对吸入性损伤引起的呼吸功能不全者,使用鼻导管或面罩给氧,往往无效,一般需要正压给氧及机械通气。

2）机械通气：是治疗呼吸衰竭的有效措施,可改善患者的通气及换气功能,维持有效通气量,纠正缺氧,防止二氧化碳潴留。

3）体外膜式氧合器（ECMO）：是由多单元平行的胶原膜组成,其治疗原理是将患者的血液进行体外氧合,暂时替代肺的功能,可避免机械对肺的损伤,并减轻肺的负荷,有利于病肺的治疗及恢复。但目前用于治疗吸入性肺损伤的治疗很少。ECMO 用于治疗难治性呼吸衰竭,推荐指征为：在吸纯氧条件下,氧合指数<100 ；肺泡动脉氧分压差>600mmHg,Murray 肺损伤评分 ≥ 3.0 ；pH 值<7.2 持续 2 小时以上。

（4）防止感染：彻底清除气道内的异物和脱落的坏死黏膜组织,保持引流通畅是防止感染的基本措施,其次严格的无菌操作技术和消毒隔离,控制创面 - 肺 - 创面细菌交叉感染；定期做气道分泌物涂片培养,选用敏感抗生素,此外应加强全身支持治疗以提高机体免疫功能,对防治感染有重要意义。

（二）烧伤

1. 烧伤面积估算 小儿头部比例较成人大而下肢短小,故烧伤面积依年龄计算如下：

（1）人体体表面积中国九分法：见表 2-1。

表 2-1 人体体表面积中国九分法

部位	成人各部位面积 /%	小儿各部位面积 /%
头颈	9 × 1=9（发部 3 面部 3 颈部 3）	9+（12- 年龄）
双上肢	9 × 2=18（双手 5 双前臂 6 双上臂 7）	9 × 2
躯干	9 × 3=27（腹侧 13 背侧 13 会阴 1）	9 × 3
双下肢	9 × 5+1=46（双臀 5 双大腿 21 双小腿 13 双足 7）	46-（12- 年龄）

（2）手掌法：伤员五指并拢,其手掌面积约为体表面积 1%,用于散在的小面积或特大面积烧伤,很方便,但欠准确。

2. 烧伤分度

（1）Ⅰ度烧伤：只伤及表皮,创伤表现为受伤区域皮肤红斑,局部稍有肿胀,表面干燥,皮温稍高,无水疱生成,伤后局部有烧灼感。通常 3~5 天即可自愈,不留任何瘢痕。

（2）Ⅱ度烧伤：为真皮组织受损,又可根据受损真皮组织的厚度分为浅Ⅱ度烧伤和深Ⅱ度烧伤。

(3) Ⅲ度烧伤：伤及皮肤全层，皮下组织完好，表现为创面较干燥、无肿胀，甚至有少许凹陷；触之无痛觉。创伤基底面呈白色或黄白色，可见较粗大的血管栓塞网，渗出少、无水疱形成。原则上无自行愈合可能，但人类皮肤各处薄厚不一，且皮肤的生发层及与皮下脂肪组织相连的穹隆结构均呈波浪形分布，故大多数创面都为邻近的混合烧伤，此类创面经过较长期的换药液有可能通过毛囊残存上皮组织的扩增达到愈合，但此种不完全修复所形成的瘢痕组织增生明显、挛缩显著、质地坚硬，痛痒感严重。除了能覆盖创面外，不具备正常皮肤组织的结构和功能。临床多采用早期切痂植皮办法。在缩短治疗时间的同时也避免严重瘢痕带来的种种后遗症的发生。

(4) Ⅳ度烧伤：伤及皮肤全层及皮下组织，甚至肌肉、骨骼、内脏器官。表现为创面焦黄或焦黑，局部干燥，无渗出，组织收缩凹陷，无痛感。此类创面无自然愈合可能，需要经过植皮或皮瓣转移覆盖才能愈合。

3. 烧伤伤情程度的判断

(1) 轻度烧伤：指Ⅰ度烧伤或Ⅱ度以上烧伤面积小于全身表面积的9%。

(2) 中度烧伤：指Ⅱ度以上烧伤面积占全身体表面积的10%~29%或Ⅲ度烧伤面积小于10%。

(3) 重度烧伤：指Ⅱ度以上烧伤面积占全身体表面积的30%~49%或Ⅲ度烧伤面积达10%~19%。

(4) 特重度烧伤：指Ⅱ度以上烧伤面积占全身体表面积的50%以上或Ⅲ度烧伤面积大于20%。

4. 烧伤的医学救援

(1) 火灾现场救援的原则是：立即消除烧伤因素，保护创面，镇静、止痛，保持气道通畅，积极防治休克和感染。

迅速采取各种有效措施灭火，使伤员脱离热源，缩短烧伤时间。最简便方法是就地滚动，脱去已着火的衣物。切忌奔跑呼喊或用手拍打灭火，以免引起头面部、手部及呼吸道烧伤。

(2) 查损伤情况及相关处理：检查全身状况和有无合并损伤如呼吸道烧伤、骨折等。对有高温气体吸入或热液吸入的较大儿童，可予冰水缓慢咽下以减轻咽部、喉头、会厌下水肿，给患者吸入高浓度氧气，并根据病情早期给予气管插管或气管切开，保持气道通畅。心搏骤停者应及时心脏按压使其恢复心跳。处理骨折、紧急止血及其他相应处理。

(3) 预防休克：烧伤人员往往因疼痛、恐惧和大量体液丢失而发生休克。可给以口服或肌注镇静止痛药物。轻者给予少量淡盐水多次饮用，不可饮水过多，以防电解质紊乱及脑水肿。重者应给予静脉输液。

(4) 保护创面：尽量不要弄破水疱，对创面应立即给予简单而确实的包扎，避免加重感染和加深创面。手足烧伤时应将指/趾分开包扎。

(5) 应尽快送往邻近医院救治。送护前及送护途中要注意防护休克。搬运时动作要轻柔，行动要平稳，以尽量减少伤员痛苦。一般来说，烧伤越重的患者要求转运时间越短。转运途中保持呼吸道畅通，建立静脉通道，做好生命体征等记录。伤员头部同车辆行进的方向相反，以保证脑部血液供应。车速不易过快，力求平稳减少颠簸。

四、火灾患儿的心理救援

面对突如其来的灾难,患儿的心理也会受到创伤。在火灾中面临烧伤的患儿,尤其烧伤后导致伤残或毁容者,不但会给患儿造成身体痛苦,而精神心理创伤也是不容忽视的,加强烧伤患儿的心理康复,可以降低家长的焦虑值,促进患儿配合治疗,克服心理障碍以及恐惧心理,为烧伤治疗以及后期的康复训练及回归社会奠定良好的基础。

(一) 急性期烧伤患儿的心理护理

儿童因其生理和心理发育的特点,主要是缺乏认知能力,对外界刺激较为敏感,尤其是疼痛刺激较为敏感,在烧伤的急性期因烧伤、伤后换药时出现出血及创面敷料粘连,撕拉所致疼痛,使患儿对换药也产生巨大的恐惧感,看见医护人员时表现紧张、害怕、哭闹,拒绝接受各种治疗,并在治疗过程中出现哭闹、反抗、逃避、易激惹,甚至打骂医护人员,并且由于患儿的负性情绪表达,往往引起患儿家长的焦虑情绪,甚至严重时引发医患冲突。因此,良好的心理护理尤为重要。为减轻疼痛,消除患儿恐惧心理,我们在医疗行为中需要态度热情、语言亲切、动作轻柔、护理耐心、技术过硬,尽快与患儿建立互相信任的关系,正面鼓励、赞扬,使其自尊心、自信心大大提升,从而认同、信任、依从,并慢慢消除恐惧心理,进而主动配合治疗,坚决避免恐吓、强迫患儿,以免加重患儿心理创伤。

(二) 康复期烧伤患儿的心理护理

康复期持续时间较长,由于烧伤深度的不同,其康复的程度也不同。有的患儿创面可完全恢复;而深度烧伤患儿可能会出现瘢痕增生、关节畸形,影响患儿的容貌以及机体功能。烧伤患儿由于烧伤创面的影响,常常受到同龄孩子的歧视,逐渐出现孤僻、内向、胆小、封闭,没有安全感、缺乏自信心等心理障碍,严重者出现抑郁等不良心理疾患。面对孩子的境遇,家长同时也会表现出焦虑、内疚、淡漠等心理反应。而家长对于孩子疾病的态度,往往最能影响孩子今后的心理发展方向。所以,做好患儿家长和患儿的心理护理显得同样重要。≤6个月的婴儿,一般在满足生理需要的情况下,无特殊心理表现,应鼓励家长经常抱抱、拍拍,或抚摸头部、后背,与他们讲话、微笑等,使患儿很快适应环境,消除不良情绪。学龄前儿童或更大的患儿,可以给其介绍小伙伴,帮助他们熟悉环境,可以经常组织游戏以及亲子互动,给他们讲故事。对于已有自卑、自闭心理的年长患儿,可以采用聚焦解决模式来帮助其解决心理问题,鼓励并引导患儿向家长或是医护人员讲述自己的不良情绪体验。之后通过表扬、鼓励的方式正面反馈给患儿,帮助患儿消除自卑感,消除顾虑,建立稳定、乐观的情绪。还可以介绍些整形手术成功的同病种患儿相互认识,使其明了整形后的美好改变,增加其信心。对于同病房的患儿和家属应做好健康教育,避免歧视和嘲笑患儿,营造良好的环境。

烧伤患儿及时正确的心理康复可以培养其良好的心态,强化自尊自爱自强的心理,坚定战胜病痛的勇气,并为愈后患儿融入学校生活,人际关系的建立及回归社会起着至关重要的作用,而健康心理的建立需要家庭、医护工作者及社会的接纳共同完成。

（郭林梅）

参考文献

1. 封志纯,许煊,刘春峰.灾害儿童救援医学.北京:人民卫生出版社,2017.

2. 李宗浩. 中国灾害救援医学. 北京：天津科学技术出版社，2014.

第六节 雷 电

一、概述

雷电是伴有闪电和雷鸣的一种云层放电现象。雷电常伴有强烈的阵风和暴雨,有时还伴有冰雹和龙卷风,因其强大的电流、炙热的高温、强烈的电磁辐射以及猛烈的冲击波等物理效应而能够在瞬间产生巨大的破坏作用,造成雷电灾害。其经常导致人员伤亡,还可能导致供配电系统、通信设备、民用电器的损坏,引起森林火灾,仓储、炼油厂、油田等燃烧甚至爆炸,造成重大的人员伤亡和经济损失,导致严重的不良社会影响。

雷电是极其频繁的,全球每秒钟约有 46 次雷电发生,而我国每一分钟发生 70 余次雷电。即使每天要发生上万次甚至数十万次,但真正对人类造成严重危害的只有少数。雷电多形成在积雨云,积雨云随着温度和气流的变化会不停地运动,运动中摩擦生电,形成带电荷的云层,某些云层带有正电荷,另一些云层带有负电荷。另外,由于静电感应常使云层下面的建筑物、树木及人等带有异性电荷。随着电荷的积累,雷云的电压逐渐升高,当带有不同电荷的雷云与大地凸出物相互接近到一定程度时,将发生激烈的放电,同时出现强烈的闪光。由于放电时温度高达 2 000℃,空气受热急剧膨胀,随之发生爆炸的轰鸣声,这就是闪电与雷鸣。

雷电的种类分为直击雷、电磁脉冲、球形雷、云闪四种。其中直击雷和球形雷都会对人和建筑造成危害,而电磁脉冲主要影响电子设备,是受感应作用所致;云闪由于是在两块云之间或一块云的两边发生,所以对人类危害最小。雷电的大小和多少以及活动情况,还与各个地区的地形、气象条件及所处的纬度有关。我国雷电主要分布在华南、西南、华北及东北地区。

在我国雷灾等级的划分标准分别从经济损失轻重以及人员伤亡人数多少的角度而进行具体划分。分为严重雷灾、较重雷灾以及一般雷灾。严重雷灾是指一次雷暴过程造成某一地区 3 人以上死亡或 10 人以上伤亡,或直接经济损失在 500 万元以上的雷电灾害事故;较重雷灾是指一次雷暴过程造成 1~9 人伤亡或直接经济损失在 20 万元以上,造成电力、交通、通信等基础设施损毁、严重影响人民群众生产生活的雷电灾害事故;一般灾害是指除上述以外的雷电灾害事故。据有关部门统计,我国每年雷击伤亡人数超过 1 万人,其中死亡 3 000 多人。在对典型人身伤亡事故具体案例的分析中,不难发现学校、化工类场所以及野外等人群聚集时,此类事故发生的程度更为惨烈。

二、雷电的主要伤害

儿童是个特殊群体,由于防护能力差,最易受到伤害,而且农村儿童相对疏于照顾,在野外遭受雷击的机会也相对增多。雷电通过电流、高热和冲击波以直接或间接的方式,对儿童造成极大的伤害。严重者夺去患儿生命,幸存者也会造成不同程度的身体损伤和心理精神创伤。

(一) 致伤因子

1. **电流** 雷电是自然空间两种异性电荷相互吸引的结果,电流以闪电方式放电,电压约

1亿~10亿伏特,电流达2万安培以上,每次雷击时间平均约为30毫秒。由于闪电系短期内遭受位能差太大的电流的突击,所以发作极速,破坏力特强,被雷直接击中者,极少存活,由于强大的电流瞬间作用于机体,心脏像经历了一次广泛的去纤颤,使心跳突然停止,或因心脏传导障碍,导致心律失常,这是雷电击伤导致的主要死亡原因。而存活者往往主要是雷电二次作用(较弱的后续放电)静电感应对人的伤害,机体受到电流作用时所发生的变化,主要取决于电压和电流的强度。通过人体的电流强度(I)主要取决于人体皮肤电阻(R)与电压(E),根据欧姆定律I=E/R,电压愈高,通过人体电流强度就愈大。皮肤电阻的大小随着所含的湿度、温度和电位差而变化,潮湿和油腻的皮肤可比干燥的皮肤电阻小1 000倍左右。疲劳、过热、过冷、失血、疼痛性创伤及精神创伤等因素均可提高人体对电流的敏感性。雷击有时可因皮肤电阻小,在体表一闪而过,而不发生体表的烧伤,但可致死或造成严重的内脏损伤。

2. **高热** 电流进入人体各部位不同电阻的组织时,一是化学作用,通过离子运动而引起肌肉收缩等,另一是热效应,使电能变成热能。电能转变为热能的大小直接与电压相关。雷击可因高压电流通过人体组织,由于阻力而产生的高热能所致,亦可因闪电时大气层中雷电弧产生的高热气体(温度可达3 000~30 000℃)所致。

3. **冲击波** 雷击时,局部空气突然受热膨胀,由于升温过程历时极短,因而闪道内气压立刻升高到10个甚至数十个大气层,产生强烈的冲击波。正是这种强烈冲击波造成了人体组织和脏器的破裂和损伤。除肺部损伤及鼓膜破裂外,雷电冲击波可致腹部严重损伤、脏器穿孔或破裂。颅骨薄,接受气浪冲击的缓冲能力差,易压缩变形,造成颅顶和颅底骨折。强大的冲击波不但对人体造成直接冲击伤,还可以对人体造成间接损伤,如位移、飞石击伤等。由于冲击波致伤原理是多方面的,各组织器官对暴力的耐受性也不等,因此,应高度警惕冲击波致多脏器闭合性损伤存在。对于雷电击伤儿童,入院时要全面检查,避免患儿主诉不清,造成误诊,影响预后。

(二) 伤情特点

1. **神经系统** 当电流通过脑部时,可使生命中枢直接受到抑制,出现意识丧失、瞳孔散大、反射消失、抽搐、昏迷。呼吸中枢抑制,出现呼吸麻痹,呼吸停止;血管运动中枢受抑制出现血压下降、心律不齐、心动过速过缓、心室颤动、心跳停搏,为立即死亡的主要原因。

急性神经系统损害还可有硬膜外和硬膜下血肿、脑水肿、脑内出血和脑梗死等。雷击伤早期也可出现明显的精神症状,如精神失常或恍惚不安、嗜睡、头痛、头晕、失眠健忘、手足颤动及短时的弛缓性瘫痪、感觉障碍、幻视幻听等。

2. **呼吸系统** 呼吸主要靠肺以及呼吸肌来维持,在雷电击后,肌肉发生强直性收缩,以及呼吸中枢的抑制,呼吸停止,机体立即处于严重缺氧状态,如不及时抢救,迅速导致死亡。

3. **循环系统** 雷击后电流通过心脏,可直接损伤心脏的传导系统及心肌损伤坏死和神经体液功能失调。出现窦性心动过缓或过速、房性/室性期前收缩,室颤或停搏。也可有传导阻滞、急性心肌梗死或广泛性心肌坏死的心电图表现。雷击尸解可见心外膜下有点状出血,心房扩张,镜检可见心肌纤维断裂、间质水肿及肌溶坏死灶形成等。严重者,心脏停搏;血管也由于电流通过血液而受到严重损害,血管壁破坏、血液凝固、血栓形成,对于早期复苏及后期治疗均有不良影响。

4. **眼损伤** 雷击后眼损伤发生率较高,临床表现多样,常见结膜水肿、出血,角膜可有点状、条纹状或弥漫性间质混浊,瞳孔多呈双侧性扩大或瞳孔不圆,对光反射消失,虹膜睫状体炎可为一时性或复发性,可合并后粘连,常伴有房水混浊,偶有房前出血或高眼压。另外,视神经炎、视网膜动脉痉挛、视神经乳头水肿和出血以及视网膜脉络膜炎均可发生。由于雷击时产生强大的冲击波也可致眼的挫伤。可引起晶状体细胞发生物理改变而致白内障。

5. **爆震性耳聋**　爆震所致的听器损伤和听力降低统称为爆震性耳聋,在爆震后数分钟至 48 小时内听力降低。爆震性耳聋是一种急性声损伤,强大冲击波所引起中耳、内耳等组织受损,并抑制听中枢生理功能,从而致聋。若暴力震动虽波及内耳,但无耳蜗或前庭等内耳器官骨折性损伤,只引起内耳功能障碍称迷路震荡,此种耳聋多为可逆性。也有致双耳鼓膜穿孔的报道。

6. **皮肤损伤**　雷电击伤时,可见到形态不一的雷电击纹,皮肤表现为树枝样分布的暗蓝色斑点,有的呈线状红色乃至暗红色的花纹,这种"闪电花纹"系因雷电的弧光作用所致,是皮下静脉血管受到电击后麻痹、扩张、充血而显示的一种网络现象。

7. **烧伤**　雷电引燃衣物致火焰烧伤皮肤,也可为雷电电弧烧伤。烧伤可涉及组织深浅各层,甚可使皮肤、肌肉及骨骼碳化。雷电烧伤在临床上介于电弧烧伤与电接触烧伤之间,可有出入口,入口分散,出口损伤较轻,且无"口小底大"的特点。

8. **并发症多易漏诊**　雷电击伤的早期以意识丧失最为多见,呼吸心跳停止次之,眼损伤、爆震性耳聋、颅骨骨折、消化道穿孔、出血、癫痫样抽搐、肺冲击伤也很常见。其严重程度受众多因素影响,伤情复杂,有时虽然体表完好无损,但体内却发生了严重损伤,有的早期并无明显的症状和体征,却有严重的内脏损伤,尸检的结果比临床诊断预测要严重得多,因此,雷击伤要防止由于伤情掩盖而漏诊误诊。

三、医学救援

雷击的死亡率是 30%,存活者有高达 70% 的致残率。及时实施现场救治和专业合理的后续治疗是挽救生命、降低致残率的首要措施。

(一) 现场急救

1. **现场急救的原则**　遵循"先救命,后治病",并按照轻、重、缓、急的原则抢救。先将患者脱离险境,转移至避雨、避雷处。如若发生群体性伤害,应迅速按照伤情分类原则,根据病情严重程度及意识、血压、脉搏、呼吸变化,予以分类并标记。

2. **局部雷击致外伤或体表烧灼伤**　可采用清洁敷料包扎,怀疑脊柱四肢损伤的,应予以固定。

3. **轻症者**　予以心电监护、吸氧等常规院前急救处理并严密观察病情变化。

4. **重症者、呼吸心搏骤停患者**　立即启动 ACLS 流程,开始 CPR,初期以胸外按压和人工呼吸进行。迅速建立静脉通路,遵医嘱应用强心药物肾上腺素,心跳仍不能恢复要不间断进行胸外按压;可除颤时应尽早除颤;有条件时建立高级气道支持。待自主循环恢复后,积极予以复苏后治疗。及时记录。

(二) 院内治疗

1. 伤员复苏后应及时转送医院进一步治疗。严密观察心、肺功能。雷电击伤后,机体产生不同强度的损伤,其严重程度与电流"入口"和"出口"的状况不成比例。电流烧伤使微血管通透性增加,大量胶体漏出和"第三间隙",使机体有效循环血量下降,有可能出现低血容量性休克。因此,根据具体情况进行抗休克治疗。

2. 对雷击伤创面先作初步消毒包扎,预防伤口继发出血。雷电击伤最紧急、危险的并发症是伤处血管破裂大出血。电流通过皮肤、沿体液及血管运行,使血管内膜受损发生栓塞,易破裂,缺乏收缩力,血管也有"跳跃性损伤",一旦出血后难以自然止血。因此,必须仔细观察伤口的出血情况,特别是伤后 2~3 周血管坏死部位可脱落发生继发性大出血。在病情比较稳定后,对雷电烧伤的组织即应进行探查手术,切除坏死组织,防止感染特别是厌氧菌感染。保留新组织以待其恢复正常,雷电烧伤后的手术可能要进行多次。

3. 白内障是电烧伤患者特有的并发症,其具体发生机制尚不清楚。因此在患者入院和出院时都必须进行细致的眼科检查。白内障一般发生在伤后 3~6 个月,甚至伤后的 3 年或更长时间。小的损伤可以吸收,但大部分患者的白内障难以自行消散、吸收,需经手术摘除后方能恢复部分视力。

(三)心理干预治疗

各种灾害性创伤事件对人的伤害是立体的,不仅造成机体伤害和物质损失,而且会带来心理创伤。救助者在生理救治的同时,在心理救助方面也充当着重要角色。早期积极的心理干预,及时脱离应激源、提供必要的情感支持、适当运用心理技术,对于消除患儿的负面情绪困扰,减轻创伤事件对伤者心理的负面影响,有着非常重要的意义。

四、雷击预防

1. 雷雨天气尽量减少户外活动,避免淋浴,及时关闭门窗。不要在孤立的建筑物、树下避雨,不要接近裸露金属物,如水管、暖气管、煤气管等,更应远离专门的避雷针引下线。不要在水边和水面停留。

2. 不宜使用未加防雷设施的电器设备。不要在户外接打手机。不要在旷野中打雨伞和高举其他金属物品。雷雨中不要奔跑,更不要快速开摩托车、骑自行车。应闭嘴低头双脚并拢下蹲。要穿鞋,赤脚会加大雷击的可能性。

3. 普及急救知识,尽可能地使呼吸心搏骤停患者在第一时间得到基础生命支持,为高级心血管支持赢取时间。

(于少飞)

参考文献

1. 徐惠梁,王家瑜.实用现场急救手册.上海:复旦大学出版社,2015.
2. 雷万军,王肖蓉.雷电击伤伤情特点及早期救治.中国现代医学杂志,2002,12 (18): 30-33.
3. 刘瑛琪,钱方毅,李宗浩.2005 年美国心脏学会 (AHA) 心肺复苏与心血管急救指南解读 (十七).中国急救复苏与灾害医学杂志,2008,3 (2): 92-93.
4. 李华强.雷电击致小儿烧伤的探讨.医药产业资讯,2005,2 (14): 46-48.
5. 苏爱云,唐庆,苏春华.胸腹部高压电烧伤致脏器损伤、坏死的诊治.中国现代医学杂志.2001,11 (9): 84-85.
6. AHA. Cardiopulmonary resuscitation (CPR) and the American heart association cardiovascularfirst aidguide 2010 edition. Circulation 2010; 122; S640-S946
7. TANG ZHE, COCO. Outside the hospital first aid analysis of 48 cases of electrically damaging. Chinese

journal of emergency rescue and disaster medicine, 2012, 7 (3): 279-280.

8. 殷辉, 刘颜宏, 陈应年, 等. 山火救援期间官兵发生雷击伤 23 例. 中华灾害救援医学, 2015, 3 (9): 512-513.

9. 封志纯, 许煊, 刘春峰. 灾害儿童救援医学. 北京: 人民卫生出版社, 2017.

10. 邓德文, 周筠珺. 全球雷电活动研究进展. 高原山地气象研究, 2011, 31 (4): 89-94.

11. 李宗浩. 中国灾害救援医学. 北京: 天津科学技术出版社, 2014.

12. 桂良愿, 袁彭潇. 雷击伤特点及现场救治要点. 医学信息, 2016, 29 (11): 381.

第七节 洪 涝 灾 害

一、概述

雨涝主要由大雨、暴雨引起,所以常和洪水灾害有密切关系。两者在概念上的区别是:洪水灾害是指因暴雨急流或河流泛滥所造成的灾害;雨涝是指因渍水、淹没所造成的灾害。雨涝主要危害农作物生长,造成农作物减产或绝收;洪水除危害农作物外,还破坏房屋、建筑、水利工程设施、交通及电力设施等,并造成不同程度的人员伤亡。由于洪水和雨涝往往同时或连续发生在同一地区,所以进行灾情调查统计和分析研究时,大多难以准确界定区别,此时统称为洪涝灾害。

就全球范围来说,洪涝灾害主要发生在多台风暴雨的地区。这些地区主要包括:孟加拉北部及沿海地区、中国东南沿海、日本和东南亚国家、加勒比海地区和美国东部近海岸地区。此外,在一些国家的内陆大江大河流域,也容易出现洪涝灾害。洪水造成的破坏是巨大的。它会冲坏建筑、道路和桥梁,淹没农田和村镇,它会使庄稼颗粒无收,人们流离失所。洪水和雨涝造成的损失高于各种自然灾害,全世界洪涝灾害造成的损失约占所有自然灾害所致损失的 40%。

二、洪涝灾害对儿童健康的危害

(一) 淹溺

水灾造成的最主要伤害就是淹溺,是指人持续淹没在水或其他液体中并受到伤害的状况。由于水温、年龄、身体健康状况不同,淹溺致死时间也有所区别。多数情况下,淹溺者在水下滞留时间为 6~9 分钟时,死亡率达 65%;如果超过 25 分钟,死亡率可达 100%。主要表现有:窒息、肺水肿、低氧血症、心血管系统受损(主要为心功能下降)、脑缺氧、脑水肿症状等。现场心肺复苏是患儿存活和预后恢复的关键。后期需根据患儿受损部位及表现不同进行对症处理。

(二) 呼吸道疾病

洪水环境下容易滋生多种呼吸道病原,且洪灾过后人口居住比较密集,容易导致病原在空气中进行飞沫传播。且由于儿童本身生理结构的特殊性,如鼻腔相对狭窄,位置较低,黏膜柔嫩,血管丰富,感染时黏膜肿胀,易造成堵塞,导致呼吸困难或张口呼吸;鼻窦黏膜与鼻腔黏膜相连续,鼻窦口相对大,故急性鼻炎常累及鼻窦,易发生鼻窦炎;咽喉较狭窄且垂直,不利于排除分泌物,导致感染加重,婴幼儿气管、支气管较狭窄,软骨柔软,缺乏弹力组织,纤毛运动较差,易因感染而充血、水肿,分泌物增加,导致呼吸道阻塞。小儿肺的弹力纤维发育较差,血管丰富,间质发育旺盛,肺泡数量较少,造成肺的含血量丰富而含气量相对较少,故易于感染,易引起间质性炎症、肺气肿或肺不张等。故需密切观察的指标有:鼻翼扇动、呼吸频率、口周发绀、吸气时胸廓有无凹陷,还需结合临床听诊进一步判断。洪涝灾害中常见的呼吸道疾病有:急性上呼吸道感染、急性支气管炎、肺炎及肺炎相关合并症。

(三) 消化道疾病

洪水将大量的人畜粪便、垃圾、动物尸体等冲入水中,造成水中生物性污染急剧增加,各类微生物污染极为严重;洪水后将转来高温天气,食物易变质,洪水期间保存的食品也易霉变,尤其是溺死的禽畜肉更易变质,且洪灾后人口居住较密集,容易导致病原在人群中进行接触传播。婴幼儿消化系统发育尚未成熟,胃酸和消化酶分泌少,酶活力偏低,不能适应食物质和量的较大变化;婴幼儿水代谢旺盛,对缺水耐受力差,一旦缺水容易发生体液紊乱;婴儿时期神经、内分泌、循环、肝、肾功能发育不成熟,容易发生消化功能紊乱。综合上述原因,使儿童在洪水灾害中容易发生消化道感染。且易发生内环境紊乱。常见疾病有:急性胃炎、消化道溃疡、肠套叠、小儿腹泻。根据患儿不同表现及时给予治疗。

(四) 传染病

洪涝灾害发生后容易出现与之直接相关的传染性疾病,儿童在洪水灾害时期,由于儿童特定的生理特点,他们最容易受到传染病的感染,感染后也最易出现严重的临床症状,并常常导致死亡。所以洪水灾害后的传染病及预防显得尤其重要,同时需熟悉这些常见传染病的发病机制、临床表现、确诊检查、预防治疗等对灾害后的疾病预防有着重要意义。这些传染病包括由老鼠、蚊蝇等媒介的传染病,也包括由病毒、细菌导致的肠道传染病。常见的疾病有:流行性出血热、钩端螺旋体病、疟疾、流行性乙型脑炎、血吸虫病、痢疾。

三、医学救援

灾害对于儿童的身心健康均会产生重大影响,且年龄越小,免疫力越低下,故儿童在灾害中更易受到伤害。洪涝灾害发生后应成立医疗急救、疾病防治、物资保障、健康宣传及安全督查等工作组,对灾后易发生的痢疾、伤寒、甲肝等传染病做好防治工作,组织专家和专业人员赶赴灾区指导疾病防控、健康教育等工作,对于灾后减少人员伤亡及疾病预防意义重大。

(一) 加强食品、饮用水的管理

1. 加强饮用水卫生管理

(1)水源的选择与保护:应在洪水上游或内涝地区污染较少的水域选择饮用水水源取水点,并划出一定范围,严禁在区域内排放粪便、污水与垃圾。

(2)退水后水源的选择:无自来水的地区,尽可能利用井水为饮用水水源。对饮用水进行净化消毒,煮沸是十分有效的灭菌方法。

2. 加强食品卫生监督管理,重点预防以下食物中毒

(1)霉变粮食引起的霉菌毒素食物中毒:常由食用了霉变的大米引起。

(2)细菌性食物中毒:由动物性食品、已死亡的畜禽肉和没有很好冷藏(如肉、蛋类食品)和存放时间长的熟食(如米饭、蔬菜)引起。

(3)化学性及有毒动、植物性食物中毒:一般由误食有毒物质引起。由于灾区环境的变化和临时居住地的条件所限,农药、亚硝酸盐及其他工业用化学物质易被误食。

(4)食物要煮透煮熟、生熟要分开;不吃霉变食品、淹死/病死的动物肉。

3. 发生食物中毒的现场处理

（1）患者的救治与报告：患者的急救治疗主要包括催吐、洗胃、灌肠以及对症治疗和特殊解毒药物治疗。

（2）停止食用中毒食品：封锁现场的中毒食品或疑似中毒食品，待调查确认不是中毒食物以后才能食用。

（二）传染病控制

1. 强化灾区预防性的干预措施 加强环境卫生管理，清除垃圾、污物，掩埋动物尸体，进行粪便和家畜管理；清理消毒内外环境，改善居住环境。积极保护水源，开展打井或饮用水消毒，使灾民清洁饮用水。

2. 控制传染源，阻断传播途径 在某些传染病疫区应有重点地控制传染源，开展自然疫源地的灭鼠活动，在灾民密集的居住地清除蚊蝇滋生地，有效地控制和消灭病媒害虫。强化食品卫生管理，防止"病从口入"，控制食源性疾病的发生、预防肠道传染病。

3. 加强疫情监测，建立疫情报告网络。

4. 提高人群免疫水平，发挥计划免疫效力；水灾打乱了正常的工作程序，灾民移动分散，人群免疫水平难以控制。有必要对某些疾病进行疫苗的应急接种和服药预防，有针对性地开展强化免疫和预防服药等，以控制灾区的传染病暴发流行。

5. 加强特殊人群的健康保护，维护灾民身体健康；儿童、老、弱、病、残及孕妇等特殊人群的身体抵抗力差，由于灾害期间过度劳累和紧张、环境恶劣、营养不良、生活不安定、日晒雨淋和虫咬，日夜不能安息，处于机体内外病因交加之中极易患病。因此对这类特殊人群应采取加强预防性保健，控制疾病的流行。

6. 大力开展爱国卫生运动；改善临时住地的卫生条件，是减少疾病发生的重要环节。同时还要开展卫生知识宣传教育，养成灾民良好卫生习惯，提倡不喝冷水，饭前便后要洗手。

（三）健康教育

洪水灾区健康教育是促进救灾防病措施落实的重要保证。健康教育必须与受灾这种非常时刻、非常环境和非常对象相适应。教育的内容不仅要和教育对象的心理、文化、素质等相适应，而且应根据灾情、气象、疾病、卫生服务等因素变化和灾民对健康需求层次的变化进行精心组织。

（惠婷婷）

参考文献

1. 朱宗涵.灾害儿科学.北京：人民卫生出版社，2010: 1-2.
2. 李树刚.灾害学.北京：煤炭工业出版社，2008: 95-100.
3. 封志纯，史源.军事儿科学.2版.沈阳：辽宁科学技术出版社，2019: 881-893.

第八节 泥 石 流

泥石流是指在山区或其他沟谷深壑、地形险峻的地区，因为暴雨、暴雪或其他自然灾害引发的山体滑坡并携带有大量泥沙及石块的特殊洪流。泥石流具有突然性以及流速快、流量大、物质容量大和破坏力强等特点。泥石流常常会冲毁公路铁路等交通设施甚至村镇等，造成巨大损失。

一、概述

(一) 分类

1. 按物质成分 由大量黏性土和粒径不等的砂粒组成的泥石流；由黏土为主，含少量砂粒、石块、黏度大的泥流；由水和砂粒、石块组成的水石流。

2. 按流域形态分类

(1) 标准型泥石流：为典型的泥石流，流域呈扇形，面积较大，能明显划分出形成区、流通区和堆积区。

(2) 河谷型泥石流：流域呈狭长条形，其形成区多为河流上游的沟谷，固体物质来源较分散，沟谷中有时常年有水，流通区与堆积区不能明显分出。

(3) 山坡型泥石流：流域呈斗状，其面积一般小于 1 000m²，无明显流通区，形成区与堆积区直接相连。

3. 按物质状态分类

(1) 黏性泥石流：含大量黏性土的泥石流或泥流。其特征是：黏性大，固体物质占 40%~60%，最高达 80%。其中的水不是搬运介质，而是组成物质，稠度大，石块呈悬浮状态，爆发突然，持续时间亦短，破坏力大。

(2) 稀性泥石流：以水为主要成分，黏性土含量少，固体物质占 10%~40%，有很大分散性。水为搬运介质，石块以滚动或活跃方式前进，具有强烈的下切作用。其堆积物在堆积区呈扇状散流，停积后似 "石海"。

(二) 泥石流形成的条件与时间规律

1. 泥石流的形成需要三个基本条件 有陡峭便于集水集物的适当地形；上游堆积有丰富的松散固体物质；短期内有突然性的大量流水来源。

2. 泥石流发生的时间具有一定规律

(1) 季节性：泥石流的爆发主要是受连续降雨、暴雨，尤其是特大暴雨集中降雨的激发。因此泥石流发生的时间规律是与集中降雨时间规律相一致，具有明显的季节性。一般发生在多雨的夏秋季节。

(2) 周期性：泥石流的发生受暴雨、洪水的影响，而暴雨、洪水总是周期性地出现。因此，泥石流的发生和发展也具有一定的周期性，且活动周期与暴雨、洪水的活动周期大体一致。

二、泥石流造成的主要伤害

泥石流以极快的速度，发出巨大的声响穿过狭窄的山谷，倾泻而下。它所到之处，墙倒屋塌下，一切物体都会被厚重黏稠的泥石流所覆盖。山坡、斜坡的岩石或土体在重力作用下，失去原有的稳定性而整体下滑坡。泥石流常常具有爆发突然、来势凶猛、迅速的特点。并兼有崩塌、滑坡和洪水破坏的双重作用，其危害程度比单一的崩塌、滑坡和洪水的危害更为广泛和严重。泥石流冲进乡村、城镇，摧毁房屋、工厂、企事业单位及其他场所设施。淹没人畜、毁坏土地，甚至造成村毁人亡的灾难。

2010 年 8 月 7~8 日，甘肃省舟曲暴发特大泥石流，造成 1 270 人遇难、474 人失踪，舟曲

5千米长、500米宽区域被夷为平地。据统计,我国平均每年泥石流灾害发生的频率为18次/县,近40年来,每年因泥石流造成的死亡人数达3 700余人。据不完全统计,新中国成立后的50多年中,我国县级以上城镇因泥石流而致死的人数已约4 400人,并威胁上万亿财产,由此可见泥石流对山区城镇危害之重。目前我国已查明受泥石流危害或威胁的县级以上城镇有138个,主要分布在甘肃、四川、云南和西藏等西部省区,受泥石流危害或威胁的乡镇级城镇数量更大。泥石流造成的危害分为:

1. **直接危害**　主要由于直接泥石流接触而产生的后果,包括淹溺、漂浮物撞击伤、化学物质沾染、低体温等。

2. **间接伤害**　主要由于泥石流造成的继发性损害,包括传染病、营养不良、贫困相关疾病、灾害相关疾病等。泥石流造成的危害按照时间顺序还可以分为急性期损伤(泥石流清理前)、中期损伤(恢复期)、长期损伤(重建期)。急性期损伤主要包括外伤、淹溺、低体温、动物咬伤等。在中期主要是伤口感染、创伤并发症、中毒、精神疾患、传染病、饥饿。长期的损伤包括慢性疾病、残疾、贫困相关疾病如营养不良等。灾害期间还常见皮肤病;浸渍性皮炎("烂脚丫"、"烂裤裆")、虫咬性皮炎、尾蚴性皮炎。

三、医学救援

(一) 窒息

泥石流或山体滑坡以及房屋倒塌,将患儿掩埋于泥浆砂石土体中,不能呼吸,发生不同程度窒息。应分秒必争,立即清除呼吸道泥沙、血块、黏痰和呕吐物等,保持气道通畅。摆正体位,防止误吸,如果伤员呼吸停止,需立即进行人工呼吸和气管插管。

(二) 淹溺

是泥石流中最常见的致死原因。不仅发生于泥石流最严重时刻,还有可能发生在转运途中。立即清理呼吸道内积水及污物、保持其通畅。患儿被救出时多已出现呼吸障碍或呼吸、心搏停止,应立即行心肺复苏术,持续进行到心跳和自主呼吸恢复,快速转运至医院给予机械通气治疗。

(三) 外伤

在泥石流中被大块物体撞击或房屋倒塌所致的机械性致伤,肢体各个部位均可发生。各种外伤因创面污染严重首先要进行简单清创。大出血者用干净的纱布、毛巾、三角巾等止血包扎。对骨折患儿要利用木棍、木棒等物体对伤肢进行固定,以减轻患儿痛苦,方便转运。创伤合并浸泡时,要将开放、污染的伤口变为清洁、闭合的伤口。由于伤口多受污染严重,应尽快使用抗生素,抗感染治疗,注射破伤风血清及类毒素,给以足量输液补液,加强创伤性休克的防治,有条件时应尽可能清创,为手术争取时间。

(四) 低体温

泥石流的温度低于人体的核心温度就会造成低体温。溺水时水温多较低,抢救中患儿长时间裸露在空气中,常出现低体温现象。核心体温低于35℃。当体温在30~32℃时,机体可通过代偿机制得到恢复;如果体温低于32℃,则细胞代谢开始降低;在低于28℃时,呼吸中枢将受到抑制;在25~29℃时,患儿表现为假死状态,不能及时复温将继发呼吸衰竭而危及生命,并使脑部遗留永久性损伤。严重低体温患儿很难靠自身产热复温,应立即采取有效措施提高核心体温,应及时脱去患儿湿衣物,局部清洗后擦干,给以充分保暖,热水袋外用。

可口服热饮,吸入 40~44℃热湿氧气,或静脉输入 36~40℃液体。还可进行更快捷的血液透析、体外循环等不同方法复温,同时应不间断地向心性按摩,促进血液循环,帮助复温。

(五) 浸渍性皮炎

皮肤浸渍处肿胀、发白。起皱,自觉瘙痒,继之由于不断摩擦,肿胀起皱的皮肤剥脱,漏出红色湿润的基底,有少许渗液,自觉疼痛,易合并继发感染。治疗以干燥收敛为主,继发感染外用 1:5 000 高锰酸钾溶液浸泡,选用合适的抗菌药物。

四、卫生防疫

发生泥石流后,灾区的卫生条件差,特别是饮用水的卫生难以得到保障,首先要预防的是肠道传染病,如霍乱、伤寒、疟疾等,要把好"病从口入"关,积极配合卫生防疫人员的消毒(详见第五章第三节)。

(王君霞)

参考文献

1. 朱宗涵.灾害儿科学.北京:人民卫生出版社,2010:1-2.
2. 封志纯,史源.军事儿科学.2 版.沈阳:辽宁科学技术出版社,2010:178-202.

第九节　交通事故

一、概述

现代化社会的发展与各类交通的发达密不可分,特别是机动车辆迅速增加、人群的频繁流动,各类交通事故也日益严重。据世界卫生组织统计,每年有 18 万以上的 15 岁以下的儿童死于道路交通事故,数十万的儿童致残。交通事故在青少年发生意外伤害死亡中占首位原因。我国每年交通事故造成的死亡人数居世界首位。

二、公路交通事故

(一) 特点

1. 交通事故伤害特点　主要依据交通事故即肇事原因、受伤害者当时的体位以及本身的健康等诸多因素而决定的。由于交通事故伤势多很严重,死亡率高,隐蔽性严重伤害较多,且多发伤和复合伤普遍。事故发生后,现场能否及时救护、正确搬运,这些非事故本身的"后续因素",在某些情况下也构成伤害特点的因素之一。如交通创伤中发生脊柱损伤,正确运用搬运工具可以避免截瘫发生,反之,则导致截瘫,造成终生残疾。

2. 受伤害人群特点　在公路交通事故造成人员伤亡的年龄组中,以中青年组受伤者最多,壮年组次之,而 15 岁以下和 60 岁以上者较少,从各类交通事故造成的人员伤亡来看,机动车造成交通事故伤亡的比例最大,而在各种机动车中又以汽车造成人员伤亡最为严重。

3. 现场救援　准确、迅速、有效的现场救援直接关系抢救效率和质量,关系到伤病员的生命安危。尤其是突然、大批发生的伤员需要大量的、能快速行动的救护人员进行现场抢救。各级医疗机构负有不可推卸的责任,必须建立健全的急救组织,做到一声令下,立即出动,赢得时间。

三、铁路交通事故

(一) 分类

1. 铁路重大行车事故 指列车发生冲撞、出轨、颠覆、失火等造成人员伤亡,设施及机车、车辆损坏,正常行车中断,影响铁路运行,造成秩序混乱、旅客滞留、列车积压、枢纽堵塞,甚至影响全路运输,导致瘫痪。如 2011 年 7 月发生在温州的重大动车事故,由于前车遭到雷击失去动力停车,导致后列动车追尾。

2. 铁路路外伤亡事故 指火车与其他交通工具冲突,撞伤、轧伤行人,造成人员伤亡。

3. 地下交通事故 在密闭状态运营中的地铁列车,由于设备故障、技术行为、人为破坏、不可抗力等各种原因发生的意外事故,一般停电为常见的地铁事故原因。

(二) 特点

1. 铁路事故特征

(1)突发性强:铁路运输以载重量大、运行快为主要特点,也决定了铁路事故瞬间发生的特征。

(2)人群密集,灾情严重;火车是目前世界上使用的最大交通运输工具,根据相关资料统计分析,近年来铁路事故中死伤在百人以上的已达数十起。

2. 伤情特征 火车作为现代化的快速交通工具,决定了铁路事故发生后的伤情特征,即伤情复杂、严重、死亡率高、救护困难。

(1)伤员特点:在数十起事故的统计中平均年龄为 36.4 岁,从统计分析看,路外伤亡事故与人群的文化层次、法律观念及安全意识有明显关系。

(2)伤情复杂:在惯性撞击、挤压甚至烧灼等因素的作用下,造成人体的复合伤、多发伤,如头颈外伤、胸部伤、腹部伤,四肢骨折以及内脏破裂大出血等。

(3)伤情重:由于列车的高速特点,在事故发生时,由于各种力的综合作用,与其他事故伤情相比,伤情明显严重。

(4)救护困难:列车在运行中发生事故是无法选择地点和环境的。事故千般万样,事态千变万化,给救护造成了想象不到的困难。

3. 救援措施 铁路事故发生突然,不可预料,致伤因素多种多样,伤员集中,数量大,伤情复杂,给救援工作造成了极大的困难,医疗救护的任务最为艰巨,指挥人员要由当地卫生最高行政领导或当地医务界有威望的医务人员担任。要掌握灾难的救护原则,了解救灾方案和计划,具有救灾协作能力和经验。如遇重大灾难,抢救复杂,持续时间长,现场要设救护组、抢救组、现场处置组、分类后送组、收容组和后勤组。

四、空难事故

(一) 定义

指飞机等飞行器在飞行中发生故障、遭遇自然灾害或其他意外事故所造成的灾难。由于不可抗拒的原因或人为因素造成的飞机失事,并由此带来灾难性的人员伤亡和财产损失。民航事故归为人为灾害,具有突发性和群体性。

（二）分级

1. **特别重大飞行事故** 指人员死亡或航空器失踪,死亡人数或机上人员在40人或其以上者。

2. **重大飞行事故** 人员死亡或航空器失踪,死亡人数或机上人员在39人及其以下者;航空器严重损坏或迫降在无法运出的地方(最大起飞重量5.7吨及其以下的航空器除外)。

3. **一般飞行事故** 人员重伤,人数在10人或其以上者;起飞重量5.7吨以下的航空器严重损坏或迫降在无法运出的地方;起飞重量5.7~50吨、50吨以上的航空器一般损坏,其修复费用超过同类可比新航空器价10%、5%者。

（三）原因和分型

主要原因包括机件设备、空勤人员、自然因素等。

1. 坠机。

2. 飞机失火与爆炸,包括飞行中及坠毁后。

3. 密封增压座舱突然失密,导致缺氧及气压性损伤,及航空毒物中毒。

（四）儿童在空难事故中的存活情况

儿童因体型小,含更多体液,骨折概率小,空难幸存概率大,同时,由于儿童的造血速度高于成人,儿童承受血液流失的能力也更强。

致伤类型:因坠机造成的损伤主要有钝器伤、表皮剥脱、皮下出血、挫伤、挫裂伤、骨折、内脏损伤和脑损伤。因飞机失火和爆炸造成的损伤主要为窒息性气体中毒。

（五）医疗救援

空难事故发生后,事故应急救援体系能保证事故应急救援组织的及时出动,并针对性地采取救援措施,对防止事故的进一步扩大,减少人员伤亡和财产损失意义重大。在现场对伤员的初步评估主要包括以下几个方面:

1. **意识** 首先判断伤员神志是否清醒。

2. **气道** 呼吸必要的条件是保持呼吸道通畅。如伤员有反应但不能说话、不能咳嗽,可能存在气道梗阻,必须立即检查和清除。

3. **呼吸** 评估呼吸,伤员因病情重可能出现呼吸浅快、不规律,如有呼吸停止,立即施行人工呼吸。

4. **循环体征** 在检查完上述几点后立即判断伤员循环情况,简单的可通过查看皮肤颜色、脉搏情况、末梢循环等来进行判断。

5. **瞳孔** 瞳孔的变化可表示脑部受伤的严重情况。脑出血、严重药物中毒时,瞳孔可能缩小为针尖样,也可能出现瞳孔散大,对光反射消失或迟钝。若存在脑水肿或脑疝,可出现双侧瞳孔不等大。

五、海难事故

（一）定义

指船舶因外来原因使舱内进水、失去浮力,导致货舱或驳船的甲板、机动船最高一层连续甲板浸没1/2以上的一种状态。如20世纪的"泰坦尼克"沉没。沉船尤其是大型船只的沉没不仅会造成大量人员死亡、财产损失,还会给社会经济带来巨大负面影响。特别是当沉船、沉物发生在繁忙而狭窄的航行通道上,航路就可能被阻断,船舶就不能进、出港口,情况严重时可能导致港口生产瘫痪;并致救援困难。沉船舱室中的燃油及石油类产品或毒性货物有可能溢出船体,而对水环境产生污染。

(二) 事故特点

1. **突发性** 船舶在危险海域,随时可能遇到触礁、搁浅、碰撞、火灾、爆炸、机械事故和货物移位等危及船舶和海员安全的险情。

2. **复杂性** 沉船事故所导致的伤情复杂多样,如有溺水、低温、各种创伤、烧伤、复合伤和伤口感染等。

3. **心理的应激性** 随着险情的变化和待救时间的延长,可出现恐惧、紧张、焦虑和绝望等。

4. **救治的不及时性** 船舶救治条件有限,护送伤员不及时,一些重危伤员往往得不到及时有效的治疗而病情加重甚至死亡。

(三) 原因

1. **人为疏忽** 人为因素是导致沉船事故发生的主要原因。

2. **天灾等不可抗力的外在因素** 恶劣天气等。

3. **船龄** 散货船设计寿命一般为15年,船舶老化与海难事故有直接的关系。

4. 船舶不适航发生的海难屡见不鲜,主要为:船舶强度不足或船体、机器的缺陷;船员数量不足或技术水平不合格等。

5. 货物移位与倒塌,湿货渗水流动,货物自燃和化学危险等。

6. 船舶结构和船体因素,碰撞、搁浅、触礁、爆炸、失踪等。

(四) 沉船对儿童的危害

船只沉没不仅会造成大量人员死亡、财产损失,还会给亲身经历者带来巨大负面影响。沉船后最主要的伤害是淹溺,又称溺水。被淹者可能发生喉头痉挛,随着时间的推移缺氧逐渐加重,相继发生多系统衰竭,出现呼吸停止及心搏停止。根据世界卫生组织报告,溺水是15岁以下儿童意外伤害的首位死因。

灾害后儿童往往是心理受挫最严重的群体,因其正处于生长发育阶段,经历灾难后容易产生应激性心理问题,在今后成长过程中出现性格孤僻、缺乏自信、注意力不集中、记忆力减退等异常表现,影响以后的人生发展轨迹,对整个家庭甚至社会产生震荡。儿童又是家庭的未来,如遭遇灾难、不幸,会导致一个家庭的破碎、乃至一届政府的倒台。如2014年4月16日载有476人的世纪号(SEWOL)客轮发生浸水事故后在韩国西南海域发生沉船,最后296人遇难。当时船上有325名中学生、15名老师,由于中学生服从命令待在船上等待救援导致重大伤亡事件。

(五) 沉船事故救援原则

1. **需要了解的事故信息** 主要包括船舶的主要尺度、所有人、代理人、经营人、承运人;遇险人员的数量及伤亡情况;载货情况;事发直接原因、已采取措施、救助请求;事发现场的气象、海况信息。

2. 本着先近后远、主次兼顾的原则。先发现的先救;先救无救生器材者,后救有救生器材者;先救伤病员,后救健康者,最后捞死亡者;同时被发现时,先救单人,后救集体。

3. 先抢救治疗、稳定伤情,后快速转运、确定性治疗。

（六）儿童溺水急救措施

1. 下水迅速救上岸,清除口鼻里的堵塞物。
2. 倒出呼吸道内积水,水吐出后进行心肺复苏。
3. 有限衣物包裹、喝热水保暖。

（七）预防措施

1. 加强船员责任性教育及专业技术培训,明确职责、提高专业水平。
2. 严格操作规程,严禁违规作业。严格值班管理制度。
3. 加强船舶维护保养工作,保证船舶的良性运作。

（王君霞）

参考文献

1. 郑静晨,侯世科,樊毫军.灾害救援医学手册.北京:科学出版社,2009:391-408.
2. 封志纯,许煊,刘春峰.灾害儿童救援医学.北京:人民卫生出版社,2017:388-399.

第十节　恐　怖　事　件

　　恐怖袭击事件是由恐怖分子发动的,具有不稳定和不可预测性。恐怖袭击发生的严重度及范围差别大、发生的时间及区域不固定,但造成人员伤亡及资源的破坏很严重。如1995年4月发生在美国俄克拉荷马市 Murrah 大厦的爆炸导致168人死亡,其中19人(11.3%)是儿童;1995年东京地铁沙林毒气案使5 000余人受伤,13人死亡。恐怖武器不为公众、医务人员及公共卫生人员甚至传统救灾人员所熟知,所以给人们尤其是儿童造成的生理、心理伤害巨大。

　　恐怖分子如果想造成最大程度的伤害,会选择主要针对儿童的恐怖袭击。有数据显示针对儿童的恐怖袭击已经明确地存在于恐怖分子的计划中。据 CNN 报道:2002年,在一篇截获恐怖组织的记录中显示:“我们”(恐怖分子)有权利杀死400万美国人及他们的孩子。2003年,新加坡政府阻止了一宗和该组织有关联的恐怖袭击计划,此计划旨在攻击在新加坡的美国学校中的3 000名儿童。2004年9月,历时2天的俄罗斯南部别斯兰市第一中学的恐怖活动,死亡的333名人质中186名是未成年人,639名未成年人受伤、123人残疾,26名儿童父母双亡。这起劫持学校事件开创了造成社会最弱势群体——少年儿童死亡的先例,它对世界社会的心理打击是巨大的。近年来,儿童成为恐怖分子重点袭击的目标,这一点对儿科医师来说很重要。这些攻击除导致儿童伤亡外,对家庭、社会产生难以评估的影响,因此特别强调把对儿童的安全考虑放在儿科医师救援工作的首位。

一、分类

（一）生物恐怖事件

　　生物武器因容易制造且可以在没有先进的运载系统的情况部署投放而被恐怖分子视为“穷人的核弹”,它们具有伤亡数百万人的能力。各种生物制剂都能制成武器,受害人的临床症状取决于制剂的类型、致病力、暴露途径以及感染者的敏感性等。

生物武器有延迟发病的特点,因此在疾病初期难以准确诊断而疏于预防,传播能力极强。

1. 有些传染性制剂,在初期患病后由于有第二期和第三期传播,使得疾病的传染性维持数周或数月之久,影响范围极广;如农作物喷洒飞机或香水雾化器这类简单设备都是潜在的生物制剂运载系统。

2. 虽然任何一种微生物都有可能被用作生物武器,但大多数因难以有效传播故很难武器化。最可能被制成恐怖事件中生物武器的微生物有:

炭疽芽胞杆菌(炭疽)、布鲁斯菌的物种(布鲁斯菌病)、肉毒梭菌(肉毒中毒)、兔热病、小肠结肠炎耶尔森菌、鼠疫、埃博拉病毒、天花、出血热病毒、Q热立克次体(Q热)。

近年来,曾在平民人群中发生数起生物制剂武器攻击事件,如1984年在俄勒冈州,试图破坏地方选举的沙拉酒吧里细菌事件使750人染上沙门菌病等。

(二) 化学武器

恐怖事件既往发生的化学恐怖事件中,儿科医师直接参与一线治疗的较少。但化学武器损害起病急,受害者将在最短时间内到达医院,儿科医师应具备鉴别化学制剂损害和微生物感染的能力,尤其要注意以下特点:

1. 化学制剂特点

(1) 比较容易合成,且有毒的化学制剂在受害者与接触者之间发生二次污染的概率很高;与生物制剂相比,化学制剂可使人迅速中毒。

(2) 易得:许多制剂是恐怖分子直接从工厂或运输车辆中盗取的。

(3) 神经毒制剂毒性高,少至1毫克剂量都可使成年人致死。大多数神经性制剂挥发性高,产生的气体云易被吸入。如沙林毒气,除可以挥发外,蒸汽密度是水的4.86倍,这意味着这些毒气在接近地面的空间浓度高,而这正是儿童呼吸的区域。在1994年7月和1995年3月,日本恐怖集团将毒气释放到地铁系统引发了两次大规模平民恐怖事件,这使得沙林毒气和恐怖分子一样"臭名昭著"。

2. 临床症状 取决于制剂类型、数量、浓度及接触途径。

(三) 放射性恐怖事件

1. 类型

(1) 核武器爆炸:因建立这类装置需要高尖技术,故不太为恐怖分子所常用。

(2) 含有核能材料的设备被恐怖分子破坏:如核废料处理设施、储存核材料的医疗设施、食品辐照工厂或核电厂。

(3) 常规核装置的爆炸(脏弹):脏弹是利用从大学的研究实验室或医院放射治疗中心获得的放射材料制成的。这种情况最有可能发生。

2. 儿科医师面对受辐射损伤患者的机会可能很小,但这种危险是存在的。恐怖分子可以在使用、储藏或运输放射性物质的任何一个地方进行蓄意破坏,使有潜在危险的放射性物质释放进入环境。尽管热核能战争发生的概率很低,但是单一的核爆及人为的放射性污染的恐怖事件发生的概率在增加,儿科医师对此种恐怖行为要保持清醒认识。

二、目前应对恐怖袭击事件医学应急救援中存在的主要问题

(一) 相应机制不健全

包括法律、预警、日常防范、群防、信息等机制。

(二) 医务人员救治能力差

由于平时各级医疗机构很少接触到此类患者医务人员常缺乏相关专业知识与相应的救治技能,不能及时确定中毒原因,常常导致漏诊和误诊,人为造成伤病员最佳救治时机的延误。

(三) 药品储备存在不足

保证及时和有效的供给物资,并合理地分配有限的物资是化学恐怖防范能够有效展开的关键。然而,现实中许多医疗单位的药品存量不足,卫生材料存量不够,尤其是对各种特效解毒剂的存储严重缺乏,一遇突发事件,就会造成缺货,造成涨价风波,影响社会安定。

(四) 相关部门、人员缺乏必要的培训和演练

培训和演练在反化学恐怖的准备和响应方面有着重要的作用,是维持良好的应急准备状态,提高人员责任,改善应急响应能力的重要手段。

(五) 信息系统建设与信息共享

信息资源共享在处置化学恐怖的过程中具有重要意义。恐怖分子可以在使用储藏或运输放射性物质的任何一个地方进行蓄意破坏,使有潜在危险的放射性物质释放进入环境。

三、儿童在恐怖袭击中的特殊性

既往很少有关于儿童在恐怖主义事件中特殊性的报道,近年来针对儿童的恐怖事件频发,欧美国家在预案中将儿童的特殊需要开始加以考虑。

众所周知,由于解剖生理、临床特点及生长和心理因素的原因使得儿童在恐怖主义事件中非常容易受到伤害。虽然他们对治疗反应很快,但他们对各种致病因子更敏感,如果不仔细监测,病情很易恶化。小量化学或生物毒素即可造成小儿严重的伤害。例如,因为儿童储备不足,当腹泻或呕吐时,比成人更容易脱水甚至导致低血容量性休克。儿童具有独特的呼吸生理机制,更容易受到 X 线照射,哪怕是最低量也可以导致内部受到放射线的伤害。核爆炸后的沉降物迅速降落到地面,导致空气中放射性物质浓度增高;大多数化学或生物的致病因子投放后成烟雾状散开,如甲氟磷酸异丙酯、氯等,这意味着它们飘浮在接近地面的空间,而这些空间就是儿童生活和呼吸的空间;儿童呼吸频率快于成人,所以比成人更快地受到影响;许多化学剂,包括某些气体具有较高的蒸汽密度、比空气重,在这些致病因子被呼吸道清除或排出前,儿童会更容易吸收这些物质。

许多生物和化学剂是经皮肤吸收。相对于成人和青少年而言,儿童体表面积较大。特别是那些年龄小于 6 个月婴儿,所以他们接触的致病因素危险性相对大;儿童的皮肤是没有完全角质化的,所以相对成人而言,皮肤更容易起疱和受到腐蚀。同时因为相对大的体表面积,儿童洗浴时热量散发比较迅速,如果没有加热灯和其他的取暖设备,很容易导致低体温。

四、儿科医师的职责

欧美国家比较重视儿科医师在恐怖袭击时的重要性,根据美国恐怖事件应急预案内容,儿科医师应履行的职责包括:有责任向有关当局报告;有使用防护装置的一般知识,用以保护自己;应准备并愿意处理伤亡人员;知道去污程序和儿童的特殊需要,并准备协助对儿童进行除污;解决当前关键治疗的需要;可参加由官方认可和有组织的大规模预防计划。

1. 在生物紧急事件中 ①知道传染病控制程序以保护自己和他人不受伤害。②了解

传染病的诊断和治疗方法。③避免给予抗菌药物或免疫接种,不合理地使用抗菌药和给予疫苗可能会导致医疗药品、疫苗的短缺;增加公众的恐惧和惊慌;发生耐药性等不良反应的概率增加。

2. 在化学紧急事件中

(1)保护自己(例如使用防护服呼吸保护和耐化学物品的手套)。

(2)根据临床表现治疗接触制剂的人,而不仅仅是使用特效剂。

3. 在恐怖辐射事件中

(1)根据情况应用防护口罩、手套、穿防护衣和辐射剂量计。采取必要的技术方法,防止其他卫生保健工作者接触污染物和受辐射。

(2)及时脱去衣服并用肥皂和大量清水充分清洗,除去大部分辐射污染物。

(3)放射治疗不等同于去除污染,因为大部分患者死于辐射导致的骨髓损伤和继发感染;其次接受辐射的人可能不表现出明显的症状,即使他们接触了相当大的辐射剂量,但症状仍会延迟出现。确保有足够长的时间跟踪检查患者,以准确评估其受辐射损伤的程度。任何人在体表有放射性材料或接触到放射性气体而没有呼吸保护时,都有必要评估以确保无内部污染。

4. 心理治疗 在恐怖袭击事件中的所有儿童经历着诸如焦虑或创伤后的应激反应甚至神志紊乱。儿童往往无法理解正在发生的恐怖事件或为减轻恐怖事件的伤害而采取的救援。对于低龄儿童因不能提问或者不能表达自身感受,儿科医务人员通过让孩子们绘画、玩木偶、玩具等充分有效地与其沟通,使他们表达不适感觉,并能够减轻他们对恐怖事件的焦虑情绪。

(王君霞)

参考文献

1. 许煊,封志纯,陈贤楠.儿科医师与恐怖袭击突发公共卫生事件救援.中国急救复苏与灾害医学杂志,2011,1 (6): 70-76.
2. 封志纯,许煊,刘春峰.灾害儿童救援医学.北京:人民卫生出版社,2017.
3. 李宗浩.中国灾害救援医学.北京:天津科学技术出版社,2014.

第十一节 公共卫生事件

我国目前社会经济既处于快速发展期,同时又处于各类矛盾凸显期,导致各种突发公共卫生事件急剧增加,这些事件多数初期原因不明,容易被忽视、处置不及时,甚至引起重大公共卫生事件。给人类健康造成严重危害甚至死亡,也给社会带来极大的经济政治影响。

一、公共卫生事件的概念

是指突然发生,造成或者可能造成社会公众健康严重损害的重大传染病疫情、群体性不明原因疾病、重大食物和职业中毒以及其他严重影响公众健康的事件。根据突发公共卫生事件性质、危害程度、涉及范围,划分为特别重大(Ⅰ级)、重大(Ⅱ级)、较大(Ⅲ级)和一般(Ⅳ级)四级。

二、公共卫生事件的分类

(一) 根据突发公共卫生事件应急法律法规,结合事件的成因和性质

1. 重大的传染病疫情 包括了甲、乙、丙类传染病或依法增加的传染病,如 SARS、手足口病等暴发流行的重大疫情。

2. 群体性不明原因疾病 是指在一定时间内,某个相对集中的区域内同时或者相继出现多个临床表现基本相似患者。如三聚氰胺奶粉引起小儿泌尿系统结石、阜阳的大头娃娃事件,此类型事件造成的危害较之更为严重。

3. 重大的食物中毒事件 主要指一次性食物中毒人数较大,集体单位所发生的以及地区和国家重要活动期间所发生的食物中毒事件,其中毒来源有毒鼠药、农药投放失误,细菌性食物和有毒植物等。如各地报道的校园、幼儿园的集体食物中毒事件。

4. 重大的职业中毒事件 比如由于空气污染、放射性物质污染、水体污染等有毒害物质污染导致的群体中毒。

5. 其他严重危害人类生命健康的事件 如因自然灾害(海啸、地震等)直接和/或间接原因以及社会心理因素等引发的多种公共卫生事件。

(二) 按照综合危害及严重程度分为

1. 政治病 是指当一种疾病发展到严重影响到政治稳定和执政者的责任,政府就会采取行政措施,直接干预这种疾病的诊疗行为。这也是最高水平管理疾病。如应对 SARS、三聚氰胺问题奶粉等。

2. 法律管理疾病 是指当一种疾病发展到严重威胁社会稳定,影响到广大群众健康,必须依法实施管理的疾病。例如,传染病防治法、职业病防治法、食品安全法等均属于法律管理疾病范围。

3. 公共管理疾病 是指疾病发展到严重威胁公众健康安全,但是又缺少现行法律和标准,一般都是突发原因不明的群体性疾病。

三、突发公共卫生事件的特点

(一) 成因的多样性

如各种烈性传染病。许多公共卫生事件与自然灾害也有关,如地震、水灾、火灾等大灾后会不会引起新的、大的疫情,要做到"大灾之后无大疫"。公共卫生事件与事故灾害也密切相关,比如环境的污染、生态的破坏、交通的事故等。社会安全事件也是一个重要原因,如生物恐怖等。另外,还有动物疫情、致病微生物、药品危险、食物中毒、职业危害等。

(二) 分布的差异性

在时间分布差异上,不同的季节,传染病的发病率也会不同,比如 SARS 往往发生在冬、春季节,肠道传染病则多发生在夏季。分布差异性还表现在空间分布差异上,传染病的区域分布不一样,像我们国家南方和北方的传染病就不一样,此外还有人群的分布差异等。

(三) 传播的广泛性

尤其是当前我们正处在全球化的时代,某一种疾病可以通过现代交通工具跨国地流动,而一旦造成传播,就会成为全球性的传播。另外,传染病一旦具备了三个基本流通环节,即传染源、传播途径以及易感人群,它就可能在毫无国界情况下广泛传播。

(四) 危害的复杂性

重大的卫生事件不但是对人的健康有影响,而且对环境、经济乃至政治都有很大的影响。比如 SARS 尽管患病的人数不是最多,但对我们国家造成的经济的损失确实很大。

(五) 治理的综合性

治理需要四个方面的结合,第一是技术层面和价值层面的结合,我们不但要有一定的先进技术,还要有一定的投入;第二是直接的任务和间接的任务相结合,它既是直接的愿望,也是间接的社会任务;第三是责任部门和其他的部门结合起来;第四是国际和国内结合起来。只有通过综合的治理,才能使公共事件得到很好的治理。另外,在解决治理公共卫生事业时,还要注意解决一些深层次的问题,比如社会体制、机制的问题;工作效能问题以及人群素质的问题,所以要通过综合性的治理来解决公共卫生事件。

四、公共卫生事件的卫生应急救援

卫生应急救援是指在突发公共卫生事件发生前或后,采取相应的检测、预测、预警等应急准备,以及现场处置等措施,及时对产生突发公共卫生事件的可能因素进行预防和对已出现的突发公共卫生事件进行控制;同时对其实施紧急医疗救援,以减少其对社会政治、经济、人民群众生命安全的危害。

医疗卫生救援遵循"统一领导、分级负责、属地管理、明确职责、依靠科学、依法规范;反应及时、措施果断、整合资源、信息共享;平战结合、常备不懈;加强协作、公众参与"的原则。

(一) 我国卫生应急组织体系

主要由国家突发公共卫生事件应急指挥部、专家咨询委员会及相关的医疗卫生专业机构组成(图 2-1)。

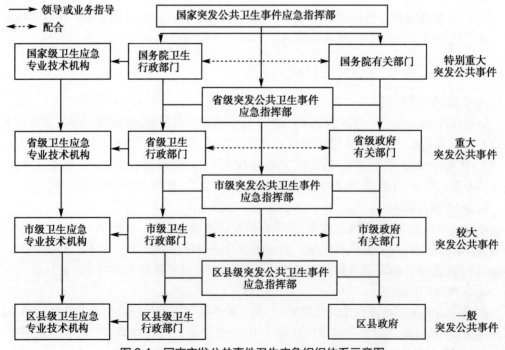

图 2-1 国家突发公共事件卫生应急组织体系示意图

1. **国家突发公共卫生事件一应急指挥部** 国务院及其卫生行政部门成立国家公共卫生事件应急指挥部,领导、组织、协调、部署特别重大突发公共卫生事件紧急医疗救援工作。省、市(地)、县级人民政府及其卫生行政部门成立相应的突发公共卫生事件指挥部,承担本行政区内各类突发公共卫生事件紧急医疗救援的领导、组织、协调任务,并指定机构负责日常工作。

2. **专家咨询委员会** 各级人民政府及其卫生行政部门建立专家咨询委员会,对卫生应急工作提供咨询建议、技术指导和支持。

3. **医疗卫生机构** 各级各类医疗机构承担突发公共卫生事件紧急医疗救援任务,各级疾病预防控制机构和卫生监督机构根据各自职能做好预防控制和卫生监督工作。各级院前急救机构、化学中毒和核辐射事故紧急医疗救援专业机构承担突发公共卫生事件现场紧急医疗救援和伤员转运工作。

(二) 突发公共卫生事件应急机制

是指突发公共卫生事件应急管理制度和方法的具体运行流程、诸要素之间的相互作用和关系(图 2-2)。

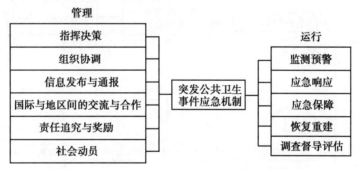

图 2-2　我国突发公共卫生事件应急机制构建结构图

1. **应急指挥决策机制** 是突发公共卫生事件应急响应系统的中枢。主要由政府领导机构、应急指挥机构、办事机构、工作机构及专家咨询委员会等组成。其指挥决策运行机制包括监测、预警、信息收集、拟定方案、指挥调度及调整评估等。

2. **组织协调机制** 包括中央和地方、政府和卫生行政部门之间的协调,通过信息报告和通报等措施实现联防、联控。

3. **监测预警机制** 监测、预警是一个连续的过程,监测与预警机制两者密不可分。已建立"疾病预防控制信息系统"全国网络直报系统。

4. **应急响应机制** 是突发公共卫生事件应急管理工作的重心,是保证应急处置快速、有效的关键。主要包括响应过程、分级、程序及相应措施等。接到突发公共卫生事件报告后,按事件发生过程可分为应急准备、先期处置、应急响应和应急终止四步。突发公共卫生事件应急响应过程分为级别确定、应急启动、应急救援、指挥协调、扩大应急、应急终止六个步骤。

5. **应急保障机制** 是建立和完善突发公共卫生事件应急机制的基础,是顺利开展应急处置的重要保证(图 2-3)。

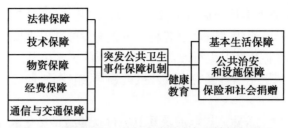

图 2-3 我国突发公共卫生事件应急保障机制构成

6. **信息发布与通报机制** 是保证信息通畅、健全我国突发公共卫生事件应急机制的重要内容,贯穿于突发公共卫生事件应急准备、指挥决策与应急响应实施过程。遵循"依法报告、统一规范、属地管理、准确及时、分级分类"的原则。如图 2-4 所示。

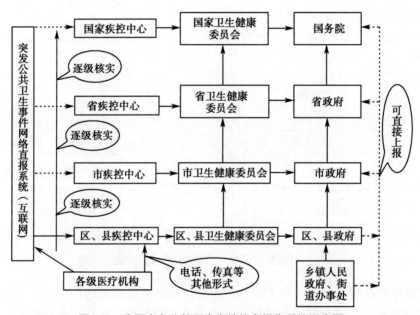

图 2-4 我国突发公共卫生事件信息报告系统示意图

7. **交流与合作机制** 由我国与 WHO 等国际组织及相关国家的合作,包括信息沟通及资源共享、技术合作、联防联控等内容。

8. **责任追究与奖励机制** 落实责任是预防和控制突发公共卫生事件的关键,建立严格的行政领导责任制和责任追究制,以保证突发公共卫生事件应急工作的顺利进行。对在突发公共卫生事件处理过程中,有违纪、违法违规的责任人给予相应的处分,构成犯罪的,依法追究刑事责任。对在突发公共卫生事件处理过程中作出贡献的先进集体和个人应进行表彰和奖励;对致病、致残、死亡的人员应给予相应的补助和抚恤。

9. **社会动员机制** 是在政府统一领导下,社会各阶层、各部门之间建立信息交流、对话机制及合作共事。

(于少飞)

参考文献

1. 李宗浩. 中国灾害救援医学. 北京: 天津科学技术出版社, 2014.
2. 秦健英. 突发公共卫生事件处理对策. 临床合理用药, 2012, 5 (8): 169.
3. 罗珊, 李瑞艳, 张沁莲, 等. 急诊突发公共事件救治分诊中 SBAR 沟通模式的应用. 中国药物与临床. 2016, 16 (4): 595-597.
4. 岳俊伟, 穆强, 张婵, 等. 突发事件紧急医疗救援应急演练的组织与实施. 中华灾害救援医学, 2015, 3 (7): 391-393.
5. 冯庚, 杨萍芬, 傅大庆. 院前急救预案 - 现场攻防策略. 北京: 中国协和医科大学出版社, 2010.

第三章　灾害应急预案

第一节　灾害应急预案的制定

灾害一直是人类面临的对自身生存环境和安全的一个巨大挑战,近年来重大灾害在世界范围内频繁发生,给各国人民生命和财产造成巨大损失。应急预案是各级政府组织或部门组织相关的人员,针对即将发生的灾害突发事件,制定的应急活动的行动方案和指南;是针对可能发生的灾害事故,为迅速、有序地开展应急行动而预先制订的行动方案;是应对突发灾害的原则性的处置方案,是对突发灾害应急响应和全程管理的操作指南。作为应急救援体系最重要的指导性文件,是开展及时、有序和有效灾害事故应急救援工作的行动纲领,在应急救援的组织管理中起着至关重要作用。应急救援预案的编制是一项系统和复杂的工作,国内外均予以高度的重视。中国各类应急救援预案及救援行动大多参考国家民政部制定的《国家自然灾害救助应急预案》(2011年10月16日修订)。儿童是最易受到各种灾害伤害的人群,在灾害救助中更要特别关注,更应科学有据地制定可操作性的应急预案,并在实施中不断完善,预案制定是各级政府部门和参与应急救援组织在灾害救援中非常重要的一项工作,灾害发生后,为确保对参加灾区救援队伍实施准确、快速、高效的医疗救援,必须制定周密、灵活和具有时效性、前瞻性的应急预案。要针对不同种类灾害、不同的灾害发生阶段,同时要结合救援区域,不同地区的地理特点、不同的气象条件、不同的救援任务,确定应急方案。本章主要针对自然灾害的应急预案制订原则做一简述。

一、不同种类灾害应急预案制定原则

针对不同类型灾害从不同行业和不同救援层面应制定不同工作重心的防灾预案,作为卫生救援人员应结合不同灾害特点制定不同的应对预案。灾害大概分为自然灾害类、事故灾难类、公共卫生类、社会安全类四类。以自然灾害类中地震为例,根据国家对于预案体系的总体要求,目前我国已建立了从中央到地方,从地震预测系统到其他行业的相对规范的地震应急预案体系。原国家卫生计生委根据自身特点制定了《国家卫生计生委地震灾害卫生应急预案》,由原国家卫生计生委统一规划建设国家卫生应急队伍,选派应急队伍和专家指导灾区开展使用救治伤病员工作。同时按照地震灾害级别(特别重大、重大、较大、一般级),当地震灾害发生后,指令灾区卫生计生行政部门负责组织,指挥当地医疗卫生机构在第一时间迅速开展医疗卫生救援工作,同时还绘制出国家可支援调度国家卫生应急队伍分布图,供

应急救援指挥部门随时发布指令。化学应急救援预案准备过程中应重点关注化学毒剂的快速鉴别、危害评估、污染范围划定与毒剂控制等,制订第一响应者快速鉴别化学毒剂的行动方案。参照国家地震等灾害时医疗救援应急预案制定原则,作为儿童灾害的医疗救援部门和组织也应根据灾害种类制定有针对性、重点突出的应急预案,如水灾后疫情防控可能是儿童医疗救援的重点,火灾发生后,烧伤的感染防控和遗留后遗症后的心理医师支持可能是医疗救援的重点,传染病暴发后有效隔离可能是制定救援预案的重点。总之预案制定一定要根据灾害特点并根据自身救援特点制定相关预案,才能在防灾救灾中发挥预案应有作用。

二、灾害救援不同阶段应急预案制定原则

研究表明,自然灾害发生后影响程度按时间顺序分为 3 个阶段:灾害应急响应准备期、灾害现场救援期和救援后期;每个阶段都有不同的应急任务,可能是串行的,也可能是并行的,应急响应程序具体体现在应急任务的执行过程中。因此医学救援预案应根据不同时期的发病特点制定。

(一)灾害应急响应准备期

此阶段主要是做好医学救灾前的各项准备工作,国际医疗救援的准备阶段从接受命令开始,灾害发生后至到达灾区展开工作需要 3~5 天的时间,在突发事件的潜伏期,人类所能掌握的信息是极为有限的。此阶段预案制定应围绕救援工作重点展开。一是集合救援队伍、收集各类信息;针对儿童救援特点,救援队要掌握受灾儿童数量、分布,了解本地儿童的常态性疾病,对当地医疗救援能力及可能发生的疫情种类作出预判,此外,灾区的地理特征、气候、风土人情、宗教信仰等信息对医疗救治也有帮助。二是备齐急需药品、设备、做好车辆等交通通信保障,国际医疗救援的时间一般情况下是 20 余天,药品数量以 500 人份为基准,主要以呼吸系统、消化系统和抗生素类药物为主,同时准备皮肤外伤消毒类药物(如碘酒、酒精;要根据救治任务合理制定药品携带品种和数量。同时选择脊柱板、颈托、固定夹板、绷带、三角巾等外科器械。依据灾害类型的不同而有针对性地选择药品;到达灾区后还可以通过其他组织和机构来补充和完善药品的种类和数量。高原区域的物资要额外准备防寒物资、氧气和输氧设备等。三是做好救援人员自身防护预案。如灾区已发生疫情或可能发生疫情,可针对性地选择疫苗接种,以保证队员的身体健康,顺利地完成救援任务。

此阶段预案制定要简明扼要,突出时间节点、负责人、救援物品明细等要素,并具有可操作性。同时也要对参加救援人员自身安全做好预案。

(二)灾害救援期

灾害救援期主要任务是现场急救和治疗外伤为主,其中低温、高热、外伤和脱水是这一阶段的主要特征;因此预案制定也应根据此阶段救援特点制定。以地震灾害为例。灾害发生早期建筑物废墟下可能压埋大量幸存儿童,挤压伤和外伤是救援队主要面临的最大难题,由于当地医疗机构瘫痪,救治能力下降,因此救援队在分批、分组、全天候在废墟处进行现场搜救,对轻伤幸存者进行现场初步救治,而重伤员更多的是要转运到后方大的医院进行救治,因此此阶段应急预案应充分考虑伤员转运的预案制定。同时,由于尸体不能及时清理、避难所卫生条件差,容易出现传染病暴发流行,救援队还应考虑卫生防疫问题。在地震灾后抢救的黄金 72 小时之后,就应当进行流行病学调查。检验水质,保护水源,设置厕所,进行尸体处理,管理粪便垃圾,大力消灭蚊蝇,隔离传染患者,还要根据当地疫情流行情况普遍服

药接种。同时,及时协调当地防疫机构,做好防疫药品、器材的请领补充,修复卫生防疫设施,逐步建立卫生防疫机制。

(三) 灾害救援后期

灾害救援后期为灾后 10 天~4 周,这一阶段空气、水和食物传播疾病开始出现,常见的传染病如伤寒、副伤寒、病毒性肝炎、痢疾、沙门菌、细菌、病毒等引起的呼吸道、消化道传播疾病是防控的重点,外伤后的破伤风等也应高度关注。救援队到达灾害现场救援的同时,制定疫情防控预案并组织实施,是此阶段应急救援任务的重点之一。大灾之后易有大疫,这是传染病发生和流行的规律,也是历史经验。灾害发生后,传染病暴发引起的人员伤亡有可能超过灾害事件本身造成的人员伤亡,严重影响灾区的救灾效率和生活、生产的恢复。按照不同突发公共卫生事件与传染病疫情进行紧急处置的同时,疫情监测预警系统、地理信息系统、疫情快速评估系统等新技术的广泛应用,对于灾后疫情的早期发现、及时采取科学防控措施、有效降低灾害所致人员伤亡及疫情扩散、提高灾后救援效率发挥了至关重要的作用。预案制定时应了解灾后常见传染病的传播风险,灾后饮用水和食品的卫生与安全状况,同时结合受灾人员在避难所高密度生活、人群免疫力降低及生存环境条件恶劣、灾区卫生服务提供不及时和效率低下等现状,特别是针对儿童免疫力低下更易患病的特点,制定防控预案。

(四) 恢复期

一般为灾害发生后 4 周后要以防控潜伏期疾病、媒介传播疾病和慢性病长潜伏期疾病,如利什曼病和钩端螺旋体病;疟疾、登革热、黄热病等。对卡特里娜飓风过后恢复期的慢性病研究发现,主要表现为心脏病、高血压、糖尿病和哮喘的高发。同时随着本地政府宣布灾后重建,此相应的医疗工作重点是协助本地各级医疗机构开展医疗工作,逐步恢复灾前的正常就医程序。灾后儿童心理障碍的识别和心理治疗也是此阶段医疗救援中的重要工作,预案制定也应充分考虑。灾害会导致儿童产生无法抵御的感觉,引发一系列生理、心理、行为反应,如沮丧、紧张、焦虑、恐惧等。救援人员要充分认识到儿童心理障碍的普遍性和危害性,把医疗救治和心理治疗有机地结合在一起。参加救援的卫生医疗分队应及时建立心理应激预防干预小组,组织心理医师深入灾区和救援队,与灾民和救援队伍谈心交流,宣传讲解心理防护常识,进行心理疏导,提高心理耐受力,增强对于灾区现实环境的适应能力。

三、参与不同编组的灾害应急预案

儿科专业救援人员参与不同编组医疗救援队执行救援任务时,基本结构和救援流程大体可以分为以下三种类型,预案应根据参加的不同编组和接受的任务来制定。医疗救援分队,一般由急救和后送运输两个组组成,急救组通常应由数名急诊抢救工作经验丰富的医师和有急救技能的护士组成,并配备医疗救护车、折叠式担架、急救箱等基本设备。以抢救伤者的生命为基本原则,主要对短时间可能发生生命危险的伤员实施救治,对其他不危及生命的伤员实施快速分类。后送运输组应由卫生、运输等人员组成,主要按照伤员的分类,采用救护车、军用救护直升机或其他运输工具相结合的立体输送方式后送,并保证伤病员后送的通道畅通无阻。

1. 5 人医疗分队的任务与组成 5 人医疗小分队主要是协同搜索营救分队开展伤病员搜索营救工作,完成现场伤病员急救,协助伤病员后送转运,开展部分灾民巡诊和救援队员自身医疗保障和卫生防疫工作。

2. **10人医疗分队的任务与组成** 中等规模医疗救援队通常执行现场伤病员紧急救治与救援队自我医疗卫生保障任务,开展伤病员现场救治、抗休克、抗感染治疗,部分紧急救命手术,以及门诊、巡诊和检水检毒、消毒杀虫等卫生防疫工作。

3. **20人以上医疗分队的任务与组成** 20人以上医疗队,一般已具备移动医院的救治能力,主要任务是派出急救力量开展伤病员现场急救,对灾区危重伤员实施以清创和救命手术为主的早期治疗。

4. **不同灾害发生地区灾害应急预案** 灾害应急预案制定还应考虑发生不同地区的地理特点、不同的气象条件、不同的救援任务,确定应急方案。如高原高寒地区发生严重灾害后,与平原地区相比,医疗队在高原执行任务时,其分工、职责和工作能力、工作效率等都有所变化。救援力量多元,任务交叉,通信联络困难,地理环境复杂,交通运输受限,这就导致救援任务重、范围广、难度大、要求高。低温低氧环境对机体生理、心理、营养物质代谢、机体抵抗力及人的认知能力都有不同程度的影响,造成非战斗减员率上升,工作能力和工作效率下降,因此,在灾害救援预案制定中要充分考虑这些特点。高原灾害救援行动由于受地理环境及气候的影响,保障工作十分困难。另外,指挥层级复杂,协调困难。因此,进驻高原前需要进行充分的准备。救灾医疗队除正常开展医疗工作外,尚需具备基本的自我生活保障能力、一定的机动能力以及自我防卫能力,才能更好地完成救援任务同时保证自身安全。

5. **应急预案实施的关键环节**

(1)必须压缩全员收拢时间:各项抗震救灾工作的展开,归根结底需要各级各类人员具体落实,因此全员收拢时间就直接决定着应急预案启动的效果。

(2)必须归口统一救灾指挥:正确的指挥离不开全面的信息,应急预案启动后,救灾进展,人员调动、物资筹措、伤员接转等各类救灾信息必须第一时间汇总救灾指挥部,才能确保指挥员掌握情况、了解形势、知道进展,最后定下保障决心。

(3)必须强化平时综合演练:要牢固树立"练为战"的意识,既要狠抓医护专业救治训练,更要强化指挥流程推演,使救援队员熟悉预先号令下达后,启动应急预案,要重点针对应急情况下,如完善细化部门任务和协作分工,紧盯预案实施的具体环节,强化预案落实的末端问效。

(张雪峰)

参考文献

1. 张莹,黄丁发,陈维锋,等.地震应急预案数字化关键技术研究.中国安全生产科学技术,2014,10 (5): 95-102.
2. 封志纯,许煊,刘春峰.灾害儿童救援医学.北京:人民卫生出版社,2017.
3. 赵法东,史勇生.提升抗震救灾部队卫勤保障能力的建议.灾害医学与救援(电子版),2016,5 (2): 99-100.
4. 赵建,丁日高.重大化学灾害事件医学应急救援预案的准备.国际药学研究杂志,2016,43 (1): 110-113.
5. 罗英.灾后应急救援疫情传播风险及科学防控措施的研究进展.医学综述,2015,21 (15): 2750-2752.
6. 王锦波,李军,吕宏迪,等.高原灾害救援70人医疗队作业预案.中华灾害救援医学,2014,2 (5): 275-277.
7. 沈毅,李勇,郑驰.军队医院应急保障预案在芦山地震救援中的应用.解放军医院管理杂志,2013,20.

(7): 605-607.

8. 侯世科.中国灾难医学救援队建设的现状与思考.上海医学, 2012, 35 (7): 565-567.

第二节　应急预案的种类

在人类发展的长河中,始终伴随着各种灾害对人类社会的威胁危害,在面对灾害时,从自发的、无组织的、个体的、被动的逃避性应对,发展到主动的有组织、有计划、有程序的社会性(政府)应对行为及规范。新中国成立后,在政府主导下,建立了各种防灾减灾机构(如 CDC、地震局),开始经历了单项应急预案阶段,直到 2001 年才开始进入综合性应急预案的编制使用阶段。并在处置重大事故、旱灾水灾、突发公共卫生事件(如 SARS)、大地震(唐山地震)中积累了很多经验教训。1996 年,国务院颁布实施《国家破坏性地震应急预案》、《国家核应急计划》,2006 年 1 月 8 日国务院发布的《国家突发公共事件总体应急预案》出台,2007 年 8 月 30 日全国人民代表大会通过《中华人民共和国突发事件应对法》,自 2007 年 11 月 1 日起施行。该法律共七章 70 条。我国应急预案框架体系初步形成,这是我国应对灾害里程碑的进步,是否已制定应急能力及防灾减灾应急预案,标志着社会、企业、社区、家庭安全文化的基本素质的程度。2003 年 9 月,由于 SARS 的影响,北京市发布了《北京防治传染性非典型肺炎应急预案》,开启了突发公共卫生事件应急预案的先例;同年 7 月,国务院办公厅成立建立突发公共事件应急预案工作小组,开始全面布置政府应急预案编制工作。

应急预案指面对突发事件如自然灾害、重特大事故、环境公害及人为破坏的应急管理、指挥、救援计划等。由几大重要子系统组成:完善的应急组织管理指挥系统;强有力的应急工程救援保障体系;综合协调、应对自如的相互支持系统;充分备灾的保障供应体系;体现综合救援的应急队伍等。应急预案是针对具体设备、设施、场所和环境,在安全评价的基础上,为降低事故造成的人身、财产与环境损失,就事故发生后的应急救援机构和人员,应急救援的设备、设施、条件和环境,行动的步骤和纲领,控制事故发展的方法和程序等,预先做出的科学而有效的计划和安排。

国家突发公共事件总体应急预案

突发公共事件是指突然发生,造成或者可能造成重大人员伤亡、财产损失、生态环境破坏和严重社会危害,危及公共安全的紧急事件。提高政府保障公共安全和处置突发公共事件的能力,最大限度地预防和减少突发公共事件及其造成的损害,保障公众的生命财产安全,维护国家安全和社会稳定,促进经济社会全面、协调、可持续发展,根据突发公共事件的发生过程、性质、机制、程度,突发公共事件主要分为以下四类四级:

1. **自然灾害**　主要包括水旱灾害、气象灾害、地震灾害、地质灾害、海洋灾害、生物灾害和森林草原火灾等。

2. **事故灾难**　主要包括工矿商贸等企业的各类安全事故、交通运输事故、公共设施和设备事故、环境污染和生态破坏事件等。

3. **公共卫生事件**　主要包括传染病疫情、群体性不明原因疾病、食品安全和职业危害、动物疫情,以及其他严重影响公众健康和生命安全的事件。

4. **社会安全事件**　主要包括恐怖袭击事件、经济安全事件和涉外突发事件等。

各类突发公共事件按照其性质、严重程度、可控性和影响范围等因素,一般分为四级:Ⅰ级(特别重大)、Ⅱ级(重大)、Ⅲ级(较大)和Ⅳ级(一般)。依次用红色、橙色、黄色和蓝色表示。

适用范围:本预案适用于涉及跨省级行政区划的,或超出事发地省级人民政府处置能力的特别重大突发公共事件应对工作。本预案指导全国的突发公共事件应对工作。

应急预案可以分为企业预案和政府预案,企业预案由企业根据自身情况制定,由企业负责,政府预案由政府组织制定,由相应级别的政府负责。根据事故影响范围不同可以将预案分为现场预案和场外预案,现场预案又可以分为不同等级,如车间级、工厂级等;而场外预案按事故影响范围的不同,又可以分为区县级、地市级、省级、区域级和国家级。

应急预案还可以分为总体预案、综合预案、专项预案、部门预案、现场预案、场外预案、地方预案,等等。国家总体预案是全国应急预案体系的总纲,明确了各类突发公共事件分级分类和预案框架体系,规定了国务院应对特别重大突发公共事件的组织体系、工作机制等内容,是指导预防和处置各类突发公共事件的规范性文件。地方应急预案,突发公共事件地方应急预案具体包括:省级人民政府的突发公共事件总体应急预案、专项应急预案和部门应急预案;各市(地)、县(市)人民政府及其基层政府组织的突发公共事件应急预案。上述预案在省级人民政府的领导下,按照分类管理、分级负责的原则,由地方人民政府及其有关部门分别制定。比如:

(一) 专项应急预案

1. 国家自然灾害救助应急预案、国家防汛抗旱应急预案、国家地震应急预案、国家突发地质灾害应急预案、国家处置重、特大森林火灾应急预案。

2. 国家安全生产事故灾难应急预案、国家处置铁路行车事故应急预案、国家处置民用航空器飞行事故应急预案、国家海上搜救应急预案。

3. 国家处置城市地铁事故灾难应急预案、国家处置电网大面积停电事件应急预案、国家核应急预案、国家通信保障应急预案、国家突发环境事件应急预案。

4. 国家突发公共卫生事件应急预案、国家突发公共事件医疗卫生救援应急预案、国家突发重大动物疫情应急预案、国家重大食品安全事故应急预案。

5. 国家粮食应急预案、国家金融突发事件应急预案。

6. 国家涉外突发事件应急预案。

(二) 各部门应急预案

部门应急预案是国务院有关部门根据总体应急预案、专项应急预案和部门职责为应对突发公共事件制定的预案。

1. 建设系统破坏性地震应急预案、铁路防洪应急预案、铁路破坏性地震应急预案、铁路地质灾害应急预案。

2. 农业重大自然灾害突发事件应急预案、草原火灾应急预案、农业重大有害生物及外来生物入侵突发事件应急预案、农业转基因生物安全突发事件应急预案、重大外来林业有害生物应急预案。

3. 重大沙尘暴灾害应急预案、重大气象灾害预警应急预案,风暴潮、海啸、海冰灾害应急预案,赤潮灾害应急预案,三峡葛洲坝梯级枢纽破坏性地震应急预案、中国红十字总会自然灾害等突发公共事件应急预案。

4. 国防科技工业重特大生产安全事故应急预案、互联网网络安全应急预案、特种设备特大事故应急预案。

5. 建设工程重大质量安全事故应急预案，城市供气、水系统重大事故应急预案，城市桥梁重大事故应急预案、铁路交通伤亡事故应急预案、铁路火灾事故应急预案、铁路危险化学品运输事故应急预案、铁路网络与信息安全事故应急预案、水路交通突发公共事件应急预案、公路交通突发公共事件应急预案。

6. 渔业船舶水上安全突发事件应急预案、农业环境污染突发事件应急预案、重大林业生态破坏事故应急预案、矿山事故灾难应急预案、危险化学品事故灾难应急预案，陆上 / 海洋石油天然气开采 / 储运事故灾难应急预案。

7. 国家医药储备应急预案、铁路突发公共卫生事件应急预案、水生动物疫病应急预案、进出境重大动物疫情应急处置预案、突发公共卫生事件民用航空器应急控制预案、药品和医疗器械突发性群体不良事件应急预案、人感染高致病性禽流感应急预案。

8. 国家发展改革委综合应急预案、煤电油运综合协调应急预案、国家物资储备应急预案、教育系统突发公共事件应急预案、司法行政系统突发事件应急预案、生活必需品市场供应突发事件应急预案、公共文化场所和文化活动突发事件应急预案、海关系统突发公共事件应急预案、工商行政管理系统市场监管应急预案、大型体育赛事及群众体育活动突发公共事件应急预案、旅游突发公共事件应急预案、新华社突发公共事件新闻报道应急预案、外汇管理突发事件应急预案。

灾害应急预案应该是一个完整体系，由几大基本要素组成，应包括总则、预防与应急准备、监测与预警、应急处置与救援、事后恢复与重建、法律责任、附则，等。总则：编制目的、适用范围、工作原则目标、灾害分级、应急准备；组织机构与职责：组织机构和工作职责；灾情预警；应急响应：灾情报告、分级响应、响应程序、应急终止；保障措施：通信和信息保障，应急人员物资等保障，宣传、培训与演习。

（郑成中）

参考文献

1. 中华人民共和国国务院 . 国家破坏性地震应急预案 . 1996.
2. 中华人民共和国国务院 . 国家核应急计划 . 1996.
3. 中华人民共和国国务院 . 国家突发公共事件总体应急预案 . 2006.

第三节　灾害医疗救援的组织和实施

灾害是指瞬间发生的，导致多人伤亡、破坏巨大的突发事件，灾害医疗救援指因灾害事故发生人群伤亡时的抢救治疗工作。灾害发生后的医疗救援是否及时和得当，能否在灾害发生后以最快的速度、最高效的工作，最大限度地挽救生命，直接关系到受灾人群的伤残率、死亡率和社会稳定性。为了减轻灾害对人类的打击，系统而有效的灾害医疗救援体系应运而生。1976 年在德国 Meinz 成立了急救与灾害医学俱乐部，即世界急救与灾害医学协会（World Association for Emergency and Disaster Medicine，WAEDM），标志着现代急救和灾害医学概念的建立。当前，世界各国都在加强灾害的监测和预警，与此同时也在积极建设国家级应急医疗救援体系。

一、我国灾害医疗救援组织体系

灾害医疗救援工作是灾害救援工作的核心内容,良好的组织体系是灾害医疗救援的核心与基础,合理有效地实施救援是灾害医疗救援成功的保证。重大灾难具有突发性、破坏性、复杂性和群体性等特点,医疗救援应首先在当地政府领导及指挥下,建立组织指挥系统和应急救援网络,动员一切可动用的医疗力量,密切依靠消防、解放军、武警等救援力量完成救援任务。

国家级应急救援体系是国家应急管理体系中的重要或首要组成部分。一直以来,党和政府十分重视灾害事故的救援工作及灾后的善后重建工作。重大灾害发生后,国家及当地政府立即成立救援指挥机构,并在最短时间内形成以政府应急指挥部为核心的,包括各种救援队、卫生部门、军队、消防、警察等多部门参与的救援体系,统一协调医疗卫生资源,动用军队和其他救援力量开展灾害事故的现场医疗救援。国家应急医疗救援体系涉及多部门、多救援力量的整合,需要科学的组织管理和运行机制保障救援体系健康有序地运作,使救援体系能够在灾害发生后及时发挥最大的协同救援能力,保障人民的生命和财产安全。

1995年我国卫生部颁布《灾害事故医疗救援工作管理办法》,卫生部成立"卫生部灾害事故医疗救援领导小组",由卫生部部长任组长,主管副部长、医政司司长任副组长,办公厅、疾病控制司、计财司、药政局、爱委会、监督司、外事司等有关领导为成员;各省、自治区、直辖市政府卫生行政部门成立与"卫生部灾害事故医疗救援工作领导小组"相应的组织;灾害事故多发地区的县级以上政府卫生行政部门,根据需要也可设立相应的领导协调组织。要求各级灾害事故医疗救援领导小组要及时了解掌握全国或当地灾害事故的特征、规律、医疗救护资源、地理交通状况等信息,组织、协调、部署与灾害事故医疗救护有关的工作;要组织好灾害事故的现场医疗救护,在灾害事故发生后,到达事故现场的当地最高卫生行政主管部门领导即为灾害事故现场医疗救援总指挥,负责现场医疗救援工作;县级以上地方政府卫生行政部门要加强对急救中心、急救站、医院急诊科(室)为主体的急救医疗服务网络建设,提高其急救反应能力;各级政府卫生行政部门要制定救援预案;要建立数支救灾医疗队,并配备一定数量的急救医疗药械,由医疗队所在单位保管,定期更换。

应根据不同的灾害级别做出不同级别的响应,Ⅰ级响应启动:发生特别重大突发公共事件、国务院启动国家突发公共事件总体应急预案;有关部门启动国家突发公共事件专项应急预案;其他符合医疗卫生救援特别重大事件级别(Ⅰ级)的突发公共事件。Ⅱ级响应启动:发生重大突发公共事件,省级人民政府启动省级突发公共事件总体应急预案;有关部门启动省级突发公共事件专项应急预案;其他符合医疗卫生救援重大事件(Ⅱ级)级别的突发公共事件。Ⅲ级响应启动:发生较大突发公共事件,市(地)级突发公共事件应急预案;其他符合医疗救援较大事件(Ⅲ级)级别的突发公共事件。Ⅳ级响应启动:发生一般突发公共事件,县级人民政府启动县级突发公共事件应急预案;其他符合医疗卫生救援一般事件(Ⅳ级)的突发公共事件。

二、灾难医疗救援的具体组织与实施

灾害医疗救援是一项医学科学性强、学科交叉广的应用科学。灾难医疗救援具有社会性、强制性、控制性和规范性等特点,其涵盖内容众多,包含救援前准备、救援工作的组织管理以及救援行动的实施等多个环节,整个过程需要组织者和实施者反应迅速、相互配合、共同努力,才能完成有效的医疗救援,将伤亡降到最低。由于灾害发生具有突然性、造成的破坏十分巨大和不可预估、救援准备时间紧迫并可能存在救援物资与人员的短缺、救援任务艰巨并具有不可控性和随机性、救援工作需要多方协同共同努力等特性,使得救援工作与一般的急诊抢救工作具有显著区别。

医疗救援在急救医学的基础上,十分重视政府和社会的作用,必须要有统一的领导,对参与救援的人、财、物做合理调配,尽快明确救援重点,根据损害的轻重合理分配抢救人员、车辆和物资,根据病情做好现场抢救和及时后送等,方能提高现场以及医院抢救成功率。反之,如果医疗救援缺乏严密的组织且不能有效实施,则可导致大量伤亡和致残。因此,实施快速有效的救援措施、最大限度救治生命,降低人员的死亡和伤残是灾害医疗救援的原则。灾害发生时必须按照迅速、准确、有序、安全的原则,科学、规范地开展医疗救援。

(一) 灾害发生后的准备工作

灾害发生后,要求所有救援行动必须在短时间内开展,因此必须迅速完成准备工作,这要求在日常工作中就要做好突发公共事件的应急演练工作,熟悉应急预案,随时可以激活急救应急保障系统,做好人员和物资准备。快速成立领导、组织、协调和部署突发公共事件医疗卫生救援工作的各级医疗卫生救援领导小组,针对突发公共事件医疗卫生救援工作提供咨询、建议、技术指导及支持的专家组,主要承担突发公共事件医疗卫生救援工作的医疗卫生救援机构,以及统一指挥、协调现场医疗卫生救援工作的现场医疗卫生救援指挥部。

在医疗救援人员准备方面,以外科医师为主,包括神经外科、胸外科、骨科、普外科及泌尿外科等,同时还应该有急诊科和ICU医师参与,并配备适宜的手术室、急诊科和ICU护士及感染防疫等方面的内科医师。在物资方面,要求接到任务的所有救援人员和物资在2小时内准备完毕,包括个人物资、生活物资、医疗物资和通信设备等。个人物资包括野外生存设备,如食品、个人急救包、通信和照明设备、取暖设备、服装以及必要时需要配备的防毒面具等;生活物资主要涉及饮用水或水净化装置、发电机等以维持救援队一周左右的生活和工作所需;灾害发生时,医疗物资的短缺将严重影响救援工作的进行,因此在可能的前提下应尽量充分准备并携带必需的药械;通信设备用以保障通信无阻,使医疗救援能够顺利进行和统一协调。

在灾害发生后需迅速成立组成急救梯队。一般来说,第一梯队由灾害发生当地的急救机构值班医护人员、急救车辆和司机等组成,其中还包括承担担架工作的其他人员等;第二梯队由当地卫生应急部门领导、急救指挥中心值班领导、医学专家、急救车辆司机及增援的急救应急队伍组成;第三梯队由急救网络后续车辆、医护人员、司机及其他相关人员等组成。各地应急分队的急救人员和车辆应处于备用状态,包括急救车内药物器械、通信和急救设备、急救车车况等必须按照相关要求配备并处于待用状态,随时可调用;每辆急救车应配备经专业培训的医师、护士、司机和担架人员。有相关的领导机构可以对各急救机构的急救车辆进行紧急调用,接受通知的所有急救车辆和人员必须在规定时间内到达指定地点报到、集结和待命。

在本地发生灾害时,急救专家组成员需确保在短时间内出发并以最快速度到达现场组织、指导和参与急救,伤亡重大的事件还可由政府部门在全国范围内调动相关专家尽快赶往受灾地区进行增援。相关医疗机构急诊科必须做好接诊的人员、药械和场地准备。

(二) 灾难现场医疗救援的组织管理与实施

灾难发生后,及时有效的院前急救是减少人员伤亡和致残的重要保障,有序的现场组织管理与实施十分重要,各级应明确职责,分工合作。参加医疗救援工作的单位和个人,到达现场后应当立即向灾害事故医疗救援现场指挥部报到,并接受其统一指挥和调遣,上报内容包括灾害事故的性质、人员伤亡情况及现场救治能力等。现场救治原则为先排险后施救,先救命后治伤。

首先,必须做好伤员的现场检伤分类,保证重症伤员能够得到及时救治,并能对有限的医疗资源进行合理分配,否则可能出现救治秩序混乱、医护力量分配不合理、危重症得不到及时有效救治的情况,导致伤亡损失增加。最先到达现场的医护人员应尽快进行检伤分类,然后由高年资具有检伤分类经验的医师快速有效地进行核准。可采取简单易行的检伤分类工具进行伤情判断,目的为确定濒死和/或危重伤员进行现场抢救,轻伤员则暂缓救治并延后转送医院。现场检伤分类的目的是救命,明确创伤危及生命的严重程度和致命性合并症。按照 2006 年我国原卫生部颁布的"国家突发公共事件医疗卫生救援应急预案"国家标准,现场检伤分类划分为四个等级,不同等级的伤情识别卡使用统一的颜色表示,且在现场必须遵循检伤后的结果决定救治顺序:①危重——红色标识:第一优先处置及转运,即生命体征极不稳定,有危及生命的严重损伤,预后很差,如气道梗阻窒息、活动性大出血及休克、开放性胸腹部创伤、深昏迷等。②重伤——黄色标识:第二优先,即生命体征不稳定,有潜在的生命危险,预后较差,可在现场短暂等候而不危及生命或导致肢体残缺,经紧急救治后生命体征或伤情可暂时稳定,需次优先转运及急诊手术治疗并进行现场处理,如不伴意识障碍的颅脑创伤、不伴呼吸衰竭的胸部外伤、伴/不伴脊髓损伤的脊柱骨折等。③轻伤——绿色标识:延迟处理,生命体征稳定,无生命危险和严重损伤,其损伤可适当延迟转运和治疗,如软组织挫伤、轻度烧伤等。④濒死/死亡——黑色标识:最后处理,遭受致命性损伤,包括严重创伤造成的死亡不可逆转,已丧失抢救价值,应停放在特定区域,并妥善保存其所有物品以备后期查验。检伤人员应时刻关注全体伤病员,而并非只是检查或救治某个或某几个危重伤员,同时处理好个体与整体、局部与全局的关系。整个过程中,需要定期对伤员进行反复检伤、标记并对比前后检伤的结果。

其次,需全面评估现场医疗救援力量及伤亡情况,灵活调配、统筹安排现有技术力量。根据现场事故性质、伤病员情况请示现场总指挥,确定分流地点和人数,果断组织伤病员的分流。由于灾害所致伤病种类复杂,需要根据实际情况对到达现场的各类技术力量进行调整。灾害发生后,救援开始的时间对于被困人员至关重要。正如马里兰大学创伤医学中心创始人考莱提出的"黄金 1 小时"原则所言,在 1 小时内进行有效救治能大幅提高重症创伤者的存活率。黄金 1 小时内能够开始有效地挽救伤员不仅取决于快速有效的检伤分诊体系、伤员的快速后送,还取决于救援队伍的应急救援反应能力以及救援队员的专业素养等。此时的救援不能再局囿于专科之限,多数医师需成为全科医师。如内科医师可能需要完成缝合清创、血管结扎甚至气管切开等外科工作,而外科医师需要从事内科检查治疗等工作,要求所有救援人员能够适应多岗位、多工种。因此在日常工作中,就需要对应急分队的成员进行专门筛选和培训,并定期开展应急救援演练等,使其能够在实际救援中快速开展救援工作,并实现良好的协作配合,提高救援团队的整体救援能力,这对能否更多地挽救生命、减少伤亡至关重要。国家明确规定,各级卫生行政部门要制订和落实灾害事故医疗救护人员的培训计划,重点掌握检伤分类、徒手复苏、骨折固定、止血、气管插管、气管切开、清创、缝合、饮用水消毒等基本技能,并定期开展模拟演习,以备实战之需。

第三,在灾害发生现场必须有序地组织伤病员后送。伤病员经现场检伤分类、处置后,除一些重伤员需暂时留置观察外,要根据病情向就近省、市级医院或专科医院分流治疗。凡伤员需要后送,应由当地灾害事故医疗救援领导小组视实际需要决定设置伤员后送指挥部,负责伤员后送的指挥协调工作。后送要有专人负责组织管理,做好转送准备,正确把握转送指征,对转送工具(车、船、飞机等)进行分类和编号,对伤病员进行排序和编组,按先重后轻的原则进行有序转送。伤病员的分流遵循就近、专科、救治和承受能力的原则进行合理分流。当地医疗机构有能力收治全部伤员的,由急救中心(站)或后送指挥部指定有关单位转送到就近的医院。转送时必须及时向现场指挥部报告汇总伤员现场经治情况,并与接纳后送伤员的医疗机构进行书面交接。组织好转送途中的救治工作,后送途中需要监护的伤病员,由灾害事故现场医疗救护指挥部派医护人员护送。灾害事故发生后,任何医疗机构不得以任何理由拒诊、推诿后送的伤员。特大灾害事故伤病员特别多时,应遵照卫生行政部门统一部署;对社会影响重大的事故,原则上将伤病员分流至当地最高级别医院相对集中地救治。

三、灾后医疗体系重建

灾后医疗体系重建是一个巨大工程,需要经过科学合理地规划、设计和分析,在党和政府的领导下,多部门密切合作方能完成。近年来,我国遭受了多次严重的灾害,在实践中,党和政府积累经验,逐步完善,重视灾后重建,先后发布了《国家汶川地震灾后恢复重建总体规划》征求意见稿、《公共服务体系灾后恢复重建专项规划》《关于切实做好学校医院等公共服务设施灾后恢复重建工作的通知》《国务院关于支持玉树地震灾后恢复重建政策措施的意见》以及《玉树地震灾后恢复重建总体规划》《舟曲灾后恢复重建总体规划》等文件。《汶川地震灾后恢复重建条例》的成功执行开启了灾后依法重建之门。国家对重建工作采取了对口援建的方式,从恢复受灾较轻的基层医院或卫生所的医疗工作开始,因为这些医疗机构相对分散,覆盖面比较广,便于满足灾民的医疗需求;而较大型医院医疗工作的恢复则在救灾第一阶段结束时就着手开始,留在灾害当地的医疗救援人员可充分利用后期到达的医疗设备,帮助培养当地医务人员、提高医疗水平,尽快全面恢复医院的正常医疗工作。

总之,灾害医疗救援是一个庞大且复杂的体系,需要快速激活启动、有序组织、高效实施和团队协作。在以人为本的指导思想下,如何有效利用灾区有限的医疗资源、高水平地实施救治、更多地挽救生命并降低伤残率,是灾害医疗救援的挑战,需要我们在实际工作中不断总结和学习。

(王 茜)

参考文献

1. Oldenburger D, Baumann A, Banfield L. Characteristics of Medical Teams in Disaster. Prehosp Disaster Med, 2017, 32 (2): 195-200.

2. 李宗浩，金辉. 论中国救援医学的创立及其在国家突发公共事件中的地位. 中华医学杂志，2005, 85 (22): 1519-1520.

3. 郑静晨，樊毫军，侯世科. 灾害医学救援组织体系现状分析. 中华急诊医学杂志，2007, 16 (9): 1006-1008.

4. 吴群红. 推进中国医学救援管理规范化、标准化建设面临的问题、挑战与应对策略. 中国急救复苏与灾害医学杂志，2017, 12 (2): 104-108.

5.《灾害事故医疗救援工作管理办法》，1995 年 4 月 27 日卫生部令第 39 号.

6. 孙贵新，刘中民. 灾害医学救援进展灾害医学与救援 (电子版)，2013, 2 (3): 168-171.

7. 姚卫光，张树华，苏大卫. 灾难医学救援组织管理研究. 中国危重病急救医学，2006, 18 (5): 320.

8. 郑静晨，张成伟，高进，等. 国际医疗救援的组织与实施. 中国急救复苏与灾害医学杂志，2008, 3 (6): 344-346.

9. SCROFINE S, FITZSIMONS V. Triage: the sorting of patients. J Emerg Nurs, 2014, 40 (3): 289-290.

10. ARZIMAN I. Field Organization and Disaster Medical Assistance Teams. Turk J Emerg Med, 2015, 15 (Supp 1): 11-19.

11. HIDEAKI ANAN, HISAYOSHI KONDO, OSAMU AKASAKA, et al. Investigation of Japan Disaster Medical Assistance Team response guidelines assuming catastrophic damage from a Nankai Trough earthquake. Acute Medicine & Surgery, 2017, 4 (3): 300-305.

第四章　灾害儿童创伤

第一节　灾害儿童创伤评估

儿童创伤大多数是在无准备前提下发生的伤害,往往被纳入意外伤害的范畴。在国内,儿童意外伤害已经成为导致儿童死亡的首位原因,且是导致儿童伤残的重要因素之一。儿童意外伤害主要发生在偏远地区,男孩病死率高于女孩,溺水、交通事故和坠落是位列前三位的原因。正确有效的儿童创伤急救能显著降低危重创伤患儿的致残率和病死率,因此医务人员应对创伤患儿进行客观、准确的评估,根据评估来做出正确的决策。儿童创伤虽然是意外,但是重在预防,应根据流行病学特点制定相应的预防措施,加强安全教育,降低发生率。

1. **创伤死亡高峰期**　严重创伤的死亡会有 3 个高峰期

(1)第一个死亡高峰期出现在创伤后数秒、数分钟至 1 小时内,这类患者基本上都死于现场。死亡原因主要为脑部、脑干、颈脊椎、心脏、主动脉和其他大血管的严重创伤。

(2)第二个死亡高峰期出现在创伤后数分钟至数小时内,这类患者是创伤急救的主要对象。死亡原因主要为硬膜下血肿、血气胸、脾破裂、肝脏裂伤、骨盆骨折及多处受伤并有明显出血。

(3)第三个死亡高峰期出现在创伤后数天至数周内,死亡原因多为创伤引起的后期并发症所致,包括脓毒症或多脏器功能衰竭。

2. **院前创伤评估**　目的是对创伤患儿进行严重程度分层,以保证危重患儿及时送至儿童专科医院或综合医院救治,最大限度降低致残率和病死率。目前常用儿童创伤评分(pediatrictraumascore,PTS)和创伤快速评估。

(1)PTS 是由 Tepas 等于 1987 年提出的,含有 6 个变量,评分越低,损伤越严重(表 4-1)。9~12 分:轻度创伤;6~8 分:有潜在生命危险;0~5 分:有生命危险;<0 分:多数死亡。PTS评分<8 分,死亡危险非常大,应尽快送往专业的创伤中心进行进一步救治。

表 4-1　儿童创伤评分(PTS)

项目	+2 分	+1 分	-1 分
体重	≥20kg	10~20kg	<10kg
气道	正常	需氧气面罩、鼻导管辅助呼吸	需气管插管、环甲膜切开
收缩期血压	>90mmHg,周围血管灌注及搏动良好	50~90mmHg,但可触及大动脉搏动	<50mmHg,大动脉搏动微弱或消失

续表

项目	+2分	+1分	-1分
中枢神经系统	清醒	模糊、短暂昏迷史	昏迷
开放性伤口	无	可见挫伤、擦伤、撕裂伤且<7cm，没有穿过筋膜	组织断离、任何穿过筋膜的刺伤或枪伤
骨折	看不见或没有怀疑骨折	任何地方的单一闭合性骨折	开放或多发骨折

（2）创伤快速评估包括LOC+CABC。LOC即意识状态评估，建议用AVPU方法（表4-2）来判断患儿是否存在意识改变。随后按照CABC顺序评估：①C，控制出血，可采用局部按压、包扎，应用止血带和止血药物；②A，气道，判断是否通畅、有无梗阻；③B，呼吸，是否充分，是否存在张力性气胸和连枷胸的异常征象；④C，循环，是否存在休克征象，有无大出血。病情稳定的情况下可进行详细的体格检查，可按从上到下的顺序进行，并需暴露全身检查，但在翻转身体检查背部时需注意保护脊髓创伤快速评估在院前、转院途中、到达急诊室时需反复进行。

表4-2 快速意识状况评估（AVPU）

A（awake）	清醒
V（responsive to verbal stimuli）	对语言刺激有反应
P（responsive to painful stimuli）	对疼痛刺激有反应
U（unresponsive to any stimuli）	对任何刺激无反应

3. 院内创伤评估 目的是进一步明确受伤情况和程度，以决定进一步治疗方案，包括生命体征和专科状况的评估，可采用ABCDE+SAMPLE+体格检查的顺序进行。

（1）ABCDE

1）A（airway）：气道评估和颈椎保护，有无分泌物和异物堵塞气道，评估气道的通畅性，所有创伤患者在排除颈椎损伤之前均需佩戴颈托。

2）B（breathing）：呼吸评估，呼吸频率，胸壁运动是否对称，有无外伤，呼吸是否充分，听诊双侧呼吸音是否对称和有无异常呼吸音，氧饱和度和呼气末二氧化碳监测。

3）C（circulation）：循环评估，心率、心律、血压、中央和外周动脉搏动、毛细血管再充盈时间、四肢末梢温度和湿度、肤色、意识状态和尿量。

4）D（disability）：包括骨骼肌肉和神经系统检查，是否有明显的肢体畸形和肢体运动，瞳孔对光反应，改良的格拉斯哥评分（GCS），GCS≤8分为重型颅脑损伤，需立即进行颅脑损伤的专科评估，必要时进行外科干预。

5）E（exposure）：暴露全身皮肤检查是否存在损伤，烧伤患儿需计算烧伤面积。

（2）SAMPLE：创伤患儿的病史采集需注意一些重要的细节，如损伤的机制，是否有保护性措施，患儿当时的情况和生命体征。同时需采集SAMPLE病史，包括S（singsandsymptoms），症状和体征；A（allergy），过敏史；M（medication），用药史；P（pastmedicalhistory），既往病史和预防接种史，尤其是最后一次破伤风接种史；L（lastmeal），最后一次用餐情况；E（events），与损伤相关的事件。

（3）病情稳定的情况下需进行系统的从头到脚的详细检查，确定损伤的范围，制订诊疗方案。头部是否有明显擦伤、撕裂和变形；颈部是否有压痛，气管位置，颈静脉是否充盈；胸部是否有肋骨骨折，有无气胸和连枷胸的征象，心肺听诊；腹部有无隆起、压痛、肿块，皮肤有无瘀斑；注意有无骨盆骨折；四肢有无压痛、肿胀变形、活动受限、神经血管功能损伤。

4. 群发伤的分诊　但出现一些重大突发事件，短期内有大量伤员时，应根据评估对伤员进行及时有效的分诊，以便合理利用医疗卫生资源，保证危重伤员得到良好救治，减少病死率。根据国际标准，灾害现场分检分四个等级：重伤、中度伤、轻伤和死亡或预期死亡。重伤患者可用红色标记，是需要紧急救治的，需优先救治和转运；包括有严重的基础疾病，头、颈、躯干、肘和膝盖近端的穿透伤，连枷胸，多处长骨骨折。中度伤患者可用黄色标记，存在潜在严重损伤但目前稳定，可以延迟救治；包括闭合性脑挫伤病情稳定，多根肋骨骨折伴血气胸行胸腔闭式引流术后伤情稳定，脊柱骨折等。轻伤患者可用绿色标记，无生命危险或功能障碍，可等候处理；如头皮血肿，头皮裂伤，下颌骨骨折等。死亡或预期死亡可用黑色标记，生存概率极小。

（马　健　陆国平）

参考文献

1. 李美莉. 我国儿童青少年伤害疾病负担系统评价. 山西医科大学, 2014.
2. YIN Z, WU J, LUO J, et al. Burden and trend analysis of injury mortality in China among children aged 0-14 years from 2004 to 2011. BMJ Open, 2015, 5 (7): e007307.
3. CAMPELL JE, ALSON RL. International trauma life support for emergency care providers. 8th ed. Pearson-Education, Inc, 2016.
4. American College of Surgeons Committeeon Trauma. Pediatric Trauma. Advanced Trauma Life Support (ATLS) Student Course Manual. 9th ed. American College of Surgeons, Chicago, 2012.

第二节　灾害儿童创伤急救技术

1. 院前急救　①首先控制活动性出血；②开放气道和供氧，注意对颈椎（颈托保护）和脊柱的保护和固定（图 4-1）；③如有休克尽快开放血管通路；④对呼吸循环功能不稳定的患儿，现场实施高质量的心肺复苏；⑤其他如张力性气胸、骨盆骨折、股骨骨折和肢体畸形等给予及时合适的处理；⑥与接收医院联系，提供尽可能详细的病史和病情介绍，以便对方作好充分准备。

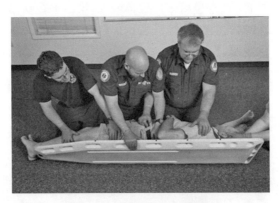

图 4-1　创伤患者的整体搬运

2. 急救转运　任何危及生命的急救均需遵循"黄金时间"原则，这同样对儿童创伤急救的成功率和预后起到决定性作用。因此危重创伤患儿应尽早转运到具备救治能力的专科医院。转运前应联系接受医院做好准备工作,为接受危重患儿或成批患儿建立绿色通道。应提供创伤患儿的人数、年龄、姓名,创伤机制,可疑的损伤,生命体征,已经开始的治疗,估计到达时间和应做的预防措施。转运途中应对创伤患儿进行持续的生命体征监护和不间断救治,做好转运过程中的病情变化记录并及时处理,转运至接受医院后做好交接班。

3. **院内急救创** 伤患者到达急诊后,应召集相关科室人员迅速到达急诊抢救室,判断、评估病情,制订诊疗方案。严重创伤可引起失血性休克、脑疝、张力性气胸等危重症而导致死亡。有研究报道失代偿性休克、机械通气、GCS ≤ 7 分、PTS<8 分是引起儿童死亡的危险因素。因此创伤急救应着重于维持生命体征,早期识别危重症并进行处理,避免继发性损伤。

(1)开放气道和通气支持:是处理危重创伤患儿的重要措施。可手法开放气道,但创伤患儿在除外颈椎损伤之前需避免用压额提颏法而采用双手抬举下颌骨方法打开气道;也可使用口咽通气道和鼻咽通气道,面部外伤、颅底骨折和凝血功能障碍的患儿应避免使用鼻咽通气道;颌面外伤、明显气道烧伤或吸入性损伤、重症颅脑损伤患儿应早期气管插管;外院带入的插管应评估插管位置;呼吸节律不齐、通气不充分、氧合不能维持患儿应给予通气支持。

(2)控制出血:出血是创伤的突出表现,现场及时有效止血是救治的关键步骤。外部出血主要有压迫止血和止血带止血。压迫止血可采用直接压迫出血部位止血,也可采用压住出血的血管上端(近心端)以压闭血管阻断血流止血。止血带止血时间越短越好,一般不超过 4 小时,每隔 30~60 分钟放松 2~3 分钟。内部出血通过止血不能缓解的需急诊手术干预。骨盆骨折、开放性或闭合性长骨骨折也可引起严重出血,需进行适当的固定,以防止二次损伤。

(3)液体复苏:失血性休克是引起创伤死亡的主要原因。所有创伤患儿均应快速建立血管通路,可采用静脉通路或骨髓通路,同时抽血,定血型和交叉配血,并进行相关的血常规、电解质和生化检查。所有能通过静脉通路给的药均可通过骨髓通路给,且剂量相等,但骨髓通路均短期使用,不超过 24 小时。控制出血和液体复苏是创伤救治措施中最重要的一环,液体复苏策略应根据创伤患儿的实际情况制定,尤其是是否需要紧急输血治疗(表 4-3)。如果评估存在休克,应迅速进行液体复苏,初始剂量 20ml/kg 等渗晶体液,10~15 分钟内输入,并再次评估是否需重复扩容;此外也可采用胶体液,高渗盐水在脑损伤患儿合并休克时疗效确切且能被良好耐受;2~3 次扩容后如休克症状仍存在,可考虑输血;对于严重创伤需大量

表 4-3 创伤儿童失血性休克分类和基于临床评估的输血治疗

项目	Ⅰ期	Ⅱ期	Ⅲ期	Ⅳ期
失血量 /%	<15	15~30	30~40	>40
临床表现				
心率 /(次·min^{-1})	<100	>100	>120	>140
血压	正常	正常	低血压	严重低血压
呼吸困难	无	轻度	中度	严重
精神	焦虑	激惹	模糊	嗜睡
皮肤	温暖	凉	花斑	苍白
毛细血管再充盈 /s	<5	5~10	10~15	>20
尿量 /(ml·kg^{-1}·h^{-1})	1~3	0.5~1	<0.5	无尿

续表

项目	Ⅰ期	Ⅱ期	Ⅲ期	Ⅳ期
复苏				
初始液体复苏反应	快速	短暂		无
生命体征	恢复正常	改善,然后心动过速、低血压		持续异常
血液准备	血型与交叉型	特殊配型		O阴性
输血紧迫性	低	中、高		即刻

输血的患儿,需成分输血以改善凝血功能,提高生存率,建议血制品的输注按照新鲜冰冻血浆∶血小板∶红细胞=1∶1∶1的比例进行,颅脑创伤患儿容易出现凝血功能障碍,应更积极使用新鲜冰冻血浆;液体复苏过程中应监测心率、血压、中心静脉压、血细胞比容、尿量、乳酸等指标;部分已经液体复苏治疗但血流动力学仍不稳定的应考虑使用血管活性药物。

对于出血未控制的失血性休克大量液体复苏可导致静水压升高、凝血因子稀释等加重出血,因此急救复苏时需采用限制性液体复苏和对于危及生命的低血压状态使用血管活性药物。限制性液体复苏的具体实施和维持目标值有关,但到目前为止,尚无明确的数值界定,需根据创伤部位、类型和严重程度进行评估。国际创伤生命支持推荐成人合并颅脑损伤的需维持收缩压110mmHg以上,无颅脑损伤的维持收缩压90mmHg以上即可,儿童尚无标准。

(4)镇静镇痛:儿童创伤后早期即可出现不同程度的疼痛,可导致患儿烦躁加重病情,因此创伤患儿需进行镇痛镇静评分。镇静可采用Ramsay评分,疼痛评分多采用FLACC评分(适用于2个月~7岁)。对于生命体征不稳定的创伤儿童,镇静镇痛需谨慎,以免影响诊断和治疗;对于接受机械通气、生命体征稳定的儿童,需给予积极镇痛镇静。常用的镇静镇痛药物包括苯二氮䓬类、丙泊酚、巴比妥类和阿片类药物。需根据镇静镇痛评分随时调整用药,维持FLACC评分为0分,Ramsay评分2~3分,但重症颅脑创伤患者需维持4~5分。

(5)常见创伤危重症治疗:创伤性颅脑损伤的救治原则为保持呼吸道通畅及循环稳定,准确把握手术指征,积极降低颅内压维持良好的脑灌注压,亚低温治疗,预防儿童颅脑创伤后的癫痫发作,防止并发症,避免高热、低氧血症和高碳酸血症引起继发性脑损伤。

1)张力性气胸极易导致呼吸衰竭和休克,需尽早针刺减压,后进行胸腔闭式引流,针刺减压位置为患侧第二肋间锁骨中线(图4-2)。连枷胸常合并心肺挫伤、血气胸等损伤,引起严重的呼吸循环功能障碍,早期急救可采用胸壁加压包扎和正压通气(图4-3),后可施行胸壁牵引固定,对于错位大、病情严重的施行肋骨内固定。大量血胸和心脏压塞应积极液体复苏、控制休克,心脏压塞应进行心包穿刺引流,

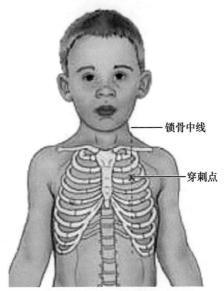

锁骨中线

穿刺点

图4-2 张力性气胸针刺减压

并尽早请胸外科干预。

2）腹部创伤：最常累及肝脾，由于无表面伤口、体征可不明显、腹痛可被其他疼痛掩盖，往往导致诊断延迟，因此需进行密切观察，控制休克，必要时外科干预。

3）骨盆骨折：严重的可合并失血性休克和盆腔脏器损伤，需积极控制休克，不稳定的骨盆骨折需先骨盆外固定（图4-4），可采用一条床单或专用的固定装置以大粗隆为中心包裹住骨盆，后尽快骨科医师介入干预。股骨等长骨骨折可引起失血性休克和神经血管功能损伤，因此需迅速准确进行夹板固定包扎，后请骨科医师介入进行内或外固定，过程中需反复评估神经血管功能，检查远端肢体的 PMS（pulse 脉搏、motorfunction 运动功能、sensory 感觉）。

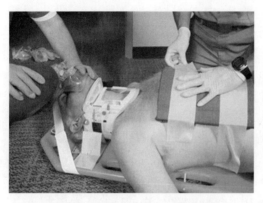

图 4-3　颈托和连枷胸的急救处理

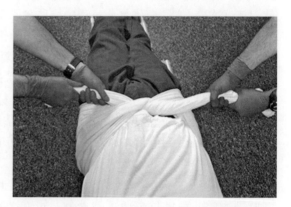

图 4-4　不稳定骨盆的急救固定

4）长骨骨折。

5）出血包扎。

对于创伤儿童，早期正确有效的评估和急救能显著降低病死率、改善预后，每个参与救治的医务人员应接受系统规范的培训以便更好地处理临床问题。同时注重预防，强化各种预防措施、加强安全健康和伤害知识技能教育，尽可能减少儿童意外伤害的发生。

（马　健　陆国平）

参考文献

1. 李美莉.我国儿童青少年伤害疾病负担系统评价.山西医科大学,2014.

2. YIN Z, WU J, LUO J, et al. Burden and trend analysis of injury mortality in China among children aged 0-14 years from 2004 to 2011. BMJ Open, 2015, 5 (7): e007307.

3. CAMPELL JE, ALSON RL. International trauma life support for emergency care providers. 8th ed. Pearson Education, Inc, 2016.

4. 儿童创伤急救早期处理专家共识组.儿童创伤急救早期处理专家共识.临床儿科杂志,2017, 35 (5): 377-383.

5. 唐慧雯,李筑英,黄玉娟,等.儿童创伤临床特点及死亡危险因素分析.中国小儿急救医学,2017, 24 (4): 292-295.

6. American College of Surgeons Committeeon Trauma. Pediatric Trauma. Advanced Trauma Life

Support (ATLS) Student Course Manual. 9thed. American College of Surgeons, Chicago, 2012.

7. NEFF LP, CANNON JW, MORRISON JJ, et al. Clearly defining pediatric massive transfusion: cutting through the fog and friction with combat data. J Trauma Acute Care Surg, 2015, 78 (1): 22-28.

8. HENDRICKSON JE, SHAZ BH, PEREIRA G, et al. Coagulopathy is prevalent and associated with adverse outcome sintransfused pediatric trauma patients. J Pediatr, 2012, 160 (2): 204-209.

9. 吴彩军，李春盛．创伤早期液体复苏的研究进展．中华急救医学杂志，2015, 24 (5): 569-573.

10. KOCHANEK PM, CARNEY N, ADELSON PD, et al. Guidelines for the acute medical management of severe traumatic brain injury ininfants, children, and adolescents-second edition. Pediatr Crit Care Med, 2012, 13 (Suppl1): S1-82.

第三节　灾害儿童创伤并发症

严重创伤由于继发性病理损害常会引起一些严重并发症，而这些并发症将直接影响患者的预后，严重并发症也是创伤患者早期和后期死亡的主要原因。2013 年由中华医学会创伤学分会创伤感染学组、创伤急救与多发伤学组共同制定的专家共识将创伤并发症定义为创伤后发生的并与创伤和 / 或创伤救治存在内在联系的疾病或症状。其中对预后有重大影响的重要并发症主要包括休克相关并发症、感染并发症、脏器并发症和栓塞并发症。

一、休克相关并发症

1. **创伤性休克**　休克是严重创伤的最常见并发症之一。创伤性休克主要是由于创伤导致重要脏器损伤、大出血，使循环血量锐减引起失血性休克；此外创伤后剧烈疼痛、恐惧等多种因素可导致机体代偿失调而出现休克。创伤性休克多见于严重的多发伤、头胸部伤、大血管伤以及腹部、骨盆损伤。创伤性休克主要表现为：① "5P" 临床特征：皮肤苍白（pallor）、出冷汗（perspiration）、神志淡漠（prostration）、脉搏弱（pulselessness）、气促（pulmonarydeficiency）；②收缩压低，脉压变小；③尿量少；④中心静脉压降低；⑤代谢性酸中毒。

容量复苏是纠正创伤性休克的主要措施。但传统的充分容量复苏虽能恢复有效循环血量，维持正常血压，保证组织灌注。但较高的血压可加剧出血、冲开已形成的血栓；高容量可使血液稀释，降低氧输送、凝血物质，加剧缺氧和凝血障碍；高容量易导致低体温，其与酸中毒、凝血功能障碍构成 "死亡三角"，三者相互促进，形成恶性循环。因此目前主张对于出血未控制的失血性休克采用限制性液体复苏和对于危及生命的低血压使用血管活性药物。限制性液体复苏的具体实施和所需维持的目标值有关，需根据创伤部位、类型和严重程度进行评估。根据 2007 年欧洲创伤出血高级救治任务组发布的创伤性休克指南：对少量失血不需复苏，仅对有意识恶化、桡动脉搏动微弱或摸不到的伤员进行复苏；对大出血并出现明显休克进行有限复苏，以维持较低的血压，维持收缩压约 80~90mmHg，出血控制后再进行积极容量复苏；对合并颅脑损伤的多发伤患者，因颅内压增高，若血压低可导致脑灌注不足而出现继发性脑缺血性损害，宜早期复苏以维持收缩压>90mmHg 或平均动脉压>60mmHg。目前用于容量复苏的液体包括晶体液（平衡液、乳酸林格液、高渗盐溶液）、胶体液（包括人工胶体如右旋糖酐、羟乙基淀粉、氟碳代血浆，天然胶体如血浆、新鲜冰冻血浆、白蛋白等）和高渗高胶溶液(如 7.5% 氯化钠 -10% 羟乙基淀粉或右旋糖酐),但晶体、人工胶体都不含血小板和凝血因子,天然胶体中库存血的血小板和凝血因子也大都被破坏,因此大量输入时需补充凝血因子和血小板。对于复苏的温度目前仍存在争议,需进一步研究。

2. 创伤后凝血病(trauma-inducedcoagulopathy,TIC) 是严重创伤后多因素导致机体出现以凝血功能障碍为表现的临床病症,多见于钝性脑创伤、大量血胸、骨盆骨折、严重肝损伤、肢体广泛碾压撕脱伤。导致 TIC 发生的主要原因为组织损伤、休克、血液稀释、酸中毒、低体温和炎症反应,其本质是机体的促凝因子、抗凝因子、内皮细胞、血小板和纤溶系统之间的动态平衡被破坏。TIC 的高危因素包括重型颅脑损伤、胸腹腔大量积血、接受大量输液输血、严重肝损伤、骨盆骨折并腹膜后血肿、多处肢体骨折或广泛皮肤撕脱伤、损伤严重度评分(ISS)>16 等。TIC 缺乏特异性症状和体征,因此临床上对于高危患者需仔细观察创面、皮肤切缘、血管穿刺处、气管插管内、胃肠减压管内等部位的渗血情况来作出初步判断。传统的 TIC 诊断标准为:PT>18 秒、APTT>60 秒、TT>15 秒。

TIC 直接影响创伤预后,积极手术止血和抗凝血病治疗是不可替代的救命手段。①快速有效的外科止血是抗休克的根本措施,能阻止凝血因子、纤维蛋白原和血小板的迅速丢失,避免血流动力学进一步恶化,有助于复苏。但有效止血并非精准止血,对无法通过外科或介入确切止血,或已有严重酸中毒、低体温和凝血功能障碍,可采用局部填塞、加压包扎等损害控制性手术。②损害控制性复苏是严重创伤患者的早期救治策略,包括限制性液体复苏或低血压复苏、止血性复苏和损害控制性手术。限制性液体复苏指对于非控制性失血休克患者在创伤后短时间内液体量应控制以维持血压在较低水平,但允许性低血压时间应控制在短时间内,尽快实施外科有效止血。止血性复苏是复苏早期应用血液制品,严格限制晶体液输入,防止稀释性凝血障碍;有研究表明新鲜冰冻血浆与红细胞混悬液输注比例在1:2~3:4 时治疗效果最佳,比例 ≥1:1 并未能体现出更好的效果;对血小板<50×10^9/L时,TEG 表现为功能性纤维蛋白原缺乏或血浆纤维蛋白原<1.5~2g/L 时,可输注血小板、纤维蛋白原或冷沉淀。损害控制性手术指对于濒死创伤患者初期可只采用阻断出血和污染的手术,待复苏成功后再行确定性手术能提高救治成功率。③ TIC 常合并酸中毒和低体温,构成创伤"死亡三角",及时纠正酸中毒和维持正常体温能逆转 TIC 的进一步恶化。④抗凝血病药物的使用是 TIC 治疗的重要内容。氨甲环酸是一种抗纤溶制剂,伤后 3 小时内使用可显著减少创伤患者的出血量、输血需要量,并降低死亡率。重组因子Ⅶa 能在活化的血小板表面促进凝血酶的产生而发挥止血作用,且形成的血栓比较稳定不易被纤溶降解,在欧美已常规用于损害控制治疗中的重要方法;但重组因子Ⅶa 价格昂贵,国内难以普及,如采取多种措施控制出血并积极使用血液成分和抗纤溶药物,仍存在持续顽固性出血,可考虑使用。其他止血药物,如使用阿司匹林创伤患者建议使用去氨加压素;需紧急逆转抗华法林治疗的创伤患者及 TEG 提示有凝血启动延迟的出血患者建议使用凝血酶原复合物;适当补充钙剂有利于救治 TIC。

二、感染并发症

创伤后容易发生感染,根据感染的深度,分为浅表感染、深部感染、器官或间隙感染。此外,由于卧床、侵袭性导管留置、手术、免疫功能下降等多种因素影响,创伤者易并发导管相关血流感染、肺炎、尿路感染,甚至出现脓毒血症和脓毒性休克。

抗菌药物的使用是防治创伤感染的重要措施,正确使用抗菌药物,对于改善预后、减少并发症、减少和延缓细菌耐药的发生有重要意义,因此应严格掌握预防性用药的适应证并选择合适的抗菌药物。皮肤软组织损伤应结合受伤因素、部位、范围、伤口清洁程度以及受伤至清创的时间间隔决定,尽量使用单一、针对金葡菌的抗菌药物,一般不超过 3 天。手部的开放性骨折可不必常规使用抗菌药物;其他部位如果软组织损伤很轻微,也可不使用;其余开放性骨折应在伤后尽早(争取 1 小时内)全身性使用抗革兰氏阳性菌药物,可选用第一代头孢菌素。开放性颅脑损伤和外伤导致的脑脊液漏需预防性使用抗菌药物,主要针对革兰氏阳性菌,可选用头孢唑林、头孢呋辛、头孢曲松等;如果脑组织被异物污染或存在脑脊液漏时,推荐加用抗厌氧菌药物如甲硝唑;应尽早使用,一般持续 3~5 天。脓胸是胸部外伤后常见并发症,尤其是放置胸腔引流管的患者;开放性损伤如果没有食管破裂,建议使用针对革兰氏阳性菌的药物,如伴有食管损伤,加用抗厌氧菌药物。腹部创伤是否预防性使用抗菌药物取决于损伤器官、手术治疗与否等因素,开放性损伤尤其合并空腔脏器损伤,感染发生率很高,病原菌主要为各种肠杆菌属和革兰氏阴性厌氧菌,选用头孢霉素类或第一、二代头孢菌素联合抗厌氧菌药物。

三、脏器并发症

1. **多脏器功能受损**　严重创伤患者可并发多脏器功能受损,肺、肾、胃肠道为最常受累及脏器,表现为创伤后 ARDS、急性肾损伤和急性胃肠损伤。ARDS 指创伤后出现急性缺氧性呼吸功能障碍,胸片或 CT 显示急性炎性渗出并持续至少 24 小时,无左心房高压或充血性心力衰竭,氧合指数(P/F)≤300mmHg,PEEP≥5cmH_2O。急性肾损伤指创伤后发生的急剧肾功能下降,出现氮质血症、水潴留以及电解质、酸碱平衡紊乱,血肌酐明显升高(48 小时绝对值≥26.5μmol/L 或较基线升高 50%),尿量<0.5ml/(kg·h)持续 6 小时以上。急性胃肠损伤指创伤后以应激性溃疡、动力障碍、消化吸收和屏障功能障碍等为主要特征的病变,表现为消化道出血、麻痹性肠梗阻、胃潴留、肠道营养不耐受和肠源性感染等。创伤后同时或序贯发生 2 个或 2 个以上脏器功能障碍时出现 MODS。

2. **腹腔间隔室综合征**(abdominal compartment syndrome,ACS)　指持续性腹内压>20mmHg,伴或不伴腹腔灌注压<60mmHg 并有新发生的器官功能不全或衰竭。其高危因素包括腹壁顺应性下降(如腹部手术、严重创伤)、脏器内容物增加(如胃扩张、肠梗阻)、腹腔内容物增加(如腹腔积液、积血、气腹)、毛细血管渗漏(如大量液体复苏、酸中毒、大量输血)等。ACS 可直接导致心、肺、肾、肝等多脏器功能衰竭,预后差。因此严重创伤患者具备任何高危因素应监测腹内压,多采用经膀胱测压法。一旦出现腹内压升高,应积极干预。非手术措施包括:增加腹壁顺应性(镇静、镇痛,使用神经肌肉阻滞剂,避免床头抬高),清空脏腔内容物(胃肠减压,胃/肠促动力药),清除腹腔积液(腹腔穿刺引流),纠正液体正平衡(避免过度复苏、利尿、胶体液、透析)和脏器功能支持。如保守治疗无效可进行开腹减压。

3. **挤压综合征**　指挤压伤患者在受压部位解除挤压后出现全身微循环障碍、肾小球滤过率下降、肾小管坏死,临床上出现肌红蛋白尿和急性肾衰竭。多在挤压伤后 24 小时内发生少尿或无尿,尿红褐色,尿中出现肌红蛋白,血肌酐、尿素氮、血钾明显升高。挤压综合征的救治重点是预防,重中之重在于院前急救。任何挤压伤都可能发展成挤压综合征,尤其是肌肉受累面积大、压迫时间长、受压程度重时,因此对挤压伤患者要密切观察,早期发现,早期治疗。早期大量补液是挤压综合征一切治疗措施的基础,液体多用等张、不含钾的晶体液,补液在解除压迫前就要开始,前2小时内儿童推荐15~20ml/(kg·h),随后减少为10ml/(kg·h)。药物治疗主要包括抗感染、镇痛、纠正电解质紊乱等对症治疗。发生挤压伤肢体可发展成骨筋膜室综合征,国内专家共识认为在诊断明确(骨筋膜室压力持续>30mmHg)时才实施切开减压。如果出现严重高钾血症、急性肾衰竭和液体超负荷,需进行血液净化治疗。

四、栓塞并发症

1. **深静脉血栓形成(deep venous thrombosis,DVT)** 创伤患者由于肢体制动或长期卧床,容易出现DVT,表现为患肢肿胀、疼痛,抬高患肢可减轻,活动后加重,血栓部位有压痛,辅助检查可见D-二聚体明显升高,超声、静脉造影可明确诊断。目前对于创伤后DVT无特殊预防方法,常用预防措施包括基本预防(术后抬高患肢,鼓励尽早活动)、机械预防(间歇充气加压装置、逐级加压弹性袜)和药物预防(肝素和低分子肝素)。有高出血危险的患者应慎用药物预防措施,以机械预防为主,辅以基本预防措施。一旦出现DVT,应积极溶栓治疗,常用药物有尿激酶和低分子肝素,此外抗凝治疗有利于早期血栓的消融,可作为辅助治疗。药物溶栓无效可采用导管或手术取栓治疗。

2. **脂肪栓塞综合征** 指长骨或骨盆骨折后24~48小时或骨折固定后24小时内出现以呼吸困难为主要表现的临床综合征。诊断主要根据病史和临床表现,主要标准包括呼吸系统症状和胸片双侧蝴蝶样阴影、皮肤瘀斑或点状出血和中枢神经系统受抑;次要诊断包括不能用失血或过量输液稀释解释的Hb<10g/dl、发热、脉搏快、血液或尿液中出现游离脂肪滴、血小板减少、无尿或少尿、视网膜变化和黄疸;出现1项主要标准和3项次要标准或2项主要标准和2项次要标准即可诊断。患者一经确诊后应立即采取综合治疗,早期手术固定骨折,积极氧疗,必要时气管插管机械通气。药物治疗包括肾上腺皮质激素(多主张早期预防,也有建议机械通气后氧分压不能维持70mmHg以上才使用)、抗脂肪栓药物(如吉派林、抑肽酶、低分子右旋糖酐)、低分子肝素(改善高凝状态、预防激发血栓)和抗生素治疗。其他治疗还包括脑保护治疗和维持内环境稳定等支持治疗。

(马 健 陆国平)

参考文献

1. 中华医学会创伤学分会创伤感染学组、创伤急救与多发伤学组.创伤后并发症的定义与诊断专家共识.中华创伤杂志,2013,29(6):481-484.
2. 吴彩军,李春盛.创伤早期液体复苏的研究进展.中华急救医学杂志,2015,24(5):569-573.
3. ROSSAINT R, BOUILLON B, CERNY V, et al. Management of bleeding following major trauma: an updated European guideline. Crit Care, 2010, 14 (2): R52.
4. COTTON BA, JEROME RM, COLLIER BR, et al. Guidelines for pre-hospital fluid resuscitation in the injure dpatient. Trauma, 2009, 67 (2): 389-402.
5. EPSTEIN DS, MITRA B, O'REILLY C, et al. Acute traumatic coagulopathy in the setting of isolated traumatic brain injury: asystematic review and meta-analysis. Injury, 2014, 45 (5): 819-824.

6. 尹文，李俊杰. 急性创伤性凝血病的研究进展. 创伤外科杂志，2014, 16 (3): 197-200.

7. Practice parameter for the use of fresh frozen plasma, cryoprecipitate, and platelets. Fresh frozen plasma, cryoprecipitate, and platelets administration practice guidelines development taskforce of the college of American pathologists. JAMA, 1994, 271 (10): 777-781.

8. ROSSAINT R, BOUILLON B, CERNY V, et al. The European guideline on management of major bleeding and coagulopathy following trauma: fourth edition. Crit Care, 2016, 20 (1): 100.

9. DAVENPORT R, CURRY N, MANSON J, et al. Hemostatic effects of fresh frozen plasma may be maximal at red cell ratios of 1∶2. J Trauma, 2011, 70 (4): 97-102.

10. 文爱清，张连阳，蒋东坡，等. 严重创伤输血专家共识. 中华创伤杂志，2013, 29 (8): 706-710.

11. KER K, EDWARDS P, PEREL P, et al. Effect of tranexamic acid on surgical bleeding: systematic review and cumulative meta-analysis. BMJ, 2012, 344 (1): 1-13.

12. JOSEPH B, PANDIT V, KHALIL M, et al. Use of prothrombin complex concentrate as an adjunct to flesh frozen plasma shortens time to craniotomy in traumatic brain injury patients. Neuro Surg, 2015, 76 (5): 601-607.

13. TRIBBLE DR, CONGER NG, FRASER S, et al. Infection-associated clinical outcomes in hospitalized medical evacuees after traumatic injury: trauma infectious disease outcome study. J Trauma, 2011, 71 (1 suppl): s33-s42.

14. RUBIN C, ORBACH H, RINOTT M, et al. The use of prophylactic antibiotics in treatment of fingertip amputation: a randomized prospective trial. Am J Emerg Med, 2015, 33 (5): 645-647.

15. LACK WD, KARUNAKAR MA, ANGERAME MR, et al. Type Ⅲ open tibia fracture fractures: immediate antibiotic prophylaxis minimizes infection. J Orthop Trauma, 2015, 29 (1): 1-6.

16. MCCLELLAN N, SWANSON JM, MAGNOTTI IJ, et al. Adjunctive intra-ventricular antibiotic therapy for bacterial central nervous system infections in critically ill patients with traumatic brain injury. Ann Pharmacother, 2015, 49 (5): 515-522.

17. 中华医学会创伤学分会创伤感染学组，中华医学会急诊医学分会创伤学组. 创伤后抗菌药物预防性使用专家共识. 中华创伤杂志，2016, 32 (10): 865-869.

18. Sartelli M, Viale P, Catena F, et al. 2013 WSES guidelines for management of intra-abdominal infections. World J Emerg Surg, 2013, 8 (10): 3.

19. 江利冰，张茂，马岳峰. 腹腔高压和腹腔间隔室综合征诊疗指南 (2013). 中华急诊医学杂志，2013, 22 (8): 839-841.

20. 刘涛，白祥军. 挤压伤和挤压综合征. 创伤外科杂志，2016, 18 (7): 447-449.

21. 挤压综合征急性肾损伤诊治协助组. 挤压综合征急性肾损伤诊治的专家共识. 中华医学杂志，2013, 93 (17): 1297-1300.

22. 中华医学会外科学分会血管外科学组. 深静脉血栓形成的诊治指南 (第 2 版). 中华外科杂志，2012, 50 (7): 611-614.

23. CAYCE B, NAWAF, DEREK M, et al. Fat embolism syndrome in an adolescent before surgical treatment of an isolated closed tibial shaft fracture. Am J Orthop, 2012, 41 (12): 565-568.

第四节　创伤性休克

休克是指由于氧和营养物质输送不能满足组织代谢以及细胞氧需求而产生的一种危重病理情况，基本特点是外周和靶器官灌注不足。休克诊断不以血压为标准，发生休克时，收缩压可正常、升高或降低。对于儿童，多数休克患者表现心输出量降低；也有表现为心输出量增加的休克（如脓毒症休克或过敏性休克）。所有休克均可对重要脏器造成损害，如中枢

(意识障碍等)及肾脏(少尿等)。

一、休克的病理生理

机体主要通过心肺系统向组织提供氧和排出体内细胞代谢产物(主要是 CO_2)。当组织氧输送不足时,细胞将以无氧酵解方式进行供能,这样将产生较多乳酸,且无氧酵解对细胞供能有限。除非机体氧储备较多,否则将导致器官功能障碍或衰竭。

机体的氧输送主要取决于以下因素:①血液中氧含量充足;②充足的血液供应;③组织内存在适当的血流分布。机体血氧含量主要取决于血红蛋白浓度和动脉血氧饱和度。组织的血流供应则由心输出量和外周血管阻力(SVR)所决定,而心输出量由每搏量和心率共同决定。因此,若增加心输出量,可增加心率、每搏量或两者均增加。因心率过快时,回心血流时间缩短可导致心脏充盈不足,所以机体不能无限制增加心率以提高心输出量。婴儿的每搏量较小,因而以增加每搏量来提高心输出量的能力相当有限。因此,婴儿主要依靠提高心率来维持或增加心输出量。随年龄增长,每搏量逐渐增加,心输出量的增加才渐渐不依赖心率增快。组织的血流分布由其供血的血管管径大小所决定,即外周血管阻力。机体可根据组织代谢的实际需求对外周血管阻力进行调节。

1. 休克时机体的代偿机制 一旦发生休克,机体通过代偿机制试图保证重要脏器的氧代谢维持正常,主要有以下几方面:①心率增加;②外周血管阻力增加;③心肌收缩力增强;④血管平滑肌张力增加。休克产生时,机体首先通过心率增加以维持心输出量正常,心率增加有一定的极限。当组织氧输送不足时,机体可使血流重新分布,减少非重要器官血流(如皮肤、骨骼肌、胃肠道、肾脏),而增加重要脏器(如心脏、大脑)的血流。

2. 休克时血压的变化 血压由外周血管阻力和心输出量共同决定。当心输出量降低时,机体可通过增加外周血管阻力来维持血压正常。这种机制在休克患儿相当有效,因此在休克初期,血压可正常或略高。因外周血管阻力增加可导致舒张压升高,最终出现脉压降低。反之,若外周血管阻力降低,因舒张压降低,最终出现脉压增大。基于上述机制,休克患者的血压可正常、增高和降低。

若心输出量不足,尽管血压正常,但组织灌注仍不足,此时可有乳酸性酸中毒表现。若休克时外周血管阻力不增加,则表现为血压降低,导致重要脏器的氧输送将严重不足,此时表现为代谢性酸中毒和靶器官障碍表现(意识障碍、尿量减少等)。因心肌氧输送不足出现心肌功能障碍,每搏量降低,低血压。最后出现心血管功能衰竭、心搏骤停和不可逆的靶器官损害。

3. 休克分类 按照血流动力学分类,临床上休克可分为低血容量性休克、分布性休克、心源性休克和梗阻性休克四类。前三种类型休克以心输出量和氧输送降低为主要特征,而分布性休克是以外周血管阻力降低和氧摄取改变为主要特征。

创伤性休克是机体遭受严重创伤后,如实质脏器破裂、多发骨折、严重烧伤等,大量失血、失液、损伤处体液渗出导致有效循环血容量降低,微循环障碍,组织和器官灌注不足而引起的器官功能紊乱以及细胞代谢障碍的一种严重病理过程。多数情况下,创伤性休克可用上述四种经典分类中的一种进行解释,其中失血所造成的低血容量性休克居多。但是,对于一些严重的多发伤,其发生机制常包含多种类型。例如严重多发伤患者会有低血容量性休克和疼痛共存在,而疼痛因素同样会对机体造成强烈的刺激而引起休克的病理反应,相当于同时存在分布性休克。因此,单纯以低血容量性休克处理这些患者时,即使血容量恢复,休克症状有时难以纠正。因此,有学者提出,为了提高对创伤性休克的认识和重视,建议将其列为"第五类型休克"。

二、创伤性休克的病因

1. **体液丢失** 失血、失液是创伤患者发生休克最常见原因。急性失血低于总血量 1/4 时,机体通过代偿可使血压维持在正常范围;若超过总血量 1/3 以上即可发生休克。因此,在处理创伤性休克时,对患者出血量进行评估,可以帮助判断休克的严重程度。

2. **神经内分泌功能紊乱** 创伤本身以及疼痛、恐惧等因素都对机体产生强烈的刺激,可通过神经内分泌系统释放大量儿茶酚胺类物质。另外,应激状态还可以使下丘脑分泌加压素和促肾上腺皮质激素。此调节为机体的代偿机制,但是如果刺激过强且持续存在将导致神经内分泌功能紊乱,最终引起血管舒缩功能失调而发生休克。

3. **组织损伤** 严重创伤导致受伤部位的组织坏死,组织细胞坏死释放大量代谢产物而被吸收,可造成毛细血管通透性增加和张力改变,使血浆渗出和瘀滞在微血管中,进一步降低有效循环血容量。

4. **炎症反应** 创伤后坏死物质吸收以及继发感染,这些非感染和感染所致的炎症反应产生大量炎性介质并引发全身炎症反应综合征(SIRS)和抗炎反应,促炎和抗炎反应相持和交替失衡,抗炎机制获优势时称为代偿性抗炎反应综合征(CARS)。严重创伤时 SIRS 与 CARS 同时并存又相互加强,则会导致炎症反应和免疫功能更为严重的紊乱,对机体产生更强的损伤,称为混合性拮抗反应综合征(MARS)。失衡的炎症反应也是这些患者休克加速和程度加重,以及发生多脏器功能障碍(MODS)的重要环节。

三、创伤性休克的诊断

休克的诊断应基于临床表现、血流动力学和生化指标,因此,三方面内容主要包括:

1. **血压降低** 休克患者多数会有动脉血压降低,并伴有心率增快。

2. **组织低灌注时表现** 总结为观察休克患者的"三窗口":①皮肤:皮肤湿冷、发绀,尤其是肢体末梢部位更容易出现;②肾脏:因肾血流灌注减少出现少尿[<0.5ml/(kg·h)];③神经系统:意识状态改变。

3. **高乳酸血症** 因组织灌注不良,细胞氧合减少所致,因此,血乳酸增高提示细胞代谢异常。

诊断创伤性休克时应详细询问患者病史:明确创伤类型、受伤部位、伤后病情变化经过,是否伴有多发伤或重要脏器损伤,是否有活动性出血,初步评估出血量,并对创伤进行分级。仔细查体以寻找休克的临床表现,并及时进行血生化方面的检查。

四、创伤性休克时脏器功能变化

1. **循环功能** 创伤性休克时心脏最易受到影响,因动脉血压降低,冠状动脉血流减少使心肌供血明显减少。微循环障碍、心肌缺血缺氧、炎症因子对心肌损害以及代谢性酸中毒等多种因素作用下,造成心肌收缩力降低,舒张功能不全,最终导致严重心脏泵血障碍。

2. **呼吸系统**　大量炎性介质释放,使肺血管痉挛,肺血管内皮受损,肺泡表面活性物质减少,肺泡渗透性增加,血浆外渗,造成肺内淤血、水肿、肺不张,引起急性呼吸衰竭,肺泡内透明膜形成,出现急性呼吸窘迫综合征(ARDS)。一些胸部外伤或有害气体吸入可在创伤早期即发生 ARDS。

3. **肾脏**　有效循环血容量减少,肾血流减少,肾小球灌注不足所致;挤压伤时横纹肌溶解,肌细胞内容物外渗进入血液循环;以及机体内炎症介质增加等因素,导致创伤性休克发生急性肾损伤(AKI),表现为少尿、无尿以及血肌酐和尿素氮升高。

4. **凝血功能**　创伤患者病程中可发生创伤性凝血病,发生机制复杂,是多种因素共同作用的结果。可能机制为:①大量出血,组织损伤后激活凝血、纤溶、抗凝系统;②液体复苏时大量输液使血液稀释;③大量输注库存血,凝血异常;④炎症反应引发内皮细胞损伤。创伤性凝血病、低体温和酸中毒三者相互促进,形成恶性循环,称之为"致命三联症",可导致创伤患者早期死亡。因此,对于严重创伤患者及时、连续、规律进行凝血功能检查,做到早期识别、早期干预。

5. **神经系统**　休克早期机体可通过全身血液的重新分布以及脑循环的自身调节,维持脑血流的供应。失代偿期休克时脑血流减少,组织氧供降低,线粒体功能障碍,导致脑灌注减少,出现表情淡漠、意识障碍等中枢抑制表现。

6. **肝脏和胃肠功能**　肝脏和胃肠道血流较少,肝微循环障碍,肝细胞缺血缺氧可导致部分坏死,出现肝功能异常,肝脏解毒、合成、分泌以及代谢功能减低。肠道血流减少引起肠上皮细胞缺氧、坏死,肠道保护屏障功能减弱,肠道菌群移位,促进炎症反应。上述这些病理过程均会加速休克进展。

五、创伤性休克的评估和监测

1. **严重程度评估**　临床上常以收缩压来判断休克的严重程度。休克分为代偿性休克和失代偿性休克。代偿性休克是指收缩压在正常范围(≥ 第 5 百分位)。当收缩压降低正常时称之为低血压性休克(既往称为失代偿性休克)。虽然血压常常用来判断休克的严重程度,但无论代偿性休克抑或低血压性休克,均有恶化风险。心输出量低而血压正常的休克患者与心输出量正常而血压低的患者比较,前者由于血管收缩因而对靶器官损害更重。因此,休克严重程度的判断应该是综合评估;若患者已出现脉搏微弱,末梢循环差,低灌注表现,即使血压正常,也应考虑病情严重,此时休克的判断应该以临床表现为主。

1~10 岁患者,若收缩压小于下面公式计算出的数值,即认为低血压。

$$收缩压 =70mmHg+ [患者年龄(年) \times 2]mmHg$$

2. **监测**　休克患者病情变化快,其进展较难预料,往往是一个迅速恶化的加速过程,因此在诊疗过程中做好监护对指导治疗、判断预后都具有非常重要的意义。

(1)一般监测:常规监测心率、呼吸、脉搏、血压等生命体征,血压和脉搏是休克的重要监测指标。尿量的监测也是临床判断患者循环状况的重要指标,可以反映肾脏灌注情况,并可推测其他脏器的灌注。皮肤有无湿冷、苍白、花斑等,毛细血管再充盈时间。神志状态监测:是否有意识改变。

(2)血流动力学监测:

1）心输出量：临床上常以心脏指数（CI）作为评判心功能依据，正常范围 2.6~4.0L/(min·m²)。

2）中心静脉压（CVP）：反映右心的充盈压，可用于鉴别心功能不全和血容量不足所致休克。正常值 6~12cmH₂O。CVP<5cmH₂O 提示血容量不足，CVP>15cmH₂O 提示液体过多、心力衰竭。

3）肺动脉楔压（PAWP）：反映左心房平均压，正常范围 8~12mmHg，能够较好地反映左心室功能；PAWP<8mmHg 提示血容量不足，>20mmHg 提示左心功能不全，26~30mmHg 提示重度肺充血，>30mmHg 时常有肺水肿。

4）外周血管阻力（SVR）：反映体循环的血管阻力，但不能反映不同血管床的血管阻力。正常值为 900~1 600dyne/(s·cm⁵)。

5）血乳酸：血乳酸水平反映休克时微循环和组织代谢的情况，正常值<1.0mmol/L。2016 年国际脓毒症指南建议通过使乳酸正常化来指导复苏治疗。

6）中心静脉血氧饱和度（ScVO₂）或混合静脉血氧饱和度（SVO₂）：两个指标均能反映氧输送和组织代谢情况。ScVO₂ 正常值为 75%~85%。

（3）影像学检查：

1）重症超声：创伤重点超声评估（FAST）通过对胸腔、心包、腹腔以及骨盆等部位检查，判断是否存在积液。FAST 可识别由于脏器损伤而溢出的游离液体。游离液体往往是器官损伤的标志。但是 FAST 不能区分病理性游离液体的性质，如尿液、血液等。重症超声具有无创、快捷、无辐射，可就地检查，无须将患者搬动离开抢救现场等优点。

2）影像学检查：及时进行颈椎、胸部、骨盆等部位摄片。若血流动力学稳定或对液体复苏有反应者，依据实际情况进行 CT 扫描。

六、创伤性休克的治疗

1. **创伤性休克救治的时效性与时效值** 休克救治时间窗：一定时间内存在急救成功的可能性。一旦超出这个时间窗，就失去救治成功的机会。急救的时间性和时效值：创伤性休克发生后，单位时间内的救治效果称为时效性；而单位时间内的抢救成功率称为时效值（时效值＝一定救治时间内的救治成功率/救治时间）。

创伤性休克时效值的要求：降低创伤早期死亡的重要干预措施要解决三大问题：控制出血、解除梗阻、纠正休克；实施确定性或（和）损害控制手术。针对主要问题，有学者提出"白金 10 分钟""黄金 30 分钟"和"黄金 1 小时"等救治理念。"白金 10 分钟"：创伤发生到伤后 10 分钟。主要处置包括：外伤压迫止血、颈托固定、封闭胸部伤口、开放气道、呼吸支持、建立静脉通路、可耐受低灌注复苏。其目的是控制出血、接触梗阻、维持气道通畅。"黄金 30 分钟"：伤后 30 分钟应及时、正确地进行液体复苏，维持患者重要脏器灌注，纠正休克，为实施手术创造条件。"黄金 1 小时"：应进行实施确定性和/或损害控制性急救手术。

2. **治疗原则** 对于创伤性休克，应首先判断病情严重程度，先处理危及生命的情况，伤情初步控制后进行后续处理；针对休克病因的积极干预是休克治疗的基本手段；有效的重要脏器支持，维持其功能是休克治疗的重要措施。

治疗可分为四个阶段：①急救阶段：治疗目标为控制出血，维持生命体征稳定；②优化调整阶段：治疗目标为：增加组织氧供，优化心输出量、静脉血氧饱和度和血乳酸水平；③稳定阶段:治疗目标为防止器官功能障碍;④降阶梯治疗阶段:治疗目标为逐渐撤离血管活性药物,调整容量负荷达到液体平衡,恢复内环境稳定。

3. 液体复苏

(1)建立血管通路:创伤患者要建立起以中心静脉为主的静脉通路,以保证液体复苏的顺利进行;要求迅速、可靠、有效。若外周静脉通路建立困难时,应选择骨髓腔内血管通路。

(2)液体复苏:液体治疗的早期目的是恢复血管内容量和组织灌注。液体复苏治疗可改善微循环血流,增加心输出量,对任何类型的休克均有一定帮助。但是在复苏治疗过程中,应严密监测,以防止因输注过多液体导致肺水肿和组织间质水肿。在进行液体复苏时应注意以下问题:

1)液体复苏策略:存在活动性出血的创伤患者,目前建议采取限制性容量复苏,直到出血已明确控制。院前急救时,可采取滴定式的容量复苏以维持可触及的大动脉搏动(颈动脉或股动脉)。院内救治时,应快速控制出血,进行滴定式容量复苏以维持中心循环,直至出血得到控制。针对失血性休克和创伤性脑损伤并存患者,如果失血性休克为主要问题,应持续限制性容量复苏;如果创伤性脑损伤为主要问题,则进行相对宽松的限制性容量复苏以维持脑血流灌注。

2)液体种类的选择:创伤性休克时绝大多数情况下出血量较大,应及时输血以维持血容量,改善组织灌注,保证重要脏器的氧供。首选固定比例的成分输血,血浆和红细胞比例为1:1,尽快获取实验室检查结果而制订输血方案。

等渗晶体液和胶体液均会扩张血管内容量;等渗晶体液(生理盐水或乳酸林格液等),具有价格便宜、方便准备、不会引起过敏反应等特点,是初始纠正休克、替代血容量的理想液体。晶体液中的钠离子可以通过血管内皮,但不能通过细胞膜,因此分布于细胞外液;等渗晶体液治疗时,大约只有1/4的晶体液能留在血管内,剩余部分将留在血管外(组织间隙)。有研究表明,取得同样效果的前提下,晶体液的使用量是胶体的1.5倍,因此,需要大量液体复苏时可选用胶体液。胶体液(如5%的白蛋白,羟乙基淀粉等)相对大的分子量,可使得其在血管内保留的时间长于晶体液。所以扩容效果好于晶体液;但胶体液不像晶体液那样可常规大量备货,且需要一定的时间准备。血源性的胶体液可引起过敏反应。羟乙基淀粉不推荐用于脓毒症休克。

3)补液速度:低血容量及脓毒症休克需快速液体输注。在复苏的第一小时内,需要40~60ml/kg或更多的等渗晶体液。常常用20ml/kg的等渗晶体液,以5~20分钟输注来开始液体复苏。如果因创伤出血导致的休克需要及时输血支持。若存在或怀疑心肌功能不全或梗阻性休克,需减少液体量并减慢速度;用5~10ml/kg的液体,输注时间超过10~20分钟,并在输注过程中不断再评估是否存在肺水肿。

4)治疗终点的判断:依据Frank-Starling曲线,在曲线的陡峭部分,每搏量很大程度上依赖前负荷,液体复苏会使每搏量明显增加;而在曲线的平台期,因心脏前负荷没有储备,液体复苏不能使每搏量增加。但是,在液体复苏过程中,临床医师很难判断患者心功能处于曲线的具体位置,因此判断液体复苏的治疗终点也非常困难。常用的临床征象包括:平均动脉压,尿量,是否存在肺部啰音增多或肝脏肿大,中心静脉压(CVP),中心静脉氧饱和度($ScVO_2$)和混合静脉血氧饱和度(SVO_2)等。CVP因其间接反映压力变化,且容易受到多种因素影响,其准确性经常受到质疑。也可以通过有创或无创的设备进行监测每搏量变异(SVV)、脉压变异(PPV)、心输出量(CO)等指标进行判断。需要强调的是,在临床实际工作中应注意:①综合各方面指标,全面分析;不能单靠某一项临床或实验室指标,应把临床症状和体征与相关的辅助检查结果相结合。②连续观察,动态监测,反复评估,评价每次液体治疗后的生理反应,评估在液体复苏期间及复苏后的不良反应的征象,对整体病情判断更具有意义。

4. 血管活性药物应用

(1)缩血管药物:经液体复苏后仍存在低血压时需要给予血管加压药物。肾上腺素能激动剂具有快速起效、高效、半衰期短等特点而为临床最常选择。不同的肾上腺素能受体在应用时各有利弊:β 受体激动剂可增加血流,但同时因增加心率和心肌收缩力会增加心肌缺血风险;而 α 受体激动剂在增加血管张力和血压的同时,会降低心输出量而可能具有导致组织血流减少风险。目前去甲肾上腺素为临床上最常选用的缩血管药物,其以兴奋 α 受体为主,同时具有中度的 β 受体激动作用以增加心输出量;因此,在应用时可使血压显著升高,而对心率和心输出量几乎没有影响。建议对创伤性休克首选去甲肾上腺素,依据临床病情可给予 $0.1\sim2\mu g/(kg\cdot min)$ 维持。

肾上腺素具有较强的 α 和 β 受体兴奋作用,它能显著的强心作用,可增加搏出量。可持续输注肾上腺素来提升血压,改善系统灌注。在低剂量时,它可以降低 SVR(其 β 受体兴奋的作用)。在高剂量时,可增加 SVR(其 α 受体兴奋的作用)。通常在肾上腺素使用剂量达到 $\geq0.3\mu g/(kg\cdot min)$ 时,以 α 受体作用为主。肾上腺素可通过刺激骨骼肌产生乳酸而导致乳酸水平升高。

多巴胺在低剂量时具有 β 受体兴奋作用,高剂量时兴奋 α 受体,过去认为在极低剂量时 $[<3\mu g/(kg\cdot min)]$ 能够选择性扩张肾血管,但近期对照研究表明其并无肾脏保护作用;因此,不再推荐用于肾脏保护。研究表明,对于心源性休克患者,多巴胺可增加心律失常及 28 天死亡率;而在脓毒症休克的治疗中,与去甲肾上腺素比较,也增加脓毒性休克患者死亡率。因此,目前观点不推荐多巴胺用于休克患者的一线治疗。

(2)强心药物:多巴酚丁胺可以增加心输出量,开始应用较小剂量即可对心输出量产生影响,一般从 $5\mu g/(kg\cdot min)$ 开始,但不建议超过 $20\mu g/(kg\cdot min)$。多巴酚丁胺对动脉血压影响较小。磷酸二酯酶抑制剂(如米力农)具有强心和舒血管双重作用。该药对于 β 受体下调或既往接受 β 受体阻滞剂治疗的休克患者有帮助。在临床应用时需注意:该药半衰期相对较长(4~6 小时),持续维持滴注时可能引起药物蓄积;对于低血压患者需慎重应用。左西孟坦可与心肌肌钙蛋白 C 的结合而增加心脏肌钙蛋白 C 对钙离子的敏感性,增强心肌收缩力,而无须提高细胞内的钙浓度。不影响心率及心肌耗氧量。但该药半衰期较长,其体内活性代谢物可持续数天,因此限制了在休克急性期的应用。

5. 机械支持治疗

(1)连续血液净化:可以去除体内炎症介质,调节免疫功能,维持循环稳定,调节液体平衡。临床应用常见指征包括:休克合并急性肾损伤(AKI);液体超负荷;脓毒性休克。

(2)体外膜肺氧合(ECMO):ECMO 是一项新兴的生命支持技术,能够部分或全部替代患者的心肺功能,维持机体组织灌注和氧合而支持心肺功能衰竭的患者。EMCO 根据置管位置不同分为静脉 - 静脉(VV)和静脉 - 动脉(VA)两种模式;VV 模式的作用是改善氧合,主要用于严重呼吸功能衰竭患者;VA 模式对呼吸和循环均能支持,用于心脏功能衰竭患者。对于经积极液体复苏及血管活性药物维持,血压仍不能维持的严重休克患者,可给予 VA-ECMO 支持使心肺充分休息而度过疾病激期,从而获得抢救成功机会。目前对于心源性休克患者应用较多,而创伤性休克和脓毒性休克患者实施 ECMO 的报道较少。

(3)经主动脉球囊反搏(IABC):可降低左室后负荷、增加冠状动脉血流。该技术在成人心源性休克应用较多,但缺少严格的临床对照试验证明该技术对心源性休克有帮助,且儿科领域极少应用。

6. 其他治疗

(1)重要脏器功能支持治疗:见 MODS 治疗章节。

(2)维持机体内环境稳定:机体内环境稳定对维持脏器功能具有重要作用,在休克的治疗中应维持酸碱平衡、电解质及血糖稳定。

(3)营养支持:如果患者能耐受者,尽量给予肠内营养,若不耐受可选用肠外营养。脓毒性休克处于高代谢状态,但对外源性营养利用较低,蛋白质消耗大,需保持正氮平衡。

(4)镇静镇痛:目前主张对于危重患者镇静镇痛应以最小化,无论是持续镇静还是间断镇静,应依据临床病情达到预期目标。

(闫钢风　陆国平)

参考文献

1. SAKR Y, REINHART K, VINCENT JL, et al. Does dopamine administration in shock influence outcome？Results of the Sepsis Occurrence in Acutely Ill Patients (SOAP) Study. Crit Care Med, 2006, 34 (3): 589-597.

2. VINCENT JL, DE BACKER D. Circulatory shock. N Engl J Med, 2013, 369 (18): 1726-1734.

3. DE BACKER D, BISTON P, DEVRIENDT J, et al. Comparison of dopamine and norepinephrine in the treatment of shock. N Engl J Med, 2010, 362 (9): 779-789.

4. GAMPER G, HAVEL C, ARRICH J, et al. Vasopressors for hypotensive shock. Cochrane Database Syst Rev, 2016, 2: CD003709.

5. SCHULER G. Intraaortic balloon support for myocardial infarction with cardiogenic shock. N Engl J Med, 2012, 367: 1287-1296.

6. RHODES A, EVANS LE, ALHAZZANI W, et al. Surviving Sepsis Campaign: International Guidelines for Management of Sepsis and Septic Shock: 2016. Intensive Care Med, 2017, 43 (3): 304-377.

7. 中国医师协会急诊分会, 中国人民解放军急救医学专业委员会, 中国人民解放军重症医学专业委员会, 等. 创伤失血性休克诊治中国急诊专家共识. 中华急诊医学杂志, 2017, 26 (12): 1358-1365.

8. ANDERSON MW, WATSON GA. Traumatic shock: the fifth shock. J Trauma Nurs, 2013, 20 (1): 37-43.

9. GLEN J, CONSTANTI M, BROHI K. Assessment and initial management of major trauma: summary of NICE guidance. BMJ, 2016, 353: i3051.

10. 王一镗, 刘中民. 灾害医学理论与实践. 北京: 人民卫生出版社, 2013: 677-694.

11. 何忠杰. 创伤性休克救治的时效性与时效值. 创伤外科杂志, 2013, 15 (2): 97-99.

12. 黎介寿, 李幼生. 重视战创伤急性凝血功能障碍的早期诊断与治疗. 解放军医学杂志, 2013, 38 (1): 1-5.

13. DELLA-TORRE E, YACOUB MR, COLOMBO G. Resuscitation fluids. N Engl J Med, 2013, 369 (25): 2462.

第五节 创伤性脑损伤

创伤性脑损伤(traumatic brain injury,TBI)是指外力引起的创伤性脑结构损伤和 / 或脑功能障碍。TBI 是儿科的急危重症,其死亡率、致残率高居各类创伤之首。与成人相比,儿童 TBI 的致伤原因具有独特的年龄相关性。在 2 岁以下儿童,主要以非意外性脑损伤为主,其损伤往往具有重复性。在意外性脑损伤中,车祸伤及坠落伤等是其主要致伤原因。坠落伤是幼儿期 TBI 的首要致伤因素,随着年龄的增长,坠落伤发生概率逐渐降低,交通意外伤害逐渐增多。青少年时期,交通意外伤及体育运动相关的损伤则呈现显著增长趋势。

一、创伤性脑损伤的分类

根据损伤部位分为颅伤和脑伤两部分,两者又分为开放性和闭合性损伤。脑损伤依据硬脑膜是否完整,分为开放性颅脑损伤(open craniocerebral injury)和闭合性颅脑损伤(closed craniocerebral injury)。前者的诊断主要依据硬脑膜破裂,脑脊液外流,颅腔与外界交通。颅底骨折合并脑脊液漏者又称之为内开放性脑损伤。闭合性损伤又可以分为原发性和继发性两类。

原发性脑损伤是暴力作用于头部时立即发生的脑损伤,主要有脑震荡、脑挫裂伤、弥漫性轴索损伤、原发性脑干损伤或颅内出血等。继发性脑损伤常见的有脑水肿和颅内血肿。在脑损伤的基础上形成血管源性脑水肿,可为局部或全脑性;若挫伤较重,局部出血较多,则可形成硬膜下血肿或颅内血肿。若颞部颅骨骨折损伤硬脑膜中动脉,可形成硬膜外血肿。以上病理改变均可继发颅内压增高,甚至形成脑疝,危及生命。

二、创伤性脑损伤的病理生理学

颅内压(intracranial pressure,ICP)升高与脑血流自身调节功能失常是严重创伤性颅脑损伤最重要的病理生理学改变,临床治疗措施主要是针对纠正这些病理生理学的异常。

1. **颅内压升高** 颅腔是一个半封闭的刚性腔隙,正常内容物包括脑组织、脑脊液和血液,病理情况下还可能出现诸如血肿的异常内容物。颅腔内任一组分容积增加,如脑组织水肿、脑积水或充血,其他组分将缩减容积予以代偿。由于脑组织的相对不可压缩性,代偿通常发生于脑脊液和脑血容量的减少。

囟门开放的婴儿容易发生颅内高压,因为非弹性的硬脑膜包围着大脑,限制着颅内容物的膨胀。此外,婴儿有一个较短的脑脊髓轴(从颅骨硬膜下椎管长度比成人腰骶部),这为脑脊液或脑血容量的位移提供的潜在空间更少。当超过代偿限度后,ICP 迅速升高,脑灌注压(cerebral perfusion pressure,CPP)迅速降低,轻者发生脑缺血,重则脑组织受压,发生脑疝。ICP 升高和 CPP 降低是严重创伤性颅脑损伤最重要的病理生理学改变。大量研究显示,ICP 升高是不良转归的主要危险因素,尤其是那些对降 ICP 治疗反应性不佳的患儿。因此,控制 ICP 也就成为了创伤性颅脑损伤患儿的主要治疗目标。

2. **脑血流自身调节功能失常** 脑灌注压(CPP)定义为平均动脉压(MAP)减去颅内压(ICP),是驱使脑血液流动的压力,在正常状态下具有自我调节能力,与脑组织氧代谢率相匹配。在一定的 CPP 范围内,脑血管可通过自身调节将脑血流维持在相对恒定水平。

在 CPP 的生理范围内,自身调节即可避免由于灌注压降低造成的神经元缺血,也可避免由于灌注压升高导致充血所造成的毛细血管损伤和水肿。脑血流自身调节的实质是CPP变化时的脑血管阻力调节,CPP、脑血管阻力和脑血流任何一个变量的变化均可诱发自身调节。当自身调节有效发挥作用时,CPP降低可诱发脑血管阻力降低,而CPP升高时,血管阻力成比例升高,维持脑血流在相对稳定的水平。重型TBI后由于脑血管自身调节功能受损,加之升高的ICP压迫脑静脉系统,使得脑的毛细血管静水压升高,促进脑水肿形成和加重。

有研究显示,儿童TBI后维持CPP在40~70mmHg范围内可能改善其预后,而CPP<40mmHg时则与不良预后相关。在儿童领域,CPP阈值可能存在年龄相关性。新生儿至1个月阈值为>40mmHg,2个月~1岁阈值为>45mmHg,1~7岁阈值>50mmHg,>7岁阈值为55~60mmHg,即使患儿CPP低于该年龄组CPP低限值极短时间也可能导致不良后果。

三、创伤性脑损伤的评估

1. **病史** 对TBI患儿而言,快速而准确的伤情判断与分级评估是进行合理治疗的前提。在受伤后的初始救治阶段,应快速了解患儿的受伤过程尤其是致伤机制,这对判断患儿的脑损伤严重程度有很大帮助。此外,院前救护人员及转院人员对患儿脑损伤后早期神经功能状态的描述也是十分重要的诊疗信息,应予以重视。如果患儿为多发伤,则要注意询问其是否发生过低氧或低血压情况,因为这些不良事件可能影响患儿的预后和转归。有些TBI患儿在转运过程中可能会使用镇静药及麻醉药,对于这样的患儿应注意了解其院前的神经系统检查结果。同时,还需要注意记录患儿在入院前有无出现恶心、呕吐、头痛以及癫痫发作等情况。

格拉斯哥昏迷量表(GCS)仍是迄今为止应用最广泛的脑创伤评估工具,在多数婴儿和儿童中使用改良的GCS(表4-4)。GCS不仅可以评估患儿伤后的意识状态,还有助于伤情的评价,且在不同的检查者之间拥有较好的重复性和一致性。然而,有些脑创伤的意识障碍可能是由于某些可逆性因素所致,如:低血糖、麻醉剂过量、低血压、低血氧等,这些因素会对GCS评分产生干扰,影响其评估的准确性。因此,对于TBI患儿,应首先对其气道、呼吸、循环进行充分评估,待其生命体征稳定后再使用GCS进行意识与伤情评估。一般来说,轻度脑创伤的GCS评分在13~15分,在急诊室接诊的TBI患儿中,这部分患儿所占的比例最大;中度脑创伤的GCS评分下降至9~12分;重度脑创伤的GCS评分为3~8分,提示其已处于昏迷状态,伤情严重。需要注意的是,GCS评分不包括瞳孔大小、对光反射、眼球运动和其他脑干功能,如呼吸形式等,故在昏迷评分之外,不能忽略这些表现,这对判定TBI后的神经功能能状态有重要的参考意义。

表4-4 婴儿和儿童改良的格拉斯哥昏迷量表

临床参数	婴幼儿(0~12个月)	儿童(1~5岁)	分值*
睁眼	自发的	自发的	4
	对语言有反应	对语言有反应	3
	对疼痛有反应	对疼痛有反应	2
	没有反应	没有反应	1

续表

临床参数	婴幼儿(0~12个月)	儿童(1~5岁)	分值*
语言反应	咕嘟	恰当的言语	5
	易哭	不恰当的言语	4
	哭	持续的哭泣	3
	呻吟	咕噜	2
	没有反应	没有反应	1
最佳运动反应	正常的	自发的	6
	收缩反应	疼痛定位	5
	疼痛收缩	疼痛收缩	4
	屈肌反应	屈肌反应	3
	伸肌反应	伸肌反应	2
	没有反应	没有反应	1

注:* 格拉斯哥昏迷评分量表总分 = 眼球运动 + 语言 + 运动反应;最佳分 =15 分;最差分 =3 分

2. **体格检查** 在 TBI 患儿的体格检查中,神经系统的专科查体与 GCS 评分同样重要。很多局灶性或系统性的神经体征能为伤情的判断提供重要的信息。一侧的瞳孔大小与对光反射情况是损伤后初期评估中至关重要的检查项目,如果患儿一侧瞳孔扩大,则提示该患儿出现了危及生命的小脑幕切迹疝,而且损伤可能累及了病变同侧的动眼神经。肢体是否偏瘫也是评估伤情的重要体征,如果患儿出现一侧肢体的偏瘫,则表明病变对侧的大脑脚受到移位颞叶的压迫。

在 TBI 的脑干评估中,脑干反射(脑神经检查)可以对病变进行定位,为诊断提供线索,并可判断气道反射和呼吸驱动是否完整。评估 TBI 患儿的瞳孔反射、角膜反射、眼前庭反射和咽反射可帮助确定病变的部位和严重程度,咽反射消失或减弱显著增加患儿气道阻塞的风险。

后颅窝的症状和体征包括躁动、头痛、呕吐、肌张力低下及眼震等。在后颅窝损伤中,最严重的是低位脑干损伤。这类患儿损伤后即出现昏迷且病情进展迅速,很快出现呼吸循环衰竭而死亡。双侧瞳孔异常也是脑干严重受损的标志,尤其合并反应迟钝症状及长反射弧受损的体征时。

3. **影像学评估**

(1)头颅 CT:头颅 CT 对于快速发现和评估各种颅内损伤具有重要作用,是临床医师对 TBI 患儿安排治疗和评估病情的重要参考。头颅 CT 不仅能够准确显示软组织损伤及各类型颅骨骨折的情况,还能特异性地反映患儿有无出血性改变。对于轻型 TBI 患儿而言,头颅 CT 的高敏感性还能帮助排查其有无颅内异常改变。

(2)血管造影技术(angiography):血管造影技术是排查 TBI 患儿有无血管损伤的首选辅

助检查,目前通常采用的是 CT 血管成像术(CT angiography,CTA)。血管损伤常发生于颅底骨折的患儿,一旦临床怀疑有血管损伤存在,应尽快行血管造影检查明确。

(3)磁共振技术(magnetic resonance imaging,MRI):在 TBI 急性期,尽管头颅 CT 平扫是首选的影像学检查,但也不应忽视 MRI 的作用。MRI 有助于 TBI 患儿远期预后的预测,同时还是诊断弥漫性轴索损伤的重要方法。但 MRI 耗费的检查时间相对较长,普及范围也不如 CT 广泛。

四、创伤性脑损伤的早期处理

(一)原发性和继发性损伤的控制

目前国内外学者普遍认为成人 TBI 后 1 小时内是抢救伤员的"黄金 1 小时"。而儿童 TBI 后临床症状往往较成人重,伤情复杂多变,生命体征不平稳,因此儿童 TBI 的急救更应是分秒必争。在院前急救过程中,需尽早纠正患儿的呼吸循环紊乱,遵循 ABC 急救原则,A 代表气道(airway);B 代表呼吸(breathing);C 代表循环(circulation),并排除其他器官的致命性损伤,及时将患儿以最快的方式、最捷径的路线,转运至最邻近的具备神经外科专科的医院。

对于重型 TBI 患儿,应尽快邀请神经外科医师会诊,特别是当患儿出现意识水平进行性下降,不可控制的出血及 CT 显示脑组织中线移位等情况时,需要神经外科医师尽快做出决断是否对患儿进行手术干预。TBI 最严重的是神经元损伤,而神经元损伤既可由原发性脑损伤引起,也可源于某些继发性因素的间接作用,如低氧、低血压及低血糖等。因此,颅脑创伤的根本治疗目标在于尽快恢复并维持脑灌注,保护神经元并将损伤程度降到最低。

在 TBI 的早期处理中,应特别注意患儿脑灌注的维持。在急性期进行持续血氧饱和度及血压监测,维持血氧饱和度至少>90%,血压维持在相应年龄的正常值。加强气道管理非常重要,对于 GCS 评分 3~8 分的重型 TBI 患儿,应考虑气管插管、机械通气、镇痛镇静和 ICP 监测。机械通气的目标是维持正常的氧合(SpO_2 94%~99%)和正常的通气($PaCO_2$ 35~40mmHg),因为高碳酸血症和低碳酸血症都可能通过充血或缺血性损伤使结果恶化。

TBI 后的失血会使有效循环血量减少,进而降低患儿中枢及外周的组织灌注与氧供,加剧患儿原发性脑损伤,导致不良后果发生。因此,创伤后应对患儿进行积极的液体复苏以维持有效循环,这是保障 TBI 患儿脑灌注的重要措施之一。目前,临床推荐对 TBI 患儿应用等张生理盐水进行早期液体复苏,初始推荐液体量为 20ml/kg。此外,还可以选择高张、高渗液体或血液替代品对患儿进行液体复苏,但其应用方法尚缺乏统一的标准。

(二)颅内压的控制

TBI 患儿中普遍存在颅内高压。32% 的 TBI 儿童在病情起始阶段颅内压高于 20mmHg(1mmHg=0.133kPa),50% 的儿童在治疗期间颅内压最高值高于 20mmHg。在无自主意识活动的重型 TBI 儿童中颅内高压(颅内压>20mmHg)的发生率为 80%,而有自主意识活动的患儿颅内高压的发生率为 20%。颅内压是一个重要的预后变量,通过监测颅内压和平均动脉压,实时计算出脑灌注压以指导重型 TBI 的治疗,如对严重颅内高压的患儿给予去骨瓣减压术治疗。

2007 年成人指南推荐甘露醇 0.25~1g/kg 能有效降低颅内压。尽管甘露醇在重型 TBI 伴有颅内高压的患儿中广泛使用,但目前尚无研究符合 2012 年儿童严重创伤性脑损伤急性期治疗指南的纳入标准,故 2012 年的国际指南并未对甘露醇做出相关推荐。除非存在顽固性颅高压,甘露醇作为减轻脑水肿和降低 ICP 的一种手段逐渐被废弃,因为甘露醇是一种渗透性利尿剂,可能会导致低血压,当不继续使用甘露醇后 ICP 可能会反弹。

2012 年儿童严重创伤性颅脑损伤急性期治疗国际指南推荐:重型 TBI 伴有颅内高压的患儿在急性期应该使用高渗性盐水(3% 高渗盐水),使用的有效剂量为 6.5~10.0ml/kg;3% 高渗盐水持续静脉输入的有效剂量为 0.1~1.0ml/(kg·h);应该使用能维持 ICP<20mmHg 的最低剂量;血浆渗透压应该维持在<360mmol/L。高渗盐水也有其不良反应,如脑桥中央髓鞘溶解症,这种并发症多由于高渗盐水补充过量或速度过快所致,好发于既往存在于慢性低血钠病史的患儿。因此,在输注高渗盐水前,应常规检测患儿的血钠水平。对于有些患有心肺功能异常的患儿给予高渗盐水治疗,有引发或加剧肺水肿的危险。

目前认为通过脑室外引流管将脑脊液引流可以用来治疗颅内压增高的重型 TBI 患儿。在有效脑室外引流下,在大脑基底池开放且影像学上没有脑组织大量损伤或移位的情况下,腰大池引流可用来治疗难控性颅内高压。脑脊液外引流能减少颅内液体容积,从而降低颅内压。

在早期显示有神经系统恶化迹象、脑疝及在早期治疗阶段存在内科治疗难以控制的颅内高压的 TBI 患儿中,可考虑采用去骨瓣减压术使患儿颅内压值低于颅内高压治疗阈值。儿童 TBI 救治指南也针对顽固性颅内高压提出,去骨瓣减压手术的主要目的是控制 ICP 及保证生理需要的 CPP,缓解难治性脑肿胀,防止脑疝。救治指南中认为满足以下全部或部分指征则考虑行去骨瓣减压术。① CT 显示弥漫性脑肿胀;②伤后 48 小时以内;③术前 ICP<40mmHg;④ GCS>3;⑤继发性临床病情加重;⑥脑疝形成。研究显示对于儿童 TBI,去骨瓣减压术比药物治疗的预后更好。但是儿童颅骨正处于发育阶段,不适宜行颅骨修补,且长时间的颅骨缺损会造成儿童生理和心理压力,因此是否行去骨瓣减压术要慎重考虑。

在儿童 TBI 后最初 48 小时内应避免预防性应用过度换气使 $PaCO_2$<30mmHg。如果在治疗难治性颅内高压中采用过度换气,应当采用高级神经功能监测来评估脑组织缺血情况。研究发现 TBI 患儿最初 48 小时内过度换气所致严重低碳酸血症($PaCO_2$<30mmHg)与患儿的不良预后密切相关。

(三) 预防性抗癫痫治疗

脑创伤后癫痫的发生十分普遍。早期脑创伤后惊厥发生在损伤后 7 天内,预防性使用苯妥英治疗可以减少严重 TBI 患儿早期创伤后惊厥的发生率。在脑创伤的急性期,癫痫的预防与控制是十分必要的,因为癫痫发作不仅会导致颅内压升高以及血压、脑部氧供的异常改变,还可能引起神经递质的过量释放,导致众多不良后果发生。

创伤后惊厥发生的危险因素包括损伤的部位、脑挫裂伤、颅骨凹陷骨折、意识丧失、硬膜下和硬膜外血肿、穿透损伤和年龄等。婴儿和儿童发生惊厥的阈值更低,故必须及时识别轻微的惊厥。研究发现,在严重 TBI 患者中如给予预防性苯妥英治疗,早期创伤后惊厥的发生率为 15%,而没有给予相关治疗的患者的发生率为 53%。故目前认为,对于具有上述危险因素的高危患儿可常规给予苯妥英以预防脑创伤后的早期癫痫发作,疗程一般为

1周。

(四) 体温控制

目前认为,在重型 TBI 患儿中应该避免使用时间仅为 24 小时的亚低温(32~33℃)治疗。重型 TBI 后 8 小时内应开展 48 小时的亚低温(32~33℃)治疗。采用亚低温治疗后,应该避免大于 0.5℃/h 的快速复温速度。TBI 后体温过高与不良预后相关,故 TBI 患儿应避免发热。亚低温治疗的理论基础是通过降低脑代谢需求、炎症反应、脂质过氧化、细胞死亡及急性惊厥从而减少继发性损伤。但亚低温治疗对 TBI 患儿的治疗效果尚待进一步明确。

(五) 激素治疗

目前不推荐在重型 TBI 患儿中使用激素来改善预后或减轻颅内压。有研究发现地塞米松治疗并没有影响颅内压、脑组织灌注压、对其他降颅压治疗的需求、气管插管时间及 6 个月后 Glasgow 预后评分;激素使用增加了细菌性肺炎的风险。

(六) 镇痛、镇静和神经肌肉阻滞治疗

适当的镇痛、镇静对降低 ICP 和脑氧耗具有作用。TBI 后镇痛、镇静药物通常选用的是芬太尼(1~2μg/kg)和咪达唑仑(0.1mg/kg)。依托咪酯可用来控制重型 TBI 患儿的严重颅内高压,而对平均动脉压没有明显影响,故可增加脑灌注压,但是必须考虑对肾上腺功能抑制的风险。硫喷妥钠在 5mg/kg 静脉使用条件下,可使颅内压降低 48%,脑血流速度降低 15%~21%,而对脑灌注压没有明显影响。持续性静脉使用丙泊酚可增加危重患儿的病死率,不推荐为了镇静或治疗而在难控性颅内高压的重型 TBI 婴幼儿及儿童患者中持续静脉使用丙泊酚。

五、儿童创伤性脑损伤的预防

儿童颅脑创伤由于其高致残、致死率及医疗资源投入比例大的特点,目前已不单是一个医学问题,更是一个重要的社会问题。随着现代医学的发展,颅脑创伤的诊疗水平有了长足的进步。然而,我们不应忽视的是,无论诊疗技术如何发展,全面降低脑颅创伤给儿童带来的危害,预防最为关键。采取措施预防儿童跌倒或高处坠落是关键;注意交通安全,预防车祸发生,根据儿童的年龄、身高和体重选择合适的儿童座椅;加强监视,当孩子在危险区域活动时要全程陪同;确保活动区域地面柔软,没有危险的障碍物;做好家庭安全防护措施,比如窗台、阳台或楼梯的护栏要足够高,以防孩子坠落;孩子参加体育运动时要做好防护,比如戴上头盔等。

(李德渊　张晨美)

参考文献

1. CARNEY N, TOTTEN AM, O'REILLY C, et al. Guidelinesfor the Management of Severe Traumatic Brain Injury, FourthEdition. Neurosurgery, 2017, 80 (1): 6-15.
2. KOCHANEK PM, CARNEY N, ADELSON PD, et al. Guidelines for the acute medicalmanagement of severe traumatic braininjuryin infants, children, and adolescents—second edition. Pediatr Crit Care Med, 2012, 13 (Suppl 1): S1-82.

3. KAPAPA T, KONIG K, PFISTER U, et al. Head trauma in children, part 2: Course And discharge with outcome. J Child Neurol, 2010, 25 (3): 274-283.

4. JAGANNATHAN J, OKONKWO DO, YEOH HK, et al. Long-term outcomes andprognosticfactors in pediatricpatientswith severetraumatic braininjuryand elevated intracranial pressure. J Neurosurg Pediatr, 2008, 2 (4): 240-249.

5. 符跃强, 许峰. 儿童创伤性颅内高压治疗进展. 中华实用儿科临床杂志, 2013, 28 (24): 1912-1914.

第五章 灾害儿科学常见疾病

第一节 小儿常见急诊

急救医学(critical medicine)是一个新的医学领域,其目的是及时有效抢救垂危患儿,安全迅速护送到急救中心进行生命体征的监护,使患儿度过危险时期。掌握规范的急救知识,提高危重患儿的生存率,并可以减少危重患儿的致残率,减轻家庭及社会医疗负担。

一、心肺复苏术

心肺复苏术(cardio pulmonary resuscitation,CPR),指当呼吸终止及心跳停顿时,合并使用人工呼吸及心外按压来进行急救的一种技术。认识心脏与了解呼吸作用与血液循环对人体功能的重要性是必要的。心脏分为左右心房及左右心室,由右心房吸入由上下腔静脉自全身运回含二氧化碳之血液,经右心室压出由肺动脉送至肺泡经由透析作用,换得含氧之血液再经由肺静脉送入左心房再进入左心室压出经大动脉输送至全身以维持。心搏骤停一旦发生,如得不到即刻及时地抢救复苏,4~6分钟后会造成患者脑和其他人体重要器官组织的不可逆的损害,因此心搏骤停后的心肺复苏(cardiopulmonary resuscitation,CPR)必须在现场立即进行。

儿童导致心肺骤停的主要原因与成人不同,原发于心律失常的心搏骤停在儿童中少见,潜在的或严重的呼吸窘迫及休克是导致儿童心肺骤停的主要原因。非住院患者发生心肺骤停时,抢救成功,存活出院的比例远比住院患者心肺骤停低。因此,早期诊断和识别休克代偿期对阻止进展为心肺骤停至关重要。一旦发生心肺骤停,实施高质量的心肺复苏术对预后有着重要的作用。

心肺复苏术是心跳、呼吸骤停和意识丧失等意外情况发生时,给予迅速而有效的人工呼吸与心脏按压使呼吸循环重建并积极保护大脑,最终使大脑功能完全恢复。简单地说,通过胸外按压、口对口吹气使猝死的患者恢复心跳、呼吸。一般来说,徒手心肺复苏术的操作流程分为以下五步:

第一步,评估意识:轻拍患者双肩、在双耳边呼唤(禁止摇动患者头部,防止损伤颈椎)。如果清醒(对呼唤有反应、对痛刺激有反应),要继续观察,如果没有反应则为昏迷,进行下一个流程。

第二步,求救:高声呼救:"快来人啊,有人晕倒了。"接着联系120求救,立即进行心肺复苏术。注意:保持冷静,待 120 调度人员询问清楚再挂电话。

第三步,评估脉搏及呼吸:检查颈动脉脉搏(不超过 10 秒),同时判断是否有呼吸:一看二听三感觉(维持呼吸道打开的姿势,将耳部放在患者口鼻处),一看:患者胸部有无起伏;二听:有无呼吸声音;三感觉:用脸颊接近患者口鼻,感觉有无呼出气流。如果有脉搏、有呼吸,要继续观察;如果没有脉搏、无呼吸,进行下一个流程。

第四步,胸外心脏按压:心脏按压部位——胸骨下半部,胸部正中央,两乳头连线中点。双肩前倾在患者胸部正上方,腰挺直,以臀部为轴,用整个上半身的重量垂直下压,双手掌根重叠,手指互扣翘起,以掌根按压,手臂要挺直,胳膊肘不能打弯。一般来说,儿童心脏按压与人工呼吸比例双人模式为 15∶2,单人模式为 30∶2。

第五步,检查及畅通呼吸道及人工呼吸:取出口内异物,清除分泌物。用一手向下压前额使头部尽量后仰,同时另一手将下颏向上方抬起(注意:不要压到喉部及颌下软组织)。立即给予人工呼吸 2 次,保持压额抬颏手法,用压住额头的手以拇指示指捏住患者鼻孔,张口罩紧患者口唇吹气,同时用眼角注视患者的胸廓,胸廓膨起为有效。待胸廓下降,吹第二口气。

注意事项:

1. 心肺复苏包括 5 个重要的组成部分

手的正确位置——对儿童用一只手的掌跟部放在胸骨上方平两乳头连线处,对于婴儿用一个手指放在乳头连线的下方。当 2 人实施心肺复苏时,可以用双手环抱,两拇指平放两乳头连线的下方按压胸部。

按压力度——按压至胸廓厚度的 1/3~1/2 深度。

按压速度——每分钟 100~120 次。

要让胸廓完全回弹以便使心脏在下次按压之前再次充满血液。

尽量减少对胸廓按压的干扰,在重新评估患者之前持续做 2 分钟心肺复苏,要保持中间不间断,每 2 分钟换人一次。

2. 打开气道手法

(1)仰面抬颈法:患者去枕,施救者位于患者一侧,一手置患者前额向后加压,使头后仰,另一手托住颈部向上抬颈。

(2)仰面举颏法:施救者位于患者一侧,一手置患者前额向后加压使头后仰,另一手(除拇指外)的手指置于下颏外之下颌骨上,将颏部上举。注意勿压迫颌下软组织,以免压迫气道。

(3)托下颌法:施救者位于患者头侧,两肘置于患者背部同一水平面上,用双手抓住患者两侧下颌角向上牵拉,使下颏向前、头后仰,同时两拇指可将下唇下拉,使口腔通畅。

3. 患者体位 患者仰卧于硬板床或地面上,头部与心脏在同一水平,以保证脑血流量。如有可能应抬高下肢,以增加回心血量。

4. 终止心肺复苏术的条件

(1)已恢复自主的呼吸和脉搏。

(2)有医务人员到场。

(3)操作者已筋疲力尽而无法再施行心肺复苏术。

(4)心肺复苏术持续一小时之后,患(伤)者瞳孔散大固定,心电活动、呼吸不恢复,表示脑及心脏死亡。

二、急诊气道管理

(一) 建立人工气道的指征

1. 上呼吸道梗阻。
2. 气道保护性机制受损。
3. 气道分泌物潴留。
4. 实施机械通气。

(二) 人工气道保护

包括上人工气道和下人工气道,上人工气道包括口咽通气道及鼻咽通气道;下人工气道包括气管插管导管及气管切开导管。环甲膜穿刺术是快速开放气道、解除窒息的办法,较气管切开更快捷。

1. **环甲膜穿刺术**　环甲膜穿刺是临床上对于有呼吸道梗阻、严重呼吸困难的患者采用的急救方法之一。它可为气管切开术赢得时间。是现场急救的重要组成部分。同时它具有简便、快捷、有效的优点,而且稍微接受急救教育的人都可以掌握。

(1)适应证

1)急性上呼吸道梗阻。

2)喉源性呼吸困难(如白喉、喉头严重水肿等)。

3)头面部严重外伤。

4)气管插管有禁忌或病情紧急而需快速开放气道时。

环甲膜位置:环甲膜位于甲状软骨和环状软骨之间,前无坚硬遮挡组织(仅有柔软的甲状腺通过),后通气管,它仅为一层薄膜,周围无要害部位,因此利于穿刺。如果自己寻找,可以低头,然后沿喉结最突出处向下轻轻地摸,在约 2~3cm 处有一如黄豆大小的凹陷,此处即为环甲膜位置所在。

(2)操作过程:患者仰卧位,头后仰,保证颈部过伸,按颈部常规局部消毒后,铺巾后术者用示指中指固定环状软骨两侧,以一粗注射针垂直刺入环甲膜。由于环甲膜后为中空的气管,因此刺穿后有落空感,术者会觉得阻力突然消失。接着回抽,如有空气抽出,则穿刺成功。患者可有咳嗽等刺激症状,随即呼吸道梗阻的症状缓解。若上呼吸道完全阻塞(上呼吸道是喉部以上的呼吸道),且患者难以呼吸时,需另刺入气管导管针为呼吸建立通路。

(3)并发症

1)出血:因此,对于凝血功能障碍的患者宜慎重考虑。

2)食管穿孔:食管位于气管的后端,若穿刺时用力过大过猛,或没掌握好进针深度,均可穿破食管,形成食管 - 气管瘘。

3)皮下或纵隔气肿。

2. **气管插管术**　在喉镜直接直视下,快速、有序地完成气管插管是最好的方法。由于喉镜插入及气管插管有强烈的刺激,神志清楚的患者难以耐受,往往不能主动配合,影响操作进行。同时强烈的刺激带来交感神经的兴奋,产生强烈的应激反应,出现血压升高、心率增快,可能会加重原发病。快速气管插管(rapid sequence intubation,RSI)的具体步骤:①对患者的评估、准备、复苏；②前期用药情况；③过度氧合；④环状软骨压迫；⑤麻醉药；⑥镇静药；⑦插管；⑧插管的确认。

第一步：先评估患者。如有必要，立即执行抢救措施，患者的评估判断包括判断气管插管的必要性。准备工作包括操作所需器材（吸引器、喉镜、通气装置、气管插管）及 RSI 的熟练操作。

第二步：术前用药依据临床情况和医师的习惯。所有药物包括阿托品、利多卡因。阿托品能减少口腔分泌物，可以减轻喉镜操作过程中发生心动过缓的概率。利多卡因能缓解操作过程中所致的颅高压升高。

第三步：提供过度氧合。RSI 存在一个插管时的短暂窒息的风险，如果患者能保持合适的氧浓度，就能耐受暂时缺氧。因此，插管前实现氧合过度。

第四步：压迫环状软骨可使食管闭塞，这被称 Slelick 机制，能减低胃食管被动反流的风险，也可以将喉头推向后，在喉镜检查时充分暴露气道。

第五步：肌松药的选用。肌肉痉挛或受刺激后的反射性肌紧张会使声门暴露困难，可使用肌松剂治疗。多选用起效迅速的氯化琥珀胆碱和罗库溴铵。使用肌松药物前必须先使用镇静药物。对于肌松剂的使用须非常谨慎，往往患者给予肌松剂后失去自主呼吸的能力，一旦出现困难插管或通气则是致命的，因此需要正确评估患者情况后合理使用。

第六步：镇痛、镇静药的选用。插管操作会产生明显的疼痛感及不适感，但常规镇痛药物多有呼吸抑制作用。选用起效和代谢快速的药物比较符合临床要求，比如瑞芬太尼、阿芬太尼、芬太尼和吗啡。插管环境下会产生强烈的紧张焦虑情绪，肌松后产生的无力濒死感可导致不良回忆，同时意识清醒患者对操作会有躲避。可使用镇静药物消除这些不良因素。建议选用起效快的丙泊酚、依托咪酯、咪达唑仑。

第七步：气管插管的尺寸。

气管插管的型号由内径决定，测量单位为毫米（mm）。可用型号范围从适用于早产儿的 2.5mm 至适合成人的 7.0mm。对任何特定患者适当型号的气管插管应该足够小到可以很容易通过声带，但又足够大到可以最小化气流阻力。无囊导管应该紧贴于声门下气管以最大程度减少漏气，而带囊导管可通过调节气囊膨胀度提供适当的气管内合适度。

对于无囊导管的型号，基于年龄的计算公式是 4+（岁数 /4）。在使用带囊插管时，选择的导管实际型号比通过上述公式确定的型号小 0.5 号。插管前要准备额外的导管，即比预估型号大和比预估型号小的导管各备 1 个，以便可快速更换任何不合适的导管。

第八步：确认气管插管是否正确：①气管插管位置确定：气管导管放置后需重点确认其在气管内合适的位置。确认方法包括体格检查、呼气末 CO_2 监测、床旁超声、胸片等，上述方法各有利弊，结合患者情况选择，有条件需首选呼气末 CO_2 监测。常用体格检查包括胃泡区和双侧胸部（腋中线第四肋间）听诊、观察胸廓起伏、呼气时气管导管壁上出现"水蒸气"样变化等，但结果并不可靠，需至少结合一种其他方法综合判断。呼气末 CO_2 监测是简单易行的可靠的定位气管导管位置的方法。大多数情况下，插管后连续检测到呼气末 CO_2 即可确认气管导管在气管内。需注意呼气末 CO_2 监测仅能除外食管内插管，不能判断气管导管的深度。影像学方法用于进一步判断气管插管深度。插管后胸部正位 X 线片可以用来评估气管导管插入的深度。支气管镜直视下可以明确导管位置。超声检查定位气管内导管是一种较新的方法，可直接判断气管插管是否在气管内，通过间接征象可判断是否存在支气管内插管。②其他：注意气管插管后的管路固定、气囊压力监测、管路护理和患者循环情况。

3. 气管切开术（traceotomy） 系切开颈段气管，放入金属气管套管，气管切开术是解除喉源性呼吸困难、呼吸功能失常或下呼吸道分泌物潴留所致呼吸困难的一种常见手术。

（1）适应证

1）喉阻塞：由喉部炎症、肿瘤、外伤、异物等引起的严重喉阻塞，呼吸困难较明显，而病因又不能很快解除时，应及时行气管切开术。喉邻近组织的病变，使咽腔、喉腔变窄发生呼吸困难者，根据具体情况亦可考虑气管切开术。

2）下呼吸道分泌物潴留：由各种原因引起的下呼吸道分泌物潴留，为了吸痰，保持气道通畅，可考虑气管切开，如重度颅脑损伤，呼吸道烧伤，严重胸部外伤，颅脑肿瘤，昏迷，神经系病变等。

3）预防性气管切开：对于某些口腔、鼻咽、颌面、咽、喉部大手术，为了进行全麻，防止血液流入下呼吸道，保持术后呼吸道通畅，可施行气管切开（目前由于气管插管术的广泛应用，预防性气管切开已较以前减少）。有些破伤风患者容易发生喉痉挛，须考虑预防性气管切开，以防发生窒息。

4）取气管异物：气管异物经内诊镜下钳取未成功，估计再取有窒息危险，或无施行气管镜检查设备和技术者，可经气管切开途径取出异物。

5）颈部外伤：颈部外伤伴有咽喉或气管、颈段食管损伤者，对于损伤后立即出现呼吸困难者，应及时施行气管切开；无明显呼吸困难者，应严密观察，仔细检查，作好气管切开手术的一切准备。一旦需要即行气管切开。

（2）禁忌证

1）Ⅰ度和Ⅱ度呼吸困难。

2）呼吸道暂时性阻塞，可暂缓气管切开。

3）有明显出血倾向时要慎重。

（3）操作步骤

1）体位：一般取仰卧位，肩下垫一小枕，头后仰，使气管接近皮肤，暴露明显，以利于手术，助手坐于头侧，以固定头部，保持正中位。常规消毒，铺无菌巾。

2）麻醉：采用局麻。沿颈前正中线，上自甲状软骨下缘，下至胸骨上窝，以1%奴夫卡因浸润麻醉，对于昏迷、危重或窒息患者，若患者已无知觉也可不予麻醉。

3）切口：多采用直切口，自甲状软骨下缘至接近胸骨上窝处，沿颈前正中线切开皮肤和皮下组织。

4）分离气管前组织：用血管钳沿中线分离胸骨舌骨肌及胸骨甲状肌，暴露甲状腺峡部，若峡部过宽，可在其下缘稍加分离，用小钩将峡部向上牵引，必要时也可将峡部夹持切断缝扎，以便暴露气管。分离过程中，两个拉钩用力应均匀，使手术野始终保持在中线，并经常以手指探查环状软骨及气管，是否保持在正中位置。

5）切开气管：确定气管后，一般于第2~4气管环处，用尖刀片自下向上挑开2个气管环（切开4~5环者为低位气管切开术），刀尖勿插入过深，以免刺伤气管后壁和食管前壁，引起气管食管瘘。可在气管前壁上切除部分软骨环，以防切口过小，放管时将气管壁压进气管内，造成气管狭窄。

6)插入气管套管：以弯钳或气管切口扩张器，撑开气管切口，插入大小适合、带有管蕊的气管套管，插入外管后，立即取出管蕊，放入内管，吸净分泌物，并检查有无出血。

7)创口处理：气管套管上的带子系于颈部，打成死结以牢固固定。切口一般不予缝合，以免引起皮下气肿。最后用一块开口纱布垫于伤口与套管之间。

三、急诊常用有创操作

(一) 中心静脉穿刺术

1. 适应证

(1)需要开放静脉通路，但又不能经外周静脉置管者。

(2)需要多腔同时输注几种不相容药物者。

(3)需要输注有刺激性、腐蚀性或者高渗药物者。

(4)需要血流动力学监测的危重患者。

(5)需要快速容量复苏提供充分保障的患者。

2. 禁忌证 一般禁忌证包括穿刺静脉局部感染或血栓形成。相对禁忌证为凝血功能障碍，但并非绝对禁忌证。

近年来，超声引导下的静脉穿刺术被广泛应用到临床，常用的穿刺部位有颈内静脉和股静脉。超声以清晰的图像、真实的彩色血流信号、准确的血流动力学参数在各种血管穿刺和监测中应用。其优点：操作简易，定位准确，特别对困难深静脉置管，可减少徒手穿刺中深度与角度的困难把握，很大程度上降低了损伤，增加了操作的成功率和有创操作的安全性。

3. 操作方法及程序

(1)体位

1)颈部血管超声体位：平卧，头朝穿刺对侧扭转。

2)锁骨下超声血管定位：平卧，头朝穿刺对侧扭转，穿刺肩部略垫高，或适当头低脚高位。

3)下肢超声定位：仰卧，下肢外展 30°~60°。

(2)超声探头与频率选择：根据所探测血管部位和血管深浅不同来决定探头频率与形状的选择。一般情况下，浅表血管探测选用高频探头，位置较深选择低频探头。上肢浅表静脉宜采用 7.5~10MHz 高频探头，锁骨下静脉宜采用 3.5~5MHz 高频探头，下肢深静脉 5~7MHz。

(3)导向穿刺步骤

1)调试、矫正超声设备：包括预置功能选取、功能键(深度、增益、压缩、速度、聚焦与清晰度等)调整。

2)先用普通探头获得超声显示的理性二维图像。依穿刺血管的解剖部位，多角度纵切面和多水平和横切面进行综合超声扫查，通过不同切面确认血管位置，走行、内径、与相邻组织关系，估测进针深度与角度，距体表穿刺点的距离。可进一步启动彩色多普勒血流程序显示真实彩色血流图像，必要时测定血流动力学参数，特别是存在病变的情况下。

3)对穿刺部位进行严格消毒、铺巾。探头应当严格消毒，可用无菌手套包裹。

4)再次确定穿刺点，用 0.25%~0.5% 利多卡因做局部麻醉，用穿刺针抽吸肝素盐水

（1.25 万 U 加生理盐水 100ml）3ml，按超声导向器或超声指示的方向与角进针。当超声导向显示针尖到达靶血管腔内时，轻轻回抽针芯，查看回血情况。如果回血良好，采用 Seldinger 法将导管置入 15~20cm。超声再次确认导管位置后，抽出导丝，用适量肝素生理盐水查看管路的通透性。肝素生理盐水封管，用肝素帽锁紧备用或者接治疗液体。

5）穿刺点皮肤消毒，用辅料或者护理薄膜粘贴固定导管，保持局部皮肤干燥，定时查看，发现渗出或有污染时应及时更换敷料与护膜。

6）常用的探测点

颈内静脉：将探头置于颈根部与锁骨上缘，沿胸锁乳突肌前缘向气管旁探查血管长轴切面，再从颈静脉近心段向头侧移动做横切面检查。

股静脉：先纵置显示股静脉的图像，可见股静脉与大隐静脉相连接，或横置腹股沟水平查扫，获得段切面股静脉图像后，再转为纵置探查。

（4）注意事项

1）穿刺人员与超声导向人员应经过培训，并熟练掌握相应的操作技术，通力协作。应注意使用超声仪器的性能，如灵敏度、分辨率和伪像的大小对探测的影响。

2）了解操作部位解剖结构、常见动脉变异和主要侧支通路。注意一些解剖特征。

3）静脉探测时，注意使用探头的压力不宜过大，否则影响静脉的显示。

4）穿刺过程中应严格按无菌操作要求进行。

5）通过定期对留置深静脉导管的监测，可了解导管位置是否保持正确及有无血栓形成等并发症，以便及时处理。

（二）脉搏血氧饱和度监测

监测脉搏血氧饱和度可及时连续评价血氧饱和度状态，了解机体氧合功能，尽早发现低氧血症，以提高危重患者的安全性。正常氧饱和度为 96%~98%。

1. 适应证

（1）具有氧合功能障碍的患者。

（2）具有潜在氧合功能障碍的重症患者。

在诊疗过程中（如支气管镜、吸痰等）需连续监测血氧变化。

2. 操作方法

（1）检测部位：通常安置于手指或脚趾的甲床。

（2）一般应用指套或指夹方法，将传感器的光源对准甲床。

（3）应注意识别脉搏波形。

（4）正常脉搏信号是有一尖的波形，其下降支有一明显的切迹（此时记录数值能反映动脉血氧合变化）。

3. 注意事项　下列因素可能影响 SPO_2 判读的准确性。

（1）运动伪像。

（2）存在异常血红蛋白。

（3）血管内的有色物质。

（4）测量电极暴露于外来光可干扰测定。

（5）组织低灌注及低体温。

（6）指甲油覆盖物。

(7)血氧饱和度低于90%时,SPO_2准确度下降。

(8)皮肤色素沉着。

(9)受氧离曲线的影响,在高血氧饱和度水平时,SPO_2对血氧分压的变化相对不敏感。

(10)若SPO_2探头重复使用,探头应该每次使用后根据厂商建议清洁和消毒。

(三)胸腔穿刺术

胸膜腔穿刺术(thoracentesis),简称胸穿,是指对有胸腔积液(或气胸)的患者,为了诊断和治疗疾病的需要而通过胸腔穿刺抽取积液或气体的一种技术。

1. 适应证

(1)诊断性:原因未明的胸腔积液,可作诊断性穿刺,作胸水涂片、培养、细胞学和生化学检查以明确病因,并可检查肺部情况。

(2)治疗性:通过抽液、抽气或胸腔减压治疗单侧或双侧胸腔大量积液、积气产生的压迫、呼吸困难等症状;向胸腔内注射药物(抗肿瘤药或促进胸膜粘连药物等)。

2. 禁忌证

(1)体质衰弱、病情危重难以耐受穿刺术者。

(2)对麻醉药过敏。

(3)凝血功能障碍,严重出血倾向,患者在未纠正前不宜穿刺。

(4)有精神疾病或不合作者。

(5)疑为胸腔包虫病患者,穿刺可引起感染扩散,不宜穿刺。

(6)穿刺部位或附近有感染。

3. 操作过程

(1)患者取坐位面向椅背,两前臂置于椅背上,前额伏于前臂,自然呼吸。卧床者可取半坐位,患侧前臂上举抱于枕部。

(2)穿刺点可行超声波定位,或选在胸部叩诊实音最明显部位进行,一般取肩胛下角线或腋后线第7~8肋间;也可选腋中线第6~7肋间或腋前线第5肋间为穿刺点。包裹性积液最好结合X线或超声定位,以确保穿刺成功。气胸患者选择锁骨中线第二肋间或腋中线第4~5肋间。

(3)常规消毒皮肤,戴无菌手套,覆盖无菌洞巾。

(4)选下一肋骨的上缘为穿刺点,用2%利多卡因局部麻醉,先注射皮下至出现皮丘改变,然后自皮至胸膜层进行逐次麻醉。

(5)术者以左手拇指与示指固定穿刺部位的皮肤,右手将穿刺针在局麻部位缓缓刺入,当针锋抵抗感突然消失时,表明已穿入胸膜腔。助手用止血钳协助固定穿刺针,以防刺入过深损伤肺组织。穿刺针可应用三通穿刺针或较粗的长针后接胶皮管,穿刺前应关闭三通针,先将胶皮管用止血钳夹住,然后进行穿刺。穿入胸膜腔后再转动三通活栓使其与外界相通,或松开胶皮管止血钳,抽取胸腔积液。

(6)抽液结束后拔出穿刺针,覆盖无菌纱布,胶布固定。

4. 注意事项

(1)操作前应向患者说明穿刺目的,消除顾虑,同时签好知情同意书;对精神紧张者,可于术前30分钟给地西泮或可待因以镇静止痛。

(2)操作中应密切观察患者的反应,如有患者头晕、面色苍白、出汗、心悸、胸部压迫感或剧痛、晕厥等胸膜过敏反应;或出现连续性咳嗽、气短、咳泡沫痰等现象时,立即停止抽液,并皮下注射 0.1% 肾上腺素 0.3~0.5ml,或进行其他对症处理。

(3)一次抽液不应过多、过快。诊断性抽液,50~100ml 即可。减压抽液,首次不超过 600ml,以后每次不超过 1 000ml。如为脓胸,每次尽量抽尽,疑有化脓性感染时,助手用无菌试管留取标本,行涂片革兰染色镜检、细菌培养及药敏试验。检查瘤细胞,至少需要 100ml,并应立即送检,以免细胞自溶。

(4)严格无菌操作,操作中要始终保持胸膜负压,防止空气进入胸腔。

(5)应避免在第 9 肋间以下穿刺,以免穿透膈肌损伤腹腔脏器。

(6)操作前、后测量患者生命体征,操作后嘱患者卧位休息 30 分钟。

(7)对于恶性胸腔积液,可注射抗肿瘤药物或硬化剂诱发化学性胸膜炎,促使脏层与壁层胸膜粘连,闭合胸腔,防止胸液重新积聚。如注入之药物刺激性强,可致胸痛,应在药物前给布桂嗪或哌替啶等镇痛剂。

(四)骨髓腔输液技术

1. **适应证**　包括:①试图建立静脉输液失败者;②批量伤、病员急需建立输液通道者;③心肺复苏的输液通路。

2. **常用穿刺点**　文献报道较多的穿刺部位为胫骨、髂骨、胸骨等,也有据个人经验选择肱骨、股骨、锁骨和胫骨内踝。儿童常选用胫骨上端,最常用穿刺点为胫骨平台下 3cm 左右。Warren 等研究表明,胫骨远端、股骨远端、肱骨近端也可作为输液部位,其疗效与静脉相似;也可采用富含红骨髓的髂骨、胸骨、锁骨部位,但不如四肢长骨方便、成功率高。总之,只要能进入骨髓腔,许多部位均可建立骨髓腔通路。

3. **禁忌证**

(1)穿刺局部有感染征象。

(2)胫骨、骨盆骨折。

4. **准备**

(1)患儿取仰卧位,大腿放在硬平面上,穿刺侧小腿稍外展,腘窝处略垫高。

(2)穿刺点取胫骨粗隆下 1~3cm 之前正中平坦面上。

5. **方法**

(1)无菌操作准备:术者戴无菌手套,常规消毒皮肤,铺孔巾。

(2)用左手掌抓住大腿、膝部及穿刺部位上方与侧面,以五指握住膝部固定胫骨近端。

(3)酌情局麻下穿刺。

(4)进针方向与胫骨长轴垂直,或呈 60° 角向下刺入胫骨干。用捻转或顶钻方式轻巧有力地刺入。

(5)阻力突然降低提示已进入骨髓腔,停止进针,取出针芯或打开针帽抽取骨髓以证实。此时穿刺针无须支持即能保持直立。

(6)用注射器向针管内注入 10~15ml 生理盐水,检查推注时有无阻力,周围软组织是否肿硬。

(7)去掉注射器,连接输液装置,固定穿刺针管,用大块无菌敷料包扎支持。一般用输液泵保持一定压力输注液体。

(8)若失败,拔针,换对侧再做。

6. 注意事项

(1)穿刺部位皮肤应绷紧,以免穿刺针滑出骨外引起周围软组织损伤。

(2)穿刺方向须避开骺板。

(3)外展小腿时不可用力过猛,以免损伤膝、髋关节。

(4)注意预防以下并发症:

1)感染。

2)皮肤坏死、胫骨骨折、骨筋膜腔隙综合征、无临床意义的肺栓塞。

3)骨骺损伤。

7. 不良反应

(1)骨髓炎。

(2)骨折。

(3)其他:包括胸骨穿破伴发纵隔炎、骨膜下输注、骨髓损伤、误入关节内、局部皮肤感染、骨针松动、骨针断裂、婴儿生长板损伤、脓毒症以及潜在脂肪栓塞等报告。

四、儿童休克

休克是由于各种原因引起的循环灌注不良、不能满足重要生命器官代谢需要的急性综合征。由于不能够为组织提供足够的氧以维持有氧代谢,细胞只能进行比较低的无氧代谢,由此而产生的有机酸而导致代谢性酸中毒。如果组织代谢继续不足,各种代谢性和全身反应产物将导致身体生理功能的显著变化。由于休克常呈进行性发展,后期造成多脏器损害,故应强调早期诊断及早期治疗降低死亡率。

(一) 休克分期

1. **休克早期**　患者意识清醒,但烦躁不安,可焦虑或激动;面色、皮肤苍白,口唇、指甲床可有发绀;出冷汗,四肢湿冷;可有恶心、呕吐;心跳加快,脉搏尚有力,血压不稳定,可偏高、正常或偏低,脉压减小;尿少等。

2. **休克中期**　随着休克的加重,患者出现意识模糊、表情淡漠、反应迟钝、脉搏细速、收缩压下降、口渴、尿量减少等。重度休克时,呼吸急促,甚至昏迷,收缩压可低至<60mmHg,甚至测不出,无尿等。

3. **休克晚期**　可发生弥散性血管内凝血(DIC)和广泛的内脏器质性损害。前者引起出血,可有皮肤、黏膜和内脏出血,消化道出血;后者可发生心力衰竭、急性呼吸衰竭、急性肾衰竭、脑功能障碍和急性肝功能衰竭等。

(二) 休克病因分类

1. **低血容量性休克**　低血容量性休克为血管内容量不足,引起心室充盈不足和心搏量减少,如果增加心率仍不能代偿,可导致心排血量降低。是儿童休克最常见的病因。

(1)失血性休克:是指因大量失血,迅速导致有效循环血量锐减而引起周围循环衰竭的一种综合征。一般15分钟内失血少于全血量的10%时,机体可代偿。若快速失血量超过全血量的20%左右,即可引起休克。

(2)烧伤性休克:大面积烧伤,伴有血浆大量丢失,可引起烧伤性休克。休克早期与疼痛及低血容量有关,晚期可继发感染,发展为感染性休克。可因血管扩张而引起相对血容量不足。

(3)创伤性休克:这种休克的发生与疼痛和失血有关。

2. 分布异常休克 分布异常休克通常是由于血管扩张所致的血管内容量不足,其循环血容量正常或增加,但心脏充盈和组织灌注不足。

(1)感染性休克:是临床上最常见的休克类型之一,临床上以 G⁻ 杆菌感染最常见。根据血流动力学的特点分为低动力性休克(冷休克)和高动力性休克(暖休克)两型。

(2)过敏性休克:已致敏的机体再次接触到抗原物质时,可发生强烈的变态反应,使容量血管扩张,毛细血管通透性增加并出现弥散性非纤维蛋白血栓,血压下降、组织灌注不良可使多脏器受累。

(3)神经源性休克:交感神经系统急性损伤或被药物阻滞可引起神经所支配的小动脉扩张,血容量增加,出现相对血容量不足和血压下降,这类休克预后好,常可自愈。

3. 心源性休克 心源性休克是指心脏泵功能受损或心脏血流排出道受损引起的心排出量快速下降而代偿性血管快速收缩不足所致的有效循环血量不足、低灌注和低血压状态。心源性休克包括心脏本身病变、心脏压迫或梗阻引起的休克。

4. 阻塞性休克 指心输出量由于物理因素阻塞进出心脏血流而降低,包括:心脏压塞、张力性气胸动脉导管未闭依赖的先天性心脏病和广泛肺栓塞。

(三)休克治疗

休克是临床上常见的紧急情况,应该抓紧时间进行救治,在休克早期进行有效的干预,控制引起休克的原发病因,遏止病情发展,有助于改善患者的预后。

1. 一般紧急治疗 通常取平卧位,必要时采取头和躯干抬高 20°~30°、下肢抬高15°~20°,以利于呼吸和下肢静脉回流,同时保证脑灌注压力;保持呼吸道通畅,并可用鼻导管法或面罩法吸氧,休克时肺最易受损伤,休克伴 ARDS 者死亡率特别高,必要时采用气管插管以机械辅助供氧;维持比较正常的体温,低体温时注意保温,高温时尽量降温;及早建立静脉通路,并用药物维持血压;尽量保持患者安静,避免人为搬动,可用小剂量镇痛、镇静药,但要防止呼吸和循环抑制。

2. 病因治疗

(1)脓毒性休克:其发展过程有微血管痉挛、微血管扩张和微血管麻痹三个阶段。由于体内酸性物质、组胺、5- 羟色胺、缓激肽、炎性介质等剧增,内皮细胞纤维连接蛋白破坏,从而使毛细血管内皮细胞间裂缝加大出现渗漏,称"毛细血管渗漏综合征"。临床表现有寒战、高热、多汗、出血、栓塞、衰弱及全身性肿胀等。患者意识可反映中枢神经系统微循环血流灌注量减少情况,故临床上休克早期表现为烦躁不安,以后转为抑郁淡漠,晚期嗜睡昏迷。

1)皮肤能反映外周微循环血流灌注情况,临床上根据四肢皮肤暖冷差异又可分为"暖休克"和"冷休克"。前者为"高排低阻",后者为"低排高阻型"。氧分压、氧饱和度和呼吸改变是感染性休克时肺功能减退的可靠指标。

2)需要补充血容量及早期积极抗生素治疗,及时补充血容量恢复组织灌注是抢救休克的关键,补液量、速度最好以血流动力学监测指标作指导。当 CVP 超过(12cmH₂O)时,应警惕肺水肿的发生。液体复苏:低血容量和分布异常休克:生理盐水(NS)20ml/kg,10~15 分钟,快速静滴,用后评估,根据需要再给 20ml/kg,脓毒性休克要求实现 EGDT,6 小时达标:早期 6 小时目标复苏:CVP 8~12mmHg,MAP>65mmHg, 尿量>0.5ml/(kg·h),SvO₂>65%, 乳酸每小时下降 10%,6 小时下降 50%。在纠正血容量和酸中毒及进行适当的病因治疗后,血压仍未稳定时,应及时采用正性肌力药物。

3) 血管活性药物:

A. 多巴胺 5~20μg/(kg·min)首选血管活性药。

B. 肾上腺素 0.1~1μg/(kg·min)持续静脉泵注,心肺复苏、冷休克有多巴胺抵抗时首选。

C. 去甲肾上腺素 0.05~0.3μg/(kg·min)持续静脉泵注,暖休克有多巴胺抵抗或心动过速时首选。

D. 莨菪类药物:主要有阿托品、山莨菪碱、东莨菪碱。经常规处理,血压回升但灌注不良时应用。

E. 正性肌力药物:伴有心功能障碍可用正性肌力药物。常用多巴酚丁胺 5~10μg/(kg·min)持续静脉泵注。多巴酚丁胺抵抗者,可用肾上腺素。若存在儿茶酚胺抵抗,可选用磷酸二酯酶抑制剂氨力农、米力农。

F. 硝普钠:心功能障碍严重且又存在高外周阻力的患儿,在液体复苏及应用正性肌力药物基础上,可使用半衰期短的血管扩张剂,如硝普钠 0.5~8μg/(kg·min)。

G. 经过常规处理血压仍低,可考虑应用血管加压素 0.000 3~0.000 6U/(kg·min)。

4) 糖皮质激素:有抗休克、抗毒素、抗炎症反应、抗过敏、扩血管、稳定细胞膜、抑制炎性介质等作用。

5) 抗菌药物:在无明确病原菌前,一般应以控制革兰氏阴性杆菌为主,兼顾革兰氏阳性球菌。

6) 酸中毒纠正:代谢性酸中毒主要是乳酸性酸中毒。葡萄糖在无氧代谢中,丙酮酸不能进入三羧酸循环转而接受氢形成大量乳酸,乳酸性酸中毒表明细胞缺氧。代谢性酸中毒会影响心脏功能,易发生室颤,增加肺、肾血管的阻力,血红蛋白离解曲线右移,红细胞带氧能力下降。

7) 保护脏器功能,防止 MODS 发生,注意血压维持,改善微循环,保证各脏器血供氧供和内环境稳定。

(2) 低血容量休克:有出血病史:消化道出血、创伤等。临床表现:即皮肤苍白、冷汗、虚脱、脉搏细弱、呼吸困难。治疗液体复苏,晶体溶液:最常用是生理盐水;胶体溶液:常用的有羟乙基淀粉、右旋糖酐、全血、血浆等。可使组织间液回收血管内,循环量增加 1~2 倍。但胶体制剂在血管内只能维持数小时,同时用量过大可使组织液过量丢失,且可发生出血倾向,常因血管通透性增加而引起组织水肿,故胶体输入量一般不宜过大。中度和重度休克应输一部分红细胞。高渗溶液:近来认为它能迅速扩容改善循环,最佳效果为 3% 盐水,输入 6ml/kg,10 分钟后即可使血压回升,并能维持 30 分钟,以后可以 0.5~1ml/(kg·h),静脉泵注。实验证明它不影响肺功能,不快速推入不致增高颅内压。补液的量:常为失血量的 2 倍,不能失多少补多少。晶体与胶体比例为 3:1。补液速度:原则是先快后慢,输液的速度和量必须依临床监测结果及时调整。对于创伤引起的出血性休克,液体复苏有不同意见。有人认为能够维持最基础的容量和血压有利于止血。

(3) 过敏性休克:在用药后 15 分钟内发生严重反应,少数患者可在 30 分钟甚至数小时后才发生反应,所谓"迟发反应"。早期临床表现主要为全身不适、口唇、舌及足发麻,喉部发痒、头晕、心慌、胸闷、恶心、呕吐、烦躁不安等。随即全身大汗、脸色苍白、唇部发绀、喉头阻塞、咳嗽、支气管水肿及痉挛、气促、四肢厥冷,亦可有皮肤弥漫潮红和皮疹、手足水肿,部分有垂危濒死恐怖感觉。体格检查可见球结膜充血,神志不清,心音减弱,心率加快,脉搏微细难于触及,血压下降,严重者测不出。有肺水肿者,双下肺可闻及湿啰音。

治疗:

1)肾上腺素:立即注射肾上腺素,每次用 1/1 000 浓度 0.01ml/kg,肌内注射;或 1/10 000 浓度 0.1ml/kg,静推。肾上腺素的作用短暂,如首次注射后不见效果,可考虑 10~15 分钟内重复注射。

2)输液扩容。

3)肾上腺皮质激素。

4)抗敏药。

5)氧气吸入。

6)停用原来应用的药物。

(4)心源性休克:典型表现发生在原发性心脏疾病和重症心肌炎后。其临床表现如下:

1)急性起病者临床上常表现为胃肠道症状。

2)出现气促,肺部啰音,发绀或脸色苍白容易误诊为呼吸道疾病。

3)可以有肝脏进行性增大,尿少,水肿。

4)心率增快,心音低钝。

5)心电图、胸片、心功能异常。

处理:绝对卧床休息、给氧,严防输液量过多,速度过快。

1)病因治疗。

2)血管活性药与血管扩张剂联合使用。

3)控制补液量,注意输液速度。

4)强心药,临床根据病因选择强心药物。

5)肾上腺皮质激素。

6)心肌保护药。

(叶 盛 张晨美)

参考文献

1. ATKINS DL, BERGER S, DUFF JP, et al. Part 11: Pediatric Basic Life Support and Cardiopulmonary Resuscitation Quality: 2015 American Heart Association Guidelines Update for Cardiopulmonary Resuscitation and Emergency Cardiovascular Care. Circulation, 2015, 132 (18 Suppl 2): S519.

2. DE CAEN AR, BERG MD, CHAMEIDES L, et al. Part 12: Pediatric Advanced Life Support: 2015 American Heart Association Guidelines Update for Cardiopulmonary Resuscitation and Emergency Cardiovascular Care. Circulation, 2015, 132 (18 Suppl 2): S526-542.

3. DAVIS AL, CARCILLO JA, ANEJA RK, et al. American College of Critical Care Medicine Clinical Practice Parameters for Hemodynamic Support of Pediatric and Neonatal Septic Shock. Crit Care Med, 2017, 45 (6): 1061.

4. LIEBERMAN P, NICKLAS RA, RANDOLPH C. Anaphylaxis—a practice parameter update 2015. Ann Allergy Asthma Immunol, 2015, 115 (5): 341.

第二节　呼吸系统疾病

一、流行性呼吸道感染

各种自然灾害发生后，不仅我们的家园被破坏，生态平衡也被破坏，同时因人口流动、环境恶化、传播媒介大量繁殖、安置点拥挤、污染的水源和食物等，灾害的发生使得传染病易于发生并流行，常伴有呼吸道传染病的发生，甚至暴发呼吸道传染病，做好灾后呼吸道传染病的预防和控制是灾后卫生应急工作的重点。

儿童易患呼吸道疾病与小儿呼吸系统的解剖生理特点密切相关。呼吸系统以环状软骨下缘为界，分为上、下呼吸道。上呼吸道包括鼻、鼻窦、咽、咽鼓管、会厌及喉；下呼吸道包括气管、支气管、毛细支气管、呼吸性细支气管、肺泡管及肺泡。儿童的气管、支气管较成人短且较狭窄，黏膜柔嫩，血管丰富，缺乏弹力组织支撑作用差，黏液腺分泌不足而气道较干燥，纤毛运动能力弱、清除能力差，容易发生呼吸道感染。儿童肺泡数量较少；弹力纤维发育不成熟，血管丰富，间质发育旺盛，致肺含血量多而含气量少，易于感染，感染时易致黏液阻塞，引起间质炎症、肺气肿和肺不张等。

灾后身心创伤常使免疫系统受抑制，儿童由于其特殊的生理结构特点，属于急性呼吸道感染的高发人群。WHO曾报道，灾害后5岁以下儿童急性呼吸道感染中，死亡率高达20%，灾害后自然环境发生改变，可出现罕见呼吸道病原体感染，如1994年加利福尼亚地震后，出现了200多例球孢子菌感染。

灾后常见的流行性呼吸道传染病有以下几种：流行性感冒、麻疹、猩红热、水痘、流脑、结核等。如2005年巴基斯坦地震后暴发麻疹；2011年日本震后出现了流感，震后安置点发现结核潜伏感染率高达20%，一周后感染患者较震前明显增多，支气管肺炎占43%。

流行性感冒（简称流感）是最常见的急性呼吸道传染，潜伏期1~7天，主要通过空气中的飞沫、人与人之间的接触或与被污染物品的接触传播。典型的临床症状是：急起高热、全身疼痛、显著乏力和轻度呼吸道症状。该病是由流感病毒引起，具有自限性，但在婴幼儿患者容易并发重症肺炎、呼吸衰竭及急性呼吸窘迫综合征等严重并发症。如无并发症呈自限性过程，多于发病3~4天后发热逐渐消退，全身症状好转，但咳嗽、体力恢复常需1~2周。肺炎型流感多见于老年人、儿童、原有心肺疾患的人群，主要表现有高热持续不退，剧烈咳嗽、咳血痰或脓性痰、呼吸急促、发绀，肺部可闻及湿啰音；胸片提示两肺有散在的絮状阴影；痰培养无致病细菌生长，可分离出流感病毒，可因呼吸循环衰竭而死亡。胃肠型流感除发热外，以呕吐、腹痛、腹泻为显著特点，多见于儿童，2~3天即可恢复。

麻疹是由麻疹病毒引起的小儿急性呼吸道传染病，传染性极强，麻疹患者是唯一传染源，传染期为潜伏期末到出诊后5天，易发生流行，主要通过呼吸道分泌物飞沫传播，患病后可持久免疫力。临床上以发热、上呼吸道炎症、眼结膜炎及皮肤出现红色斑丘疹和颊黏膜上有麻疹黏膜斑，疹退后遗留色素沉着伴糠麸样脱屑为特征。典型患者病程分为三期：①潜伏期：潜伏期6~18天，平均10天左右。②前驱：也称发疹期，一般3~4天，伴有不同程度的皮疹，同时伴有流涕、咽部充血等，眼部症状突出：结膜充血、眼睑水肿、流泪、畏光等。在发疹前24~48小时出现，为直径约1.0mm灰白色小点，外有红色晕，即麻疹黏膜斑，开始仅见于对着下臼齿的颊黏膜上,可迅速累及整个颊黏膜并蔓延至唇部黏膜,黏膜疹在皮疹出现后1~2天后逐渐消失,留有暗红色小点。③出疹期:发病后3~4天,体温可突然升高至40~40.5℃,出疹顺序:始于耳后、颈部、沿着发际边缘、迅速累及面颈部,逐渐蔓延至躯干及上肢,第3天皮疹累及下肢及足部。皮疹为稀疏不规则的红色斑丘疹,疹间皮肤正常,皮疹压之褪色,但亦有出现瘀点者。病情严重者皮疹常融合,皮肤水肿,面部水肿变形。此期如果合并肺炎,可高热持续不退,肺部有湿性啰音,X线检查可见肺纹理增多或弥漫性改变。④恢复期:出疹3~4天后皮疹按出诊顺序开始消退,并留有糠麸状脱屑及棕色色素沉着,在无合并症发生的情况下,食欲、精神等症状也随之好转,7~10天痊愈。

还有一些非典型麻疹:①轻症麻疹:多见于在潜伏期内接受过丙种球蛋白注射有一定免疫力患者或小于6个月体内尚有母亲抗体的婴儿。临床症状轻,无麻疹黏膜斑,皮疹稀疏,无色素沉着及脱屑。病程短,无并发症。②重症麻疹:多见于免疫力低下或感染重的患儿,发热高达40℃以上,中毒症状重,伴惊厥、昏迷。皮疹融合呈紫蓝色者,常有黏膜出血,称为黑麻疹。皮疹少,色暗淡,常为循环不良表现,此型患儿死亡率高。③无疹型麻疹:主要见于6个月以下,注射过麻疹减毒活疫苗或接受过丙种球蛋白者,整个病程中无皮疹出现。此型临床诊断较难,需要依据流行病学、前驱症状和血清中麻疹抗体滴度确诊。④异型麻疹:多见于接种灭活疫苗后引起。表现为高热、头痛、肌痛、乏力,无口腔黏膜斑。出疹顺序与正常相反,为:皮疹从四肢远端开始延及躯干、面部,呈多形性,常伴水肿与肺炎,此类型少见。麻疹常并发呼吸道疾病,如喉炎、肺炎等,也可并发麻疹脑炎、心肌炎等严重并发症。目前尚无特效药物治疗,主要是对症支持治疗,需做好严格消毒隔离,防止交叉传染。

猩红热是由A组溶血性链球菌感染引起的急性呼吸道传染病,临床特征为发热、咽峡炎、全身弥漫性皮疹、疹退后伴皮肤脱屑,潜伏期2~5天,也可少至1天,多至7天。患者和带菌者是主要传染源,经由空气飞沫传播,也可经由皮肤伤口或产道感染。人群普遍易感,但发病多见于小儿,尤以5~15岁居多。临床表现有三期:①前驱期:骤起畏寒、发热,体温可高达39~40℃,伴头痛、咽痛、杨梅舌、食欲减退、全身不适、恶心呕吐等,婴儿可有谵妄和惊厥。查体可有咽红肿,扁桃体上可见点状或片状分泌物;软腭充血水肿,并可有米粒大的红色斑疹或出血点,即黏膜内疹,一般先于皮疹而出现。②出疹期:多自起病第1~2天出现,出疹顺序首发于耳后,颈底及上胸部开始,迅速蔓延及胸、背、上肢,最后波及下肢。皮疹特点为:全身皮肤充血发红的基础上散布着针帽大小、密集而均匀的点状充血性红疹,手压全部消退,去压后复现。偶呈"鸡皮样"丘疹,中毒重者可有出血疹,患者常感瘙痒。在皮肤皱褶处如腋窝、肘窝、腹股沟部可见皮疹密集呈线状,称为"帕氏线"。面部充血潮红,可有少量点疹,口鼻周围相形之下显得苍白,称"口周苍白圈"。患儿舌苔白,舌乳头红肿,后白苔开始脱落,舌乳头仍突起,称"杨梅舌"。皮疹一般在48小时内达到高峰,2~4天可完全消失,重症者可持续5~7天甚至更久。下颌下及颈部淋巴结可肿大,有压痛,一般为非化脓性。出疹时体温更高,皮疹遍布全身时,体温逐渐下降,中毒症状消失,皮疹隐退。③恢复期:退疹后一周内开始脱皮,脱皮顺序同出疹顺序。躯干多为糠状脱皮,手掌足底皮厚处多见大片膜状脱皮,甲端皲裂样脱皮是典型表现,脱皮后不留色素沉着。该病患儿需隔离6天以上,直至咽拭子培养3次阴性,且无并发症时方可解除隔离。对咽拭子培养持续阳性者应延长隔离期。治疗上急性期应卧床休息、清淡饮食、多饮水;因其病原菌是链球菌,故青霉素是首选药物,应早期、足疗程使用。

为了避免各种传染性呼吸道疾病的暴发,需要提高人群的免疫接种覆盖率,必要时在灾区加强免疫接种,尤其是 15 岁以下的儿童,各种传染性疾病的治疗方法不同,但基本的预防措施是相通的,为了有效地减少疾病的发生和传播,结合美国 CDC 的规范,对于医务工作者,呼吸道传染性疾病的预防需要做到:

1. 接触呼吸道分泌物或者可能被污染的物品时,戴好手套。
2. 接触呼吸道分泌物污染的衣物时,戴好手套。
3. 每次接触患者,需要更换手套和隔离衣,清洗双手。
4. 接触患者前后,接触患者物品和分泌物前后,无论是否戴手套,均需要洗手。
5. 双手明显污染,使用肥皂水和水清洗,如果双手有明显脏污,可用含酒精的擦手液清洗双手。

对于灾区人群要做到:

1. 及时接种疫苗,预防相关疾病。
2. 每天开窗通风,保持室内空气新鲜。
3. 不到或少到人口密集、空气污染的场所去。
4. 勤洗手,并用流动水彻底清洗干净。
5. 到医院就诊戴口罩,回家后洗手,避免交叉感染。
6. 避免过度疲劳,以免抗病力下降。
7. 合理膳食,增加营养,加强锻炼,增加身体抵抗力。
8. 发热或有其他不适及时就医。
9. 避免接触传染患者,尽量不到传染病流行疫区。
10. 传染病人用过的物品及房间适当消毒,如日光下晾晒衣被,房内门把手、桌面、地面用含氯消毒剂喷洒、擦拭。

二、吸入性肺损伤

吸入性损伤是指吸入有毒烟雾或化学物质对呼吸道所致的化学性损伤,严重者可直接损伤肺实质。其多发生于大面积,尤其是伴有头面部烧伤患者。吸入性损伤的原因主要是热力作用,是火灾引起死亡的主要原因,同时吸入性大量未燃尽的烟雾、炭粒、有刺激性的化学物质等,同样损伤呼吸道及肺泡。吸入性损伤是热力和化学物的混合损伤。吸入性损伤与致伤的环境有关。密闭或不通风的环境,尤其是爆炸燃烧时,热焰浓度大、温度高,不易迅速扩散,患者不能立即离开火灾;加之在密闭空间,燃烧不完全,产生大量一氧化碳及其他有毒气体,使患者中毒而昏迷,重则窒息死亡。合并爆炸燃烧时,高温、高压、高流速的气流和浓厚的有毒气体,可引起呼吸道深部及肺实质的损伤。另外,患者站立或奔走呼喊,致热焰吸入,也是致伤原因之一。

(一) 吸入性肺损伤的机制

1. 热力对呼吸道的直接损伤 热力包括干热和湿热两种。火焰和热空气属于干热,热蒸汽属于湿热。当人呼入干热热空气时,声带可反射性关闭,同时干热空气的传热能力较差,上呼吸道具有水热交换功能,可吸收大量热量使其冷却;干热空气到达支气管分叉的隆突部时,温度可下降至原来的 1/10~1/5。故干热往往造成上呼吸道损伤。湿热空气比干热空气的热容量约大 2 000 倍,传导能力较干空气约大 4 000 倍,且散热慢,因此湿热除引起上呼吸道损伤和气管损伤外,亦可致支气管和肺实质损伤。

2. 有害物质对呼吸道的损伤　吸入烟雾中除颗粒外,还有大量的有害物质,包括一氧化碳、二氧化氮、二氧化硫、过氧化氮、盐酸、氰氢酸、醛、酮等。这些物质可通过热力作用对呼吸道造成直接损伤。有毒气体可刺激喉及支气管痉挛,对呼吸道具有化学性损伤。水溶性物质如氨、氯、二氧化硫等与水合成为酸或碱,可致化学性烧伤。氮化物与呼吸道黏膜上水、盐起反应,生成硝酸和亚硝酸盐,直接腐蚀呼吸道,且吸收后与血红蛋白结合,形成高铁血红蛋白,造成组织缺氧。氰氢酸能使细胞色素氧化酶失去递氧作用,抑制细胞内呼吸,造成组织细胞缺氧,高代谢器官如中枢神经系统和心脏对氰化物非常敏感,血清中氰化物浓度达 $100\mu mol/L$ 时,即可使人死亡,而且氰化氢与一氧化碳的毒性呈相加作用。醛类可降低纤毛活动,减低肺泡巨噬细胞活力,损伤毛细血管而致肺水肿。聚氨酯燃烧产生的烟雾中丙烯醛含量约为 50ppm,吸入含有 5.5ppm 的丙烯醛即可发生化学性呼吸道损伤及肺水肿,10ppm 在几分钟内即引起死亡。

烟雾中一氧化碳被人吸入后,将导致人员一氧化碳中毒,重者可当场死亡。当吸入含 5% 一氧化碳的空气时,即可引起中毒。另外,火灾时,同时产生高浓度的二氧化碳,二氧化碳可加重一氧化碳的中毒症状,并加重组织缺氧。

3. 气道梗阻 烟雾中颗粒及有毒气体吸入后可直接刺激呼吸道引起痉挛,也可直接损伤黏膜细胞,气道天然屏障破坏,烟雾中颗粒成分堵塞气道后难以清除,致使气道梗阻,同时气道排痰和清除细菌、异物能力减弱,容易并发肺不张及感染。呼吸道阻塞、肺不张、肺部感染,可引起呼吸道阻力增加、通气及弥散功能障碍,造成低氧、高二氧化碳,引起急性呼吸功能不全。

(二) 临床分类

吸入性损伤的分类标准尚不统一。有的按严重程度分为轻、中、重三类或轻、重两类;有的按损伤部位分为上、下气道及肺实质损伤。目前通常采用三度分类法。

1. 轻度吸入性损伤　指声门以上,包括鼻、咽和声门的损伤。临床表现鼻咽部疼痛、咳嗽、唾液增多,有吞咽困难;局部黏膜充血、肿胀或形成水泡,或黏膜糜烂、坏死。患者无声音嘶哑及呼吸困难,肺部听诊无异常。

2. 中度吸入性损伤　指气管隆突以上,包括咽喉和气管的损伤。临床表现为刺激性咳嗽、声音嘶哑、呼吸困难、痰中可含碳粒及脱落的气管黏膜,喉头水肿导致气道梗阻,出现吸气性喘鸣。肺部听诊呼吸音减弱或粗糙,偶可闻及哮鸣音及干啰音。患者常并发气管炎和吸入性肺炎。

3. 重度吸入性损伤　指支气管以下部位,包括支气管及肌实质的损伤。临床表现为伤后立即或几小时内出现严重呼吸困难,气管切开后不能缓解;进行性缺氧,口唇发绀,心率增快、躁动、谵妄或昏迷;咳嗽多痰,可早期出现肺水肿,咳血性泡沫样痰;坏死内膜脱落,可致肺不张或窒息。肺部听诊呼吸音低、粗糙,可闻及哮鸣音,之后出现干、湿啰音。严重的肺实质损伤患者,伤后几小时内可因肺泡广泛损害和严重支气管痉挛导致急性呼吸功能衰竭而死亡。

(三) 临床表现

中、重度吸入性损伤,随着病程的发展,表现出不同的临床和病理变化,可为三个时期。

1. 呼吸功能不全期　重度吸入性损伤,伤后 2 天内为呼吸功能不全期。其主要表现为呼吸困难,一般持续 4~5 天后,渐好转或恶化致呼吸衰竭而死亡。呼吸困难是由于广泛支气管损伤或含有肺实质损伤,引起通气、换气障碍,通气与血流灌注比例失调,导致进行性低氧血症,血 $PaCO_2 < 7.8kPa$。肺部听诊可闻及干、湿啰音及哮鸣音。

2. **肺水肿期** 肺水肿最早可发生于伤后一小时内,多数于伤后 4 天内发生。主要是肺毛细血管通透性增加、气道梗阻、通气障碍,造成组织缺氧所致,临床上表现为气促、进行性呼吸困难、发绀、咳大量泡沫样痰或粉红色泡沫样痰、两肺布满湿性啰音、心率快、严重者血压下降,但无左心衰竭证据。

3. **感染期** 伤后 3~14 天出现,病程进入感染期。由于气道黏膜纤毛受损,造成气道机械性清除异物的功能障碍。同时伴有局部及全身免疫功能下降,致使损伤肺对细菌的易感增强;气道黏膜坏死脱落,可形成溃疡,长期不愈,成为肺部感染灶。严重感染者可诱发全身性感染,增加死亡率。

(四) 诊断

吸入性损伤的诊断主要依据受伤情况及临床表现,结合实验室检查、X 线及特殊检查等,以明确有无吸入性损伤、损伤的部位及程度等。

1. **病史** 应详细询问受伤时的情况,如有密切空间烧伤史及吸入刺激性、腐蚀性气体病史者,应怀疑有吸入性损伤的可能。

2. **临床表现** 患者有头面、颈部烧伤创面,尤其是有口鼻周围烧伤创面,鼻毛烧焦,口腔、咽部黏膜充血、水肿,有水疱形成;咳嗽、咳痰、痰中带碳粒;呼吸困难,缺氧,烦躁;嘶哑,由于喉、气管水肿变出现气道狭窄而出现呼吸困难,有时发出尖厉的吸气性鸣笛声,此时应行气管切开术。重度吸入性损伤早期即出现进行性呼吸困难,但在大面积烧伤时,即使无吸入性损伤,早期也可并发急性肌功能不全而出现呼吸困难,此点应注意。

3. **X 线检查** 伤后 2~6 小时出现明显的气管狭窄,气管内显示斑点状阴影,透光度减退,黏膜不规整,早期显示气管狭窄的特征,可作为吸入性肺损伤的早期特征性 X 线改变。肺水肿时显示为弥散的、玻片状阴影、叶间影像、肺门扩大、线形或新月形影像。肺部感染时可见中心性浸润影像或弥漫而稠密的浸润影像;有时可看到由于代偿性肺气肿所显示的气球样透明度增强,以及由于肺泡破裂或气肿样大泡破裂所致的气胸影像。

4. **特殊检查**

(1) 血气分析:吸入性肺损伤后,氧分压有不同程度的降低,多数低于 8.00kPa (60mmHg),PaO_2/FiO_2 减低,如果氧分压进行性降低,提示病情重,预后不良。

(2) 纤维支气管镜检查:纤维支气管镜可直接观察咽喉、声带、气管、支气管黏膜的损伤程度,确定损伤部位。上气道吸入性损伤可见:咽部水肿、充血、水疱形成、溃烂或出血,一般可见声门,重度损伤者黏膜高度水肿,梨状窦消失,室襞靠拢,可看不清声门。下气道吸入性损伤可见:管壁黏膜充血、水肿,有粗大的血管网,管腔明显狭窄,软骨环模糊或外露,黏膜可逐渐脱落形成溃疡和出血,支气管开口红肿或闭合,开口处可被脱落的黏膜或分泌物堵塞。管腔内有异物存在,如烟雾微粒、分泌物、血液、坏死黏膜或脓性分泌物等。另外,还可发现气管、支气管功能失调的变化:正常吸气时气管、支气管横径变宽,长径变长,呼气时恰恰相反,当损伤后,呼气时管腔窄至闭合,咳嗽反向迟钝或消失。

(3) [133]氙肺扫描连续闪烁摄影检查:Moylan 于 1972 年首先应用[133]氙扫描方法诊断吸入性损伤,认为是一种安全而可靠的早期诊断方法,其结果与尸体解剖结果间的误差仅为

13%。正常情况下，^{133}氙注射后 90~150 秒，可完全从肺部清除，称为扫描正常；若 150 秒后仍未清除者称为扫描异常。延迟清除、清除不完全或^{133}氙呈现节段性潴留者，表示有吸入性损伤。有闪烁摄影上可见放射性密度增大的灶性区域。此项检查一般于伤后 48 小时内进行，准确率可达 87%，但只能判定有无吸入性损伤和受损部位，不能判断损伤的严重程度。

（4）脱落细胞计分法：Ambiavagar 在 1974 年首次报道关于观察支气管分泌物中各种细胞形态和结构的改变以及有无烟雾颗粒，诊断有无吸入性损伤的情况。吸入性损伤后，纤毛细胞的形态与结构产生变异包括纤毛脱落、终板消失、细胞质呈蜡状石蓝染色、细胞核固缩，严重者破裂或溶解。

（5）肺功能检查：对低位吸入性损伤较敏感。主要包括第一秒时间肺活量（FEV_1）、最大肺活量（FVC）、J 最大呼气流速 - 容积曲线（MEFV）、高峰流速（Peakflow）、50% 肺活量时流速和呼吸动力功能（肺顺应性、气道力、肺阻力等）。重度吸入性损伤后，累及小气道及肺实质，气道阻力增加，50% 肺活量时高峰流速可下降至 41.6% ± 14.3%，肺顺应性下降，肺阻力显著增高，MEFV 显著低于正常值，FEV_1 和 FVC 均较早出现异常。以上变化系气道梗阻所致，故肺功能测定对预计病情发展有一定意义。

5. 治疗 吸入性损伤的治疗手段比较有限，主要原则是依据内环境及肺部功能性病理生理变化，在不同的病程阶段，给予相应的对症处理。

（1）保持气道通畅，防止及解除梗阻。

1）气管插管及气管切开术：吸入性损伤因组织、黏膜水肿、分泌物堵塞、支气管痉挛等，早期即可出现气道梗阻，故应及时进行气管插管或切开术，以解除梗阻，保持气道通畅。气管内插管指征：①面部尤其口鼻重度烧伤，有喉阻塞可能者；②声门水肿加重者；③气道分泌物排出困难，出现喘鸣加重及缺氧者。气管内插管留置时间不易过久（一般不超过一周），否则可加重喉部水肿，或引起喉头溃烂，甚至遗留声门狭窄。气管切开术指征为：①严重的声门以上水肿且伴有面颈部环形焦痂者；②严重的支气管黏液漏者；③合并 ARDS 需要机械通气者；④合并严重脑外伤或脑水肿者；⑤气管插管留置时间超过 1 周者。行气管切开术，可立即解除梗阻，便于药物滴入及气管灌洗，方便纤支镜检查及机械通气。但气管切开术亦增加气道及肺感染机会，只要做到正规操作，加强无菌操作、术后护理、预防措施，是可以避免的。

2）焦痂切开减压术：吸入性损伤有颈、胸腹环形焦痂者，可压迫气道及血管，限制胸廓及膈肌活动范围，影响呼吸，加重呼吸困难，降低脑部血液供应，造成脑缺氧，因此，及时行上述部位的焦痂切开减压术，对改善呼吸功能、预防脑部缺氧有重要意义。

3）药物治疗：对支气管痉挛者可用氨茶碱，或用沙丁胺醇气雾剂喷雾，以扩张支气管、解除痉挛。如果支气管痉挛持续发作，可给予激素治疗，同时激素具有阻止急性炎症引起的毛细血管通透性增强，减轻水肿，保持肺泡表面活性物质的稳定性，并有稳定溶酶体膜等作用。但激素有增加感染的风险，需注意监测感染指标。

4）湿化雾化：湿化有利于气管、支气管黏膜不因干燥而受损，利于增强纤毛活动能力，防止分泌物干涸结痂，对防止痰液堵塞、预防肺不张和减轻肺部感染具有重要意义。通过雾化吸入可进行气道药物治疗，以解痉、减轻水肿、预防感染、利于痰液排出等。一般用生理盐水、地塞米松、庆大霉素、α- 糜蛋白酶各 1 支作雾化吸入。

5）早期气管内纤维支气管镜灌洗：吸入性肺损伤后淤积肺内的炽热碳颗粒除导致烧伤

外,颗粒表面的毒性物质能持续引起损伤,可长达数小时或数天,早期积极进行气管内灌洗,清除致伤物质。

(2)保证血容量、改善肺循环:吸入性损伤伴有体表皮肤烧伤者,体液不仅从体表烧伤区域丧失,而且亦从受损气道和肺内丧失,因此,应根据尿量、血压及生命体征等变化,进行正确的液体复苏,维持足够的血容量,避免因限制输液,不能维持有效循环量,终将导致组织灌液不良,进一步加重组织损害。肺循环是个低压、低阻力、高流速系统,吸入性损伤可增大肺循环阻力,低血容量又会进一步降低肺动脉压,从而导致肺循环障碍以至右心衰竭,因此,合并右心力衰竭时可用强心药物,如毒毛花苷 K、毛花丙苷、米力农等降低肺循环阻力改善心脏功能。低分子右旋糖酐可降低血液黏稠度,减少红细胞凝集,有利于改善微循环。

(3)维持气体交换功能,纠正低氧血症。

1)氧疗:①给氧浓度:严重吸入性肺损伤后应立即吸入高浓度氧 1~2 小时,给氧目的是使 PaO_2 提高至正常水平。火焰吸入性损伤患儿因事故现场吸入大量一氧化碳,脱离现场后立即吸入纯氧,当碳氧血红蛋白接近正常值时,可降低吸入氧浓度。②吸氧时间:一般认为长时间吸氧时,氧浓度不宜超过 50%~60%,时间不宜超过 1 天,吸纯氧不得超过 4 小时。长时间吸入高浓度氧可损伤肺脏,轻者有胸痛及咳嗽,重者可出现肺顺应性下降,加重呼吸困难,肌肉无力,精神错乱,甚至死亡。③给氧方法:除鼻导管吸氧外,还有氧罩、氧帐及机械通气法。对吸入性损伤引起的呼吸功能不全者,使用鼻导管或面罩给氧往往无效,一般需用正压给氧和机械通气。

2)机械通气:吸入性损伤后患者往往都出现不同程度的呼吸功能不全,机械通气是治疗呼吸衰竭的一项有效措施,改善通气和换气功能,维持有效通气量,纠正缺氧,防止二氧化碳潴留。

机械通气的指征:①临床表现:患者出现进行性呼吸困难,伴有意识障碍,经气管切开、焦痂减压及给氧疗后仍不能缓解,呼吸道内有脱落坏死组织脱出,分泌物多、咳嗽无力;②给予高浓度吸氧后,PaO_2 仍低于 9.3kPa(70mmHg),肺分流量超过 30%,或肺泡 - 动脉血氧分压差大于 46.7kPa(350mmHg);③肺部体征及 X 线片:当患者出现呼吸衰竭时,早期胸片显示透明度低、肺纹理增多、增粗,出现云片状肺水肿表现。

3)体外膜肺氧合:ECMO 是一种体外氧合技术,能有效替代心肺功能,是危重症心肺功能衰竭的有效支持手段,目前 ECMO 支持用于吸入性损伤的报道已经较多,ECMO 在临床的使用也很成熟,其应用指征为,在纯氧条件下氧合指数<100 或出现右心力衰竭并发循环障碍伴有乳酸升高,均可给予 ECMO 支持治疗。

4)防治感染:吸入性损伤后,由于气道及肺部受损,纤毛功能破坏、气道分泌物及异物不能及时排出、局部及全身抵抗力下降等,容易并发感染,如治疗不及时,可并发急性呼吸功能衰竭。彻底清除气道内异物和脱落的坏死黏膜组织,保持呼吸道引流通畅,是防治感染的基本措施,其次是严格的无菌操作技术和消毒隔离,严格控制创面 - 肺 - 创面细菌交叉感染;定期作气道分泌物涂片和培养,选用敏感抗生素。另外,应加强全身及营养支持治疗,以提高机体免疫功能,对防治感染有重要意义。

(张晓娟)

参考文献

1. DE VRIES RD, STITTELAAR KJ, OSTERHAUS AD, et al. Measles vaccination: new strategies and formulations. Expert Rev Vaccines, 2008, 7 (8): 1215-1223.

2. MAHARA G, WANG C, YANG K. The Association between Environmental Factors and Scarlet Fever Incidence in Beijing Region: Using GIS and Spatial Regression Models. Int J Environ Res Public Health, 2016, 4, 13 (11). pii: E1083.

3. R ANIERI VM, R UBENFELD GD, THOMPSON BT, et al. Acute respiratory distress syndrome: the Berlin definition. JAMA, 2012, 307 (23): 2526-2533.

4. HAN SH, MALLAMPALLI R K. The acute respiratory distress syndrome: from mechanism to translation, J Immunol, 2015, 194 (4): 855-860.

5. MAJETSCHAK M, SORELL LT, PATRICELLI T, et al. Detection and possible role of proteasomes in the bronchoalveolar space of the injured lung. Physiol Res, 2009, 58 (3): 363-372.

6. LAMBERT DW, CLARKE NE, TURNER AJ. Not just angiotensinases: new roles for the angiotensin-converting enzymes. Cell Mol Life Sci, 2010, 67 (1): 89-98.

7. SUD S, SUD M, FRIEDRICH JO, et al. High-frequency ventilation versus conventional ventilation for treatment of acute lung injury and acute respiratory distress syndrome. Cochrane Database Syst Rev, 2013, 14 (2): CD004085.

8. FERGUSON ND, COOK DJ, GUYATT GH, et al. High-frequency oscillation in early acute respiratory distress syndrome. N Engl J Med, 2013, 368 (9): 795-805.

9. ALHAZZANI W, ALSHAHRANI M, JAESCHKE R, et al. Neuromuscular blocking agents in acute respiratory distress syndrome: a systematic review and meta-analysis of randomized controlled trials. Crit Care, 2013, 17 (2): R 43.

10. DIBARDINO DM, WUNDERINK RG. Aspiration pneumonia: a review of modern trends. J Crit Care, 2015, 30 (1): 40-48

第三节 急性呼吸窘迫综合征

灾害医学评估体系中呼吸评估是必需环节,而急性呼吸窘迫综合征(ARDS)是呼吸系统最严重的疾病综合征之一,病死率高。其高危因素包括自然灾害和人为灾难中的严重创伤、吸入、化学等理化因素,也包括感染或疫情等微生物因素。本章节重点讨论灾难医学中儿科 ARDS 的发病特点和诊疗方案。

一、流行病学

ARDS 儿童占儿科重症监护室(PICU)入院总数的比例相对较小,但病死率高,对于儿科医师是最具挑战的患者人群之一。国内外报道 ARDS 在 PICU 发病率为 1%~4%,病死率 22%~65%,2017 年一篇 Meta 分析显示儿科 ARDS 群体病死率大约 24%。不同时期各研究采用的 ARDS 定义存在差异,基本是以成人 ARDS 标准为定义,可能对于儿科 ARDS 流行病学估测存在一定偏差,而 2015 年提出的儿科 ARDS 定义,目前正在全球范围进行多中心流行病学研究。在儿科 ARDS 中,主要病因为肺炎(35%),误吸(15%),脓毒症(13%),溺水(9%),伴随心脏病(7%)和其他疾病(21%)。重症肺炎、误吸、脓毒症、溺水、创伤等都可以发生在儿童灾难中。儿童灾难中 ARDS 的发生率没有具体数据,可能异于成人。就单病种而言,比如2003年严重急性呼吸道综合征(SARS)在中国暴发流行,内地及港澳地区确认疑似病例7 093例,死亡647例;但儿科发病人数少,几乎没有死亡病例的报道。

二、病因和危险因素

ARDS直接的肺损伤因素包括肺部感染、有害气体或液体吸入、吸入胃内容物、肺栓塞、肺挫伤、放射性肺损伤等,间接的肺损伤因素包括休克、呼吸心搏骤停、脓毒症、严重非胸部创伤、急性胰腺炎等等,在灾难医学中常见高危因素如下:①严重创伤,包括直接作用于胸肺的创伤引起肺挫伤,多性性骨折引起肺脂肪栓塞,也包括严重创伤、多发性骨折、大面积烧伤等引起的间接肺损伤。②休克,包括灾难过程中发生的创伤性休克、脓毒性休克等非心源性休克。③严重感染,包括灾难时发生以及灾后继发感染和各类疫情。④误吸,包括误吸胃内容物,海水或淡水淹溺;吸入有害气体,如氯气、光气。⑤过度输液、输血。⑥代谢紊乱,包括尿毒症、肝性肺病等。

灾难中ARDS往往是复杂的综合性因素所致,比如严重创伤的患者肺挫伤、休克、感染、心肺复苏后、输注血制品等复合因素均可引起肺损伤。有Meta分析显示成人普外科和创伤外科中收治的创伤患者,ARDS发生率分别是9.8%和7.0%。近期有成人单中心回顾性研究305例机械通气的创伤患者,59例19.3%于早期(48小时内)合并ARDS;急诊开胸术、钝器伤和新鲜冰冻血浆输注是ARDS发生的独立危险因素,ARDS的发生不能预测死亡。而另一个ARDS成人创伤中心单中心研究621例气管插管的创伤患者29.5%并发ARDS,头颅和胸部外伤,早期晶体复苏(0~6小时),晚期血小板输注(7~24小时)是ARDS的独立预测因素。水灾和海难中溺水常见,溺水合并ARDS的比例更高,有报道溺水有症状存活者70%合并ARDS;也文献提示大约1/3溺水符合急性肺损伤或急性呼吸窘迫综合征的定义。很遗憾儿科缺乏这方面的数据。

三、病理生理学和发病机制

ARDS是由于弥漫性肺泡-毛细血管膜损伤导致的以非心源性肺水肿和炎症为病理特征的急性呼吸衰竭。其主要的病理生理变化是肺泡-毛细血管膜通透性增加,高蛋白水肿液进入肺泡内,引起肺泡和肺间质水肿,肺顺应性下降,功能残气量降低,无效腔样通气增加,肺内分流增加,肺通气血流比例失调,引起顽固性低氧血症。持续性低氧血症引起肺阻力血管平滑肌收缩,肺血管阻力增加,肺血流减少,肺动脉高压,加重呼吸功能障碍,低氧血症恶化。

引起肺泡毛细血管膜损伤的中心环节是过度的炎症性肺损伤。ARDS是全身炎症反应(SIRS)在肺的表现,也可以是SIRS的源头。感染性肺损伤,入侵病原体携带有病原相关分子模块(PAMPs),被免疫细胞(中性粒细胞、肺泡巨噬细胞等)表面的模块识别受体(PRRs)识别,通过信号转导,释放TNF-α、IL-6、IL-8等,引起全身炎症反应。非感染性方面,当细胞坏死后线粒体破裂,释放出与PAMPs类似的物质,即损伤相关的分子模块(DAMPs),同样被PRRs识别,引起全身炎症反应。当严重创伤、烧伤、缺氧窒息、大型手术等会导致机体释放大量DAMPs,引起非感染性炎症反应。全身炎症反应发展为多脏器功能障碍综合征(MODS),是ARDS病死的重要原因。

急性炎症性损伤、缺血缺氧损伤、再灌注损伤、吸入化学物质直接损伤等导致肺泡上皮屏障的完整性丧失,肺泡Ⅱ型上皮细胞损伤,肺泡上皮液体转移障碍,肺泡内水肿液的清除降低,导致肺泡内液体超载。在严重创伤、烧伤等抢救过程中大量输液输血可能加重液体超载。肺泡水肿液稀释肺泡表面活性物质,而肺透明膜中血浆蛋白、代谢产物和炎症因子抑制肺泡表面活性物质。在溺水的患者无论是淡水或海水溺水,吸入 1~3ml/kg 液体即能破坏肺表面活性物质成分完整性。烟雾的吸入还可以改变肺表面活性物质的成分。另一方面,肺泡Ⅱ型上皮细胞损伤后肺泡表面活性物质产生下降。上述因素均引起继发性肺表面活性物质缺乏,抑制其降低肺表面张力的作用引起肺泡塌陷。肺泡Ⅱ型上皮细胞是肺组织的干细胞,其受损还可引起上皮修复不足或异常修复导致肺泡纤维化。

ARDS 还有的一个重要环节是炎症反应和凝血纤溶系统的交叉对话。促炎因子诱导肺泡巨噬细胞、中性粒细胞和内皮细胞表达组织因子,激活凝血;另一方面促炎因子刺激内皮细胞、肺泡巨噬细胞分泌纤溶酶原激活物抑制物 -1,抑制抗凝物质如抗凝血酶Ⅲ、组织因子通路抑制因子和活化蛋白 C 等;凝血激活,抗凝抑制,纤溶抑制导致微血栓和微循环障碍,肺泡及间质纤维蛋白沉积,加重肺炎症性损伤。在严重创伤、烧伤等患者常由于大量失血、低体温、酸中毒、大量血制品输注等因素诱发凝血功能紊乱,肺微循环障碍,通气血流比例失调,导致低氧血症,同时如前所述非感染性炎症性损伤或继发感染性炎症损伤加重凝血紊乱,形成恶性循环,促进和加重 ARDS。

四、临床表现

急性进行性加重的呼吸窘迫和常规氧疗难以纠正的低氧血症是 ARDS 的特征性临床表现。ARDS 常见症状包括急性起病的气急、气短,缺氧引起烦躁、神志淡漠等表现,体征通常会有发绀,呼吸浅快、鼻扇、三凹征等呼吸困难表现,肺部啰音,以及缺氧等因素引起心率增快,但无心功能不全依据。

根据患者临床表现、影像学特点及动脉血气检查的结果,将 ARDS 疾病进展程度进行分期,即为 Moore 分期:第一期,急性肺损伤期,发生在损伤后数小时;主要是原发病的表现,呼吸频率增快,原发于肺内疾病的有 ARDS 早期呼吸窘迫表现,原发于肺外疾病的症状不典型,易被忽视;这一期血气分析可正常或过度通气;胸片常无明显改变。第二期,相对稳定期,发生在原发损伤 6~48 小时;主要表现为气急,呼吸浅快,轻度呼吸困难;血气分析提示低氧血症和低碳酸血症;胸片出现细网格状浸润影,间质性肺水肿征象为主。第三期,急性呼吸衰竭期,此期病情发展迅速,进行性加重的呼吸窘迫和常规氧疗难以纠正的低氧血症,肺部细湿啰音增多;血气分析提示 PaO_2 进一步下降;胸片表现典型的弥漫性浸润影,即间质和肺泡水肿征象。第四期,终末期,此期无明确界限;临床表现为严重缺氧,表现有嗜睡、谵妄等神经精神症状,并可合并心衰、休克、MODS;血气表现为严重低氧血症,高碳酸血症;胸片表现为大片浸润影“白肺”。此期患者往往死于难治性呼吸衰竭和 / 或 MODS。临床上以上分期是相对的,对于创伤、烧伤、窒息等患者,可能早期过程比较隐匿,发现时已经呼吸衰竭,因此我们需要提高早期识别诊断能力,及早处理 ARDS,保护气道,积极呼吸支持,防止 ARDS 发展到终末期。

五、诊断和鉴别诊断

在过去五十年中,成人的 ARDS 定义多次被修订,其中包括 Murray 急性肺损伤评分(1988 年)、美国 - 欧洲共识会议定义(1994 年)、Delphi 共识定义(2005 年)和柏林定义(2012 年)。虽然这些诊断标准的提出主要基于成人,但通常也应用于儿科。然而与成人相比,儿童的呼吸系统的生理有明显的差异,更易患严重的呼吸问题,可能需要更低的干预阈值。例如儿童气道软骨形成不完全,随气道半径减小,气道阻力有较大的增加;胸廓骨化不完整,胸壁顺应性较高;随年龄的增加,有 20 万 ~300 万个成熟肺泡,明显少于成人,有较低的功能残气量;儿童呼吸肌储备少,更依赖膈肌;随围产期转变,肺血管阻力较高。而年龄越小的患儿的代谢需求越大,心肺储备越少。因此从新生儿到青少年 ARDS 的疾病谱,生理学和病理生理学,乃至对氧疗及呼吸机治疗的反应同成人相比存在异质性。另外,相对于成人,儿童动脉导管放置较少,部分患儿缺乏动脉血气数值,可能低估儿科 ARDS 的发病率。鉴于成人 ARDS 定义的限制,2015 年小儿急性肺损伤共识会议(PALICC)召开形成新的儿科 ARDS 的定义。表 5-1 是儿科 ARDS 的 PALICC 定义,表 5-2 所示为 ARDS 的柏林定义。

表 5-1 PALICC 儿科 ARDS 的定义

年龄	新生儿到青春期所有年龄段儿童,除外围产期相关性肺病:早产儿相关性肺病、围产期肺损伤(如胎粪吸入综合征、产时获得性肺炎和脓毒症)或其他先天性畸形(如先天性膈疝、肺泡毛细血管发育不良)			
发病时间	临床上具有已知危险因素 7 天以内发病			
肺水肿原因	不能完全用心衰或液体过负荷解释的呼吸衰竭			
胸部影像学	胸部影像学检查发现与急性肺实质性病变一致的新的渗出影(不再强调双肺浸润)			
氧合	无创机械通气	有创机械通气		
	PARDS(无严重程度分级)	轻度	中度	重度
	全面罩双水平正压通气或 CPAP ≥ 5cmH$_2$O	$4 \leq OI < 8$	$8 \leq OI < 16$	$OI \geq 16$
		$5 \leq OSI < 7.5$	$7.5 \leq OSI < 12.3$	$OSI \geq 12.3$
	PF 比值 ≤ 300			
	SF 比值 ≤ 264			
特殊疾病人群				
青紫型心脏病	符合上述年龄、发病时间、肺水肿原因以及胸部影像学的标准,并且急性氧合功能障碍不能用潜在的心脏疾病解释			
慢性肺病	符合上述年龄、发病时间、肺水肿原因以及胸部影像学新的渗出影的标准,并且氧合功能自基线水平急性恶化符合上述氧合指标			
左心功能障碍	符合上述年龄、发病时间、肺水肿原因以及胸部影像学新的渗出影的标准,并且符合上述标准的急性氧合障碍不能用左心功能障碍解释			

注:氧合指数 OI(oxygenation index)=(FiO$_2$ × mean airway pressure × 100)/PaO$_2$

氧饱和度指数 OSI(oxygen saturation index)=(FiO$_2$ × mean airway pressure × 100)/SpO$_2$

1. 当可获得时使用基于 PaO$_2$ 的度量标准,如果不能获得 PaO$_2$,调节 FiO$_2$ 维持 SpO$_2$ ≤ 97%,计算 OSI 或 SF 比值

2. 接受机械通气的慢性肺病的儿童或青紫型先天性心脏病的儿童,若急性发作满足 PARDS 标准,不再依据 OI 或 OSI 进行严重程度分层

表 5-2　ARDS 的柏林定义

急性呼吸窘迫综合征	
时间	具有已知危险因素一周内发病或新出现或原有呼吸系统症状加重一周内发病
胸部影像学 [a]	双肺透亮度降低——胸腔积液、肺叶/肺塌陷或结节不能完全解释
肺水肿原因	无法用心衰或液体过负荷完全解释的呼吸衰竭 如果不存在危险因素,需要客观评估(例如超声心动图)以排除流体静力型肺水肿
氧合 [b]	
轻度 [c]	$200mmHg < PaO_2/FiO_2 \leq 300mmHg$,并且 PEEP 或 CPAP $\geq 5cmHg$
中度	$100mmHg < PaO_2/FiO_2 \leq 200mmHg$,并且 PEEP $\geq 5cmHg$
重度	$PaO_2/FiO_2 \leq 100mmHg$,并且 PEEP $\geq 5cmHg$

注:
[a]. 胸片或 CT
[b]. 如果海拔高于 1 000 米,校正公式如下:$[PaO_2/FiO_2 \times (大气压/760)]$
[c]. 在轻度 ARDS 人群可能使用无创通气

　　我们在临床实践中使用儿科标准可以提高快速地识别和诊断儿科 ARDS 的能力,更全面地了解儿科 ARDS 流行病学,而对 ARDS 严重程度的预测和分层可能有助于指导临床干预措施。当然 PALICC 儿科 ARDS 定义尚需大规模的多中心研究进行验证。

六、鉴别诊断

　　儿科临床上需要与 ARDS 鉴别的主要疾病是心源性肺水肿和儿童肺间质性疾病。心源性肺水肿主要见于有心脏病史患儿,如先天性心脏病、心肌病、急性心肌炎的患儿,以及大量快速输液的患儿,也表现为呼吸困难,肺部满布细湿啰音,心率增快,奔马律,心音低钝,肝大,甚至全身水肿,胸片表现为中央性肺水肿,心影增大,心超提示心功能不全,经限液、强心、利尿等治疗后可改善。当无 ARDS 危险因素时,需行心超等检查排除心源性肺水肿。

　　儿童肺间质性疾病是一类临床表现为氧合障碍和胸部影像学上表现为弥漫性肺泡-间质性疾病。临床表现为咳嗽、气促、呼吸困难、运动不耐受,并渐进性加重,体征有呼吸增快、三凹征、两肺细湿啰音等表现。但病程较 ARDS 迁延,有慢性缺氧表现如杵状指,咯血者有慢性贫血表现。胸片双肺弥漫性病变,多见毛玻璃样、结节状、网状阴影以及气腔实变等。儿科肺间质疾病常见病因包括外源性过敏性肺泡炎,药物性肺损伤如百草枯,全身性疾病如系统性红斑狼疮和朗格汉斯组织细胞增生症等,肺含铁血黄素沉着症,肺泡蛋白沉积症,先天性肺泡表面活性物质代谢缺陷和肺泡毛细血管发育不良等。当 ARDS 病程迁延,或无明确危险因素,需与上述疾病鉴别,遗憾的是灾难医学中追述病史有一定困难。

七、辅助检查

　　常规实验室检查包括血尿粪三大常规、C 反应蛋白、降钙素原、血生化、血气分析、凝血功能以及病原学检查等,用于评估感染征象,各脏器功能和内环境评估。血气分析的动态监测氧合和通气功能,而当出现混合性酸中毒时往往出现在呼吸衰竭和终末期。PaO_2/FiO_2 和

OI 指数是 ARDS 诊断和分度的指标,在儿童当动脉血气分析不易获得时,以 SaO_2/FiO_2 和 OSI 替代。

胸部影像学是 ARDS 的诊断标准中必需的检查。临床最常用的是胸片和胸部 CT。胸片可以床旁随访,简单而廉价。早期胸片可无明显变化或仅有肺纹理增多,边缘模糊,逐渐双肺散在小斑片状影,之后可进展为两肺弥漫性渗出,融合成片或两肺密度均一增加的毛玻璃样改变,伴支气管充气征,心缘不清或消失,即"白肺"。而心源性肺水肿往往心影增大,出现以肺门为中心的蝶翼样阴影,并有 Kerley 线。部分 ARDS 患者可合并有中央性肺水肿。

胸部 CT 可以更加准确反映 ARDS 肺部病变的范围及严重性,比胸片敏感,可以发现更早期的病变,但因需从 PICU 移出,有一定风险。ARDS 在胸部 CT 主要表现为两肺非均一渗出。由于重力依赖性作用,水肿液易积聚在背侧肺区域(仰卧位)。因此 ARDS 肺部 CT 非重力依赖区正常或接近正常,即所谓"婴儿肺",重力依赖区呈大片实变影,而两者中间区域呈毛玻璃样阴影,即肺萎陷区。肺外型 ARDS 以弥漫性磨玻璃样阴影为主,逐渐呈重力分布的肺底实变,肺内型则早期具有肺部基本病因的特征,逐渐融合为大片实变。

目前重症超声逐渐普及,可床旁检测,较 CT 方便安全。国际肺部超声共识指出提示 ARDS 的征象是:非匀齐的 B 线分布;胸膜线异常征象;前壁的胸膜下实变;可存在正常肺实质;肺滑动征减弱或消失。ARDS 柏林诊断标准指出无危险因素的疑似 ARDS 需行心超等检查进一步排除心源性肺水肿。心肺联合超声可鉴别静水压增高性肺水肿、肺不张、胸腔积液等。同时超声也可以评估 ARDS 患者右心功能,在治疗中保护右心功能;还可以指导肺复张、俯卧位通气等。

其他检查,例如支气管肺泡灌洗液(BALF)的检查,可以对肺泡内液体的肺泡毛细血管屏障功能组分进行研究,ARDS 患者 BALF 蛋白浓度 / 血浆蛋白浓度升高高于 0.7,而心源性肺水肿往往低于 0.5,近年来研究都指向 ARDS 的生物学标志,但无论血浆还是 BALF 都没有像病毒性心肌炎肌钙蛋白那样敏感性及特异性好的标志物。BALF 还是肺部感染病原学检测的重要手段。侵入性的血流动力学检查如测定肺动脉楔压等在 ARDS 的诊断中已不再推荐。

八、治疗

(一)一般治疗和病因治疗

中重度 ARDS 的救治成功率较低,因此注意避免 ARDS 的各种危险因素很重要,病因治疗是关键。灾难发生时无论是创伤、溺水,还是烧伤等,尽快脱离危险环境,快速评估,初步印象有生命威胁的立即争分夺秒心肺复苏,尽快建立自主循环和呼吸;注意积极控制出血,按压包扎固定处理骨折;确定气道是否通畅,在烟雾吸入、烧伤的患儿一定注意评估气道,及早予气管插管或气管切开,氯气吸入可雾化吸入中和剂如 5% 碳酸氢钠,气道管理中注意体位引流、湿化、吸痰,必要时纤支镜灌洗;评估循环状态,尽快控制出血,纠正休克;昏迷患儿放置胃管,深昏迷患儿行气管插管防止误吸;有伤口的患儿,仔细清创,切除坏死组织,充分引流感染灶。处理患儿时注意避免长时间高浓度吸氧;避免过量、过多反复输血输液;对感染的患儿合理使用抗生素;呼吸机通气的患者注意呼吸机相关性肺炎的防治。在收入 PICU 后对患者进行生命体征监护,注意评估心、肺、脑、肝、肾、DIC 等各脏器功能评估,警惕 MODS 的发生。

液体管理注意保证器官有效灌注的同时,严格限液,成人一般 2~3ml/kg,儿童限制在常规液体需要的 70% 左右。临床可进行 CVP、ABP、超声、电阻抗血流动力学等检测指导液体复苏,液体复苏稳定后调整液体量防止入液量大于出液量,可用利尿剂,甚至血液净化减轻水负荷,减轻肺水肿。至于采用晶体或胶体复苏,存在争议,早期胶体输注不一定有利于肺水肿液吸收,对于低蛋白血症 ARDS 患者有必要输注白蛋白。在创伤、烧伤患者较易合并低蛋白血症,注意监测。对于临床症状较为稳定的 PARDS,如果有充足的氧输送,建议当血红蛋白浓度低于 7.0g/dl 时,考虑予患儿进行红细胞输注,但需注意发绀型心脏病、出血性疾病以及严重低氧血症者的指征与之不同,后两者可通过输血改善氧输送。另外慎重输注血小板、血浆等血制品,大量输注可能促进 ARDS 的进展。

营养支持方面尽早建立肠道营养,减少肠道菌群的移位;总热量不应超过患儿的基本需要,热量过高可加重肝肾负担和容量负荷;但需避免营养不良,有单中心研究热量供给 ≥80% 预计静息能量消耗,蛋白 ≥1.5g/(kg·d) 的 ARDS 儿童预后改善,病死率降低。另外要注意血糖监测,积极处理应激性高血糖。早期的研究发现应用免疫增强营养来调节免疫反应,如鱼肝油、谷氨酰胺、硒、维生素和抗氧化剂等对 ARDS 患者有益,但随机对照研究发现尚无一个营养剂对 ARDS 有益。

(二) 呼吸支持治疗

儿科有 ARDS 风险(at risk of PARDS)的患者可选择高流量经鼻通气和无创通气;在儿科轻度 ARDS 的患者,尤其免疫缺陷的患儿建议采用无创通气,最好使用口鼻或全面罩方式,做好有效的人机同步,并密切关注皮损、腹胀、结膜炎和气压伤等并发症。但不推荐患有严重疾患儿童接受无创通气。中重度 ARDS 建议有创机械通气。

常频机械通气的模式目前 PALICC 没有推荐意见,目前儿科临床采用较多的是压力控制模式(PCV)和压力调节容量控制模式(PRVC)。无论哪种模式都需要注意肺保护性通气策略。

1. **小潮气量通气** Amato 等和 NIH-ARDSNET 的多中心随机对照研究(RCT)表明与常规通气量组相比,小潮气量通气组 ARDS(6ml/kg)病死率显著降低。儿童没有大规模随机对照研究证实小潮气量的益处,儿科临床医师将成人推荐的 6ml/kg Vt 用于婴儿和儿童。PALICC 建议根据疾病严重程度,潮气量设置个体化:肺顺应性差者,潮气量 3~6ml/kg,肺顺应性较好者,潮气量设置接近生理范围 5~8 ml/kg。

2. **低平台压** PALICC 建议,没有监测跨肺压的情况下,平台压限制在 28cmH$_2$O 以下,当患者胸壁顺应性降低时,允许稍高的平台压力 29~32cmH$_2$O。应注意的是,由于呼吸机压力控制模式使用可变吸气气流和经常使用无套囊气管导管,儿科医师常用 PIP 代替平台压。成人的 ARDS 数据显示驱动压较 PIP 或 PEEP 与病死率相关性更强,但儿科无相对应的数据支持,需进一步研究。

3. **适当的 PEEP 和氧合目标** 成人根据 PEEP/FIO$_2$ 表滴定 PEEP(FiO$_2$/PEEP cmH$_2$O:0.3/5;0.4/5;0.4/8;0.5/10;0.6/10;0.7/10;0.7/12;0.7/14;0.8/14;0.9/14;0.9/16;0.9/18;1.0/20~24),以避免在呼气末肺泡塌陷,维持肺泡开放。儿童采用该表时一般 PEEP 低于 18cmH$_2$O,新生儿低于 12cmH$_2$O。PALICC 建议在缺乏儿童数据的情况下,对于严重 PARDS 患者根据氧合和血流动力学滴定 PEEP 水平在中度高度(10~15cmH$_2$O)。轻

度 PARDS,当 PEEP<10cmH$_2$O 时,血氧饱和度应保持在 92%~97%;中重度 ARDS,当 PEEP ≥ 10cmH$_2$O 时,滴定最佳 PEEP,血氧饱和度水平适当维持在低值(88%~92%)。当血氧饱和度低于 92%,注意监测中心静脉血氧饱和度等氧输送指标。PALICC 强调随 PEEP 的增加应密切监测氧输送、呼吸系统顺应性和血流动力学。临床可以监测床旁超声,注意右心保护。

4. 允许性高碳酸血症 为减少呼吸机相关性肺损伤,对 ARDS 患者采用小潮气量通气,尽管频率可比正常提高 20%~30%,中重度 ARDS 患者仍可能出现高碳酸血症。按照以往肺保护性策略指南所述,允许 pH 值维持在 7.15~7.30 之间;允许性高碳酸血症的禁忌证应包括:颅内压增高,重度肺动脉高压,血流动力学不稳定,以及显著心功能不全。

肺保护性通气策略是针对容量伤、萎陷伤、剪切伤以及生物伤等引起的呼吸机相关性肺损伤提出的。小潮气量通气和适当 PEEP 对于肺泡萎陷伤和剪切伤还是不能很好地避免,有研究发现所谓的最佳 PEEP 即 P-V 曲线的低位拐点,仅仅是肺复张的开始,低位拐点之上仍有肺组织复张。因此肺复张手法复张塌陷肺泡成为成人 ARDS 常用治疗措施。具体方法包括控制性肺膨胀、PEEP 递增法及压力控制法。有临床研究发现成人 ARDS 行肺复张可以改善氧合。ARDS 早期肺复张效果好,中晚期和直接肺损伤所致的 ARDS,以及胸廓顺应性差的肺复张效果不佳。一般肺复张用于 ARDS 早期和呼吸机脱开后(比如吸痰)。由于对心肺功能可能的不良反应及肺复张效果非持续性,目前对于肺复张手法仍有争议。2016年 SSC 的严重脓毒症和脓毒性休克的指南只推荐肺复张用于严重 ARDS 出现难治性低氧性呼吸衰竭的患者。而儿童缺乏有效的数据支持,PALICC 推荐缓慢逐步递增 PEEP 和递减 PEEP 的肺复张手法谨慎地用于难治性低氧血症,不建议对 PARDS 患者进行持续肺复张。

而俯卧位通气、高频通气、保留患者自主呼吸的双相气道正压通气(BIPAP)和气道压力释放通气(APRV)等通气模式也是促进肺复张的方法。俯卧位通气用于成人 ARDS 已有 40 年历史,利用重力肺复张,改善通气血流比例,改善氧合。既往研究发现俯卧位通气对病死率无影响。然而最近有 Meta 分析显示在中重度 ARDS 亚组(PaO$_2$/FiO$_2$<150 或 100mmHg),早期使用(发病 48 小时以内),俯卧位时间大于 16 小时对改善 ARDS 的病死率有益处。也有系统综述分析表明,在严重 ARDS 组(PaO$_2$/FiO$_2$<150mmHg)的患者在发病 3 天以内俯卧位通气,并持续较长时间(>10~12h/ 次),并结合较小的潮气量通气(<8ml/kg),和较高的 PEEP(10~13cmH$_2$O),存活率得到提高。对于创伤患者需注意严重颅高压,颌面部严重创伤,不稳定的脊柱、股骨或骨盆骨折,胸前壁单一胸管并气漏,接受过气管手术及胸骨切开手术等是俯卧位通气的禁忌。对于儿童 PALICC 不推荐俯卧位通气作为 ARDS 的常规治疗手段,可作为治疗严重 ARDS 的治疗选择。

高频震荡通气近 30 年来,被用作难治性低氧性呼吸衰竭的拯救模式。理论上 HFOV 实现了肺保护通气策略,潮气量小至仅 1~3ml/kg,甚至小于解剖无效腔量,避免了肺泡过度扩张;而持续较高的气道压力避免肺泡塌陷和维持复张。但是临床上 HFOV 治疗 ARDS 缺乏有效性和安全性循证依据。成人的两个大型多中心随机对照研究(OSCILLATE 和 OSCAR 试验)比较中重度 ARDS 早期行 HFOV 和常频通气肺保护性策略。OSCAR 研究显示两组病死率无差异,而 OSCILLATE 试验 HFOV 组的病死率高于常频肺保护组。OSCILLATE 试验早期的平均气道压设定较高,根据氧合由 30cmH$_2$O 滴定到 38cmH$_2$O,用于促进肺复张。而该试验中超过半数均为脓毒症患者,较高的平均气道压可能导致血流动力学不稳定,引起病死率增高。成人 HFOV 用于 ARDS 的 Meta 分析没有得到对生存率有益的结论,究竟用还是不用? 有研究建议对重度 ARDS 患者($PaO_2/FiO_2 < 65mmHg$)在实施俯卧位通气、肌松剂等措施后或联合使用 HFOV。需注意的是 HFOV 过程中心超监测右心功能,必要时降低平均气道压,减轻右心负荷;有条件的单位可监测跨肺压减少呼吸机相关肺损伤。在儿童,回顾性研究和小型 RCT 研究多见,结论是 HFOV 有益于提高 ARDS 的氧合。最近 Bateman 等对儿科呼吸衰竭随机对照研究(RESTORE 研究)后序比较了早期 HFOV 治疗(气管插管 24~48 小时)和常频通气 / 晚期 HFOV 治疗的病例,发现 HFOV 的早期应用组机械通气持续时间显著延长,两组病死率无明显差异;机械通气延长可能与更多地使用镇静肌松药有关。在创伤的患者合并气漏的重度 ARDS 患者常首先考虑 HFOV。PALICC 推荐 HFOV 用于中重度 PARDS 的可选通气方式,主要用于平均气道压 $> 28cmH_2O$,且无胸壁顺应性下降的依据的患者。

为使患儿可以更好地耐受机械辅助通气,促进氧合,减少呼吸做功,降低耗氧,可适当应用程序化镇静策略。PALICC 推荐有效可靠的镇静及疼痛评分量表用以对镇静镇痛进行监测并滴定最小有效剂量。当镇痛镇静下仍无法进行有效的机械辅助通气时,可以考虑应用神经肌肉阻滞剂。Papazian 等多中心随机对照研究发现早期 ARDS($PaO_2/FiO_2 < 150mmHg$;48 小时内)应用肌松药顺式阿曲库铵明显提高人机同步性,减少呼吸机相关肺损伤,改善氧合并降低病死率,且不增加肌无力的发生。中国 2014 年严重脓毒症指南:建议脓毒症所致严重 ARDS 可早期短疗程($\leqslant 48$ 小时)应用神经肌肉阻滞剂。

(三) 其他肺特异性辅助治疗

迄今为止,已有多项系统综述与荟萃分析提示吸入一氧化氮可以短暂改善氧合(24 小时);但不能降低 ARDS 患者的死亡率;一氧化氮代谢产物可能引起肾损伤;而重要的是这些分析没有区别成人和儿童的数据。这些研究中吸入一氧化氮浓度范围不一,部分采用 5~10ppm。在儿科已经有证据显示吸入一氧化氮可改善足月儿和近足月儿与肺动脉高压相关性低氧性呼吸衰竭的预后。最近,Bronicki 等发表了一项前瞻性随机对照试验研究吸入一氧化氮对急性呼吸衰竭儿科患者的影响。这项研究中发现,吸入一氧化氮减少机械通气时间和改善无 ECMO 存活率,对 28 天存活率有改善趋势。提示在儿科 ARDS 中使用吸入一氧化氮可能有益。该研究中,吸入一氧化氮 12 小时时氧合改善,而 24 小时时无差异,并且氧合改善与临床结果无相关关系。因此,吸入一氧化氮对血小板凝聚的影响和对炎症反应的调节在治疗 ARDS 中的作用有待进一步研究。PALICC 不建议 PARDS 患儿常规吸入一氧化氮,当存在明确的肺动脉高压或严重右心功能不全时,考虑吸入一氧化氮。吸入一氧化氮可作为重症 PARDS 挽救性措施或体外生命支持过渡。

尽管多个临床试验证实外源性肺表面活性物质(PS)治疗 ARDS 的安全性,但有效性报道不一。没有大样本多中心 RCT 证实外源性 PS 治疗对降低 ARDS 病死率的影响。有数个小的儿科多中心随机对照研究发现 ARDS 使用外源性 PS 改善氧合,有研究使用剂量 50~100mg/kg;有研究使用两次,第二剂也可改善氧合,但不如第一剂显著。近年来有三个大型 RCT 研究。Willson 等对 153 例婴儿、儿童和青少年使用小牛表面活性物质(Calfactant)$80ml/m^2$(35mg/ml)治疗急性肺损伤进行了多中心 RCT 研究。治疗组氧合较对照组改善,病死率下降,但脱机时间无改善,其中直接肺损伤者占比例高,氧合改善和病死率下降显著。遗憾的是该研究中免疫功能低下者分布不均,经多因素分析,控制免疫因素后两个治疗组之间的死亡率没有差异。Calfactant 在急性呼吸窘迫综合征另一项大样本国际多中心 RCT 研究在成人和儿科中进行,试验中使用了新型的 Calfactant(pneumosurf),其浓度是传统表面活性物质的 2 倍。试验限于直接肺损伤,例如肺炎和吸入。不幸的是中期分析时由于试验组的无效性而被提前终止。该研究中发现 Calfactant 治疗对氧合和死亡率都没有影响,治疗方案的改变,包括使用更浓缩的 PS,未行肺复张,以及仅使用两个而不是四个体位是氧合无改善的可能解释。最近,一个国际多中心 RCT 研究 II 期试验是针对 2 岁以下婴儿气道滴注 PS 的合成制剂(Lucinactant),氧合改善,但对包括死亡率、通气时间或住院时间等结果无影响。有研究发现 PS 治疗由肺炎和误吸等直接肺损伤所致的严重 ARDS 有明显疗效,可能继发性 PS 缺乏是直接肺损伤的重要致病因素,而间接肺损伤主要累及肺血管和肺间质。

有数篇报道溺水所致 ARDS 使用 PS 显著改善氧合,但缺乏 RCT 研究。而对于吸入综合征的儿童可以使用 PS 支气管肺泡灌洗。在一个小型 RCT 研究中对吸入 6 小时内儿童进行 PS 灌洗,对受累肺叶婴儿分 5 次注入每次 5ml 生理盐水加 10mg/ml Curosurf(猪表面活性质)进行支气管肺泡灌洗,儿童分 5 次注入每次 10ml 生理盐水加 5mg/ml Curosurf,以及青少年每次 25ml 生理盐水和 2.4mg/ml Curosurf 的分四次灌注。支气管肺泡灌洗 1 小时后,局部给予 240mg 的 Curosurf。实验中患者均存活,PS 灌洗组治疗 24 小时氧合改善,插管时间缩短,36 小时潮气量下降。

PALICC 指出外源性表面活性物质不推荐作为 PARDS 常规治疗,未来研究聚焦于可能受益的特殊人群和特殊剂量以及应用方法。

(四) 糖皮质激素治疗

糖皮质激素调节炎症能否预防和治疗 ARDS 存在很大争议,儿科缺乏 RCT 研究证实糖皮质激素治疗 PARDS 的有效性。但在 PICU 由于 ARDS 的不同病因,激素使用比较频繁,如合并喘憋的肺炎,BPD 合并 ARDS,难治性休克合并 ARDS 等等,但都没有循证依据证实有效性和安全性,甚至有担忧导致呼吸机相关肺炎增加、通气时间延长等副作用。PALICC 不推荐糖皮质激素常规使用于 PARDS,建议未来研究聚焦于儿童激素治疗的益处、特殊剂量和剂型。在创伤患者中肺挫伤常规也使用糖皮质激素,但同样没有循证依据。儿科数据缺乏,而成人的结果是有争议的,有两项系统综述,一项提示糖皮质激素没有益处,另一项针对 5 个队列研究和 4 个 RCT 研究发现使用长程低剂量激素对降低病死率和 / 或降低呼吸机时间或呼吸机依赖有益。大剂量激素不能预防 ARDS,目前研究重点在中小剂量和长程治疗,早期 ARDS(<72 小时)使用甲泼尼龙 ≤1mg/kg 或晚期 ARDS(5~7 天后)甲泼尼龙 ≤2mg/kg,应用 1~4 周。儿童能否借鉴有待未来的研究。

(五) 体外生命支持

体外膜肺(ECMO)是严重 ARDS 的拯救性手段,PALICC 推荐对于严重 PARDS 患儿,若呼吸衰竭的病因是可逆的或患儿适合接受肺移植时,可以考虑 ECMO。目前无严格的标准去筛选哪些 PARDS 儿童可能从 ECMO 中获益。对于重度 PARDS 患儿,当肺保护性通气仍气体交换不足时,需考虑 ECMO,应用前对患儿的病史和临床状态进行连续系统化评估后再决定。在成人 ARDS 的 ECMO 适应证:符合柏林定义中的重度 ARDS,满足小潮气量,$PEEP \geq 5cmH_2O$,$PaO/FiO_2 < 80$ 持续 ≥ 3 小时; 和 / 或平台压 $<32cmH_2O$,$RR \geq 30$,pH 值 <7.25 持续 ≥ 3 小时。禁忌证:机械通气 ≥ 7 天;严重脑损伤;不可逆疾病,没有肺移植条件;插管 3 小时内死亡;ARDS 程度未达到入选标准。相对禁忌证:免疫抑制状态;慢性中

枢神经系统疾病或中枢神经系统状态未知；抗凝高风险；多脏器功能障碍等。Bohman 的研究发现符合 ECMO 标准的 ARDS 有 85.7% 有相对禁忌证，这对 ECMO 的应用及病例数据分析均提出了挑战。最近成人的系统综述纳入了 27 个 ECMO 治疗 ARDS 的研究，医院存活率 33.3%~86%，而传统治疗存活率 36.3%~71.2%。其中只有两个研究提示 ECMO 较传统治疗的优势。近期有成人单中心回顾性分析创伤性重度 ARDS 出现难治性低氧血症的早期使用 ECMO 生存率得到改善。ARDS 的病种的不同，未来有待于研究 ECMO 在其中的作用。另一方面，体外膜肺用于 ARDS，常常叠加连续性肾脏替代治疗（CRRT），减轻水负荷，治疗急性肾损伤。

而有单中心队列研究发现 ARDS 早期连续血液净化可以减轻全身炎症反应和改善预后。但 CRRT 治疗 ARDS 缺乏 RCT 的验证，未列入 ARDS 的指南。创伤性 ARDS 患者常在合并水负荷过多、急性肾损伤、急性胰腺损伤、严重脓毒症、多脏器功能障碍综合征等情况下可选用血液净化。

在灾难中 ARDS 的发生的危险因素具有异质性，因此治疗策略上建议在兼顾肺保护的原则上，按不同程度、不同分期、不同危险因素采用有针对性的个体化治疗方案。早期识别，早期干预，采用肺保护性策略是重中之重。

（陈 扬）

参考文献

1. Pediatric Acute Lung Injury Consensus Conference G. Pediatric acute respiratory distress syndrome: consensus recommendations from the Pediatric Acute Lung Injury Consensus Conference. Pediatr Crit Care Med, 2015, 16 (5): 428-439.

2. PFEIFER R1, HEUSSEN N, MICHALEWICZ E, et al. Incidence of adult respiratory distress syndrome in trauma patients: A systematic review and meta-analysis over a period of three decades. J Trauma Acute Care Surg, 2017, 83 (3): 496-506.

3. O' LEARY MP, KEELEY JA, YULE A, et al. Clinical predictors of early acute respiratory distress syndrome in trauma patients. Am J Surg, 2016, 212 (6): 1096-100.

4. HOWARD BM, KORNBLITH LZ, Hendrickson CM, et al. Differences in degree, differences in kind: characterizing lung injury in trauma. J Trauma Acute Care Surg, 2015, 78 (4): 735-741.

5. BUGGIA M, CANHAM L, TIBBLES C, et al. Near drowning and adult respiratory distress syndrome. J Emerg Med, 2014, 46 (6): 821-825.

6. INGELSE SA, WOSTEN-VAN ASPEREN RM, et al. Pediatric Acute Respiratory Distress Syndrome: Fluid Management in the PICU. Front Pediatr, 2016, 4: 21.

7. WONG JJ, HAN WM, SULTANA R, et al. Nutrition Delivery Affects Outcomes in Pediatric Acute Respiratory Distress Syndrome. JPEN J Parenter Enteral Nutr, 2017, 41 (6): 1007-1013.

8. SWEENEY RM, MCAULEY DF. Acute respiratory distress syndrome. Lancet, 2016, 388 (10058): 2416-2430.

9. HODGSON C, GOLIGHER EC, YOUNG ME, et al. Recruitment manoeuvres for adults with acute respiratory distress syndrome receiving mechanical ventilation. Cochrane Database Syst Rev, 2016, 11: CD006667.

10. KALLET RH. A Comprehensive Review of Prone Position in ARDS. Respir Care, 2015, 60 (11): 1660-1687.

11. BLOOMFIELD R, NOBLE DW, SUDLOW A. Prone position for acute respiratory failure in adults. Cochrane Database Syst Rev, 2015 (11): CD008095.

12. SKLAR MC, FAN E, GOLIGHER EC. High-Frequency Oscillatory Ventilation in Adults With ARDS: Past, Present, and Future. Chest, 2017, pii: S0012-3692 (17) 31185-31186.

13. BATEMAN ST, BORASINO S, ASARO LA, et al. Early High-Frequency Oscillatory Ventilation in Pediatric Acute Respiratory Failure. A Propensity Score Analysis. Am J Respir Crit Care Med, 2016, 193 (5): 495-503.

14. PAPAZIAN L, FOREL JM, GACOUIN A, et al. Neuromuscular blockers in early acute respiratory distress syndrome. N Engl J Med, 2010, 363 (12): 1107-1116.

15. TAMBURRO RF, KNEYBER MC. Pediatric Acute Lung Injury Consensus Conference G. Pulmonary specific ancillary treatment for pediatric acute respiratory distress syndrome: proceedings from the Pediatric Acute Lung Injury Consensus Conference. Pediatr Crit Care Med, 2015, 16 (5 Suppl 1): S61-72.

16. KARAM O, GEBISTORF F, WETTERSLEV J, et al. The effect of inhaled nitric oxide in acute respiratory distress syndrome in children and adults: a Cochrane Systematic Review with trial sequential analysis. Anaesthesia, 2017, 72 (1): 106-117.

17. BRONICKI RA, FORTENBERRY J, SCHREIBER M, et al. Multicenter randomized controlled trial of inhaled nitric oxide for pediatric acute respiratory distress syndrome. J Pediatr, 2015, 166 (2): 365-9 e1.

18. MEDURI GU, BRIDGES L, SHIH MC, et al. Prolonged glucocorticoid treatment is associated with improved ARDS outcomes: analysis of individual patients' data from four randomized trials and trial-level meta-analysis of the updated literature. Intensive Care Med, 2016, 42 (5): 829-840.

19. TILLMANN BW, KLINGEL ML, IANSAVICHENE AE, et al. Extracorporeal membrane oxygenation (ECMO) as a treatment strategy for severe acute respiratory distress syndrome (ARDS) in the low tidal volume era: A systematic review. J Crit Care, 2017, 41: 64-71.

20. BOHMAN JK, VOGT MN, HYDER JA. Retrospective report of contraindications to extracorporeal membrane oxygenation (ECMO) among adults with acute respiratory distress syndrome (ARDS). Heart Lung, 2016, 45 (3): 227-231.

21. BOSARGE PL, RAFF LA, MCGWIN G, et al. Early initiation of extracorporeal membrane oxygenation improves survival in adult trauma patients with severe adult respiratory distress syndrome. J Trauma Acute Care Surg, 2016, 81 (2): 236-243.

22. HAN F, SUN R, NI Y, et al. Early initiation of continuous renal replacement therapy improves clinical outcomes in patients with acute respiratory distress syndrome. Am J Med Sci, 2015, 349 (3): 199-205.

第四节　感染性腹泻

儿童消化系统发育不成熟,胃酸及各种消化酶分泌较少,血液中的免疫球蛋白和胃肠道分泌型 IgA 均较低,免疫功能不完善,对感染的防御能力低。灾区公共卫生条件较差,干净水源缺乏,排泄物无法得到有效处理,感染性腹泻发生率高。早期诊断和治疗,对于降低胃肠道疾病对受灾儿童的危害,并减少疾病的传播流行至关重要。本节将讨论各类感染性腹泻及脱水的诊治。

一、急性腹泻

(一) 腹泻定义

腹泻是指粪便性状改变(呈松散状或液态)和/或排便次数增加(一般 24 小时内排便次数 ≥3 次),伴有或不伴有发热或呕吐症状。粪便性状的改变比排便次数的增加更能反映腹泻,尤其在新生儿期。病程<2 周为急性腹泻,2 周~2 个月为迁延性腹泻,>2 个月为慢性腹泻。病原可以由病毒(如轮状病毒、诺如病毒、肠腺病毒、星状病毒等)、细菌(如大肠埃希菌、弯曲菌、沙门菌、志贺菌等)或者寄生虫引起,罕见的可以由真菌所致。通常情况下,6~8月主要为大肠埃希菌和痢疾杆菌,10~12月为轮状病毒高发。

(二) 腹泻类型

根据患儿粪便形状初步可分为:①水样腹泻:多为病毒或产毒素性细菌感染(包括霍乱),易导致严重脱水;②炎性腹泻:粪便呈黏液脓性、脓血便,多为侵袭性细菌感染,易导致脓毒症、肠黏膜损害。一般情况下,临床表现无法区分细菌性腹泻还是病毒性腹泻,但如高热(>40℃)、便血、腹痛和中枢神经系统受累都提示是细菌性腹泻;呕吐和呼吸系统症状则与病毒性腹泻紧密相关。常见类型的肠炎包括以下几种:

1. 轮状病毒肠炎　大部分经粪口传播,少部分可通过气溶胶形式经呼吸道感染。有明显季节性,发病高峰多在秋冬季节,故又称秋季腹泻。多见于6~24个月的婴幼儿。起病急,常伴有发热和上呼吸道感染症状,一般无明显的中毒症状。多数患儿病初有呕吐,随即粪便次数增加,可达每天10余次,呈水样或蛋花汤样,可有少量黏液,无腥臭味。腹泻重者可出现脱水症状,病程5~7天,少数更长。

2. 诺如病毒肠炎　常由食物和水的污染造成,易造成暴发流行,全年均可发病,但以秋冬多见。好发于大年龄组儿童或成人。潜伏期1~2天,常以呕吐为首发症状,主要表现为腹泻、腹痛、恶心、呕吐,粪便呈稀便或水样便。可伴有低热、头痛、肌痛、乏力及食欲减退。

3. 大肠埃希菌肠炎　产毒性大肠埃希菌(ETEC)和致病性大肠埃希菌(EPEC)引起的肠炎,起病较急,病情轻重不一,轻者粪便稀薄,次数稍增。重者腹泻频繁,量多,呈蛋花汤样或水样,混有黏液,但镜检白细胞无或很少。可伴有恶心、呕吐、腹痛。很少发热。重者可发生脱水,电解质紊乱和酸中毒。病程自限,一般3~7天。侵袭性大肠埃希菌(EIEC)肠炎,起病急,可高热,腹泻频繁,有里急后重,粪便常带脓血。伴恶心、呕吐、腹痛。可出现严重的全身中毒症状,甚至休克。临床症状与菌痢不易区别,需要作粪便细菌培养。出血性大肠埃希菌(EHEC)肠炎,以O157:H7血清型为代表菌株。典型的临床表现为腹部疼痛,粪便次数增多,前期水样便,继而有类似下消化道出血的便血,有特殊臭味,低热或不发热,少部分会伴发溶血尿毒综合征(HUS)、血小板减少性紫癜。

4. 空肠弯曲菌肠炎　家畜和家禽是重要的传染源,好发于夏季。粪便可呈水样、黏冻样或脓血便,可有恶臭。伴发热,腹痛多见,特征性的腹痛为右下腹痉挛性绞痛,常误诊为阑尾炎。由于腹痛及便血,亦需要与肠套叠相鉴别。其他系统并发症,如肺炎、败血症、脑膜炎等较多见,甚至出现心内膜炎。

5. 鼠伤寒沙门菌肠炎　该菌在外环境中生存力强,耐药性强,不易被杀灭,传染性强,学龄前儿童,特别是新生儿易感,易引起医院内交叉感染及局部流行。经口感染,潜伏期一般8~24小时。粪便性状多样易变,可为黄绿色水样便、黏液脓血便、血便。部分新生儿间歇排出白色胶冻样便,系因胆总管和十二指肠乳头部炎症性水肿,使胆汁流出受阻所致。粪便可有腥臭味。常伴有厌食、恶心、呕吐、腹痛、腹胀等不适。轻者仅仅表现为胃肠道症状,3~7天自行缓解。重者腹泻频繁,出现脱水、酸中毒及严重中毒症状,并发败血症,甚至发生休克或DIC。并通过血流播散,致其他脏器感染,包括心肺、泌尿道、中枢神经系统、骨关节肌肉等。年龄越小,并发症越多且严重。一般病程2~4周,但该菌易潜伏于胆道等处,致暂时带菌甚至慢性带菌状态,对疾病流行的控制造成困难。

6. 耶尔森菌小肠结肠炎　主要通过粪口感染,动物是重要的感染源,亦可由动物或人直接传播,多发生于冬春季节。大便性状多变,可呈水样、黏液样或脓血便,伴有发热、呕吐、全身不适。可有明显腹痛,有时易误诊为阑尾炎。该细菌常引起咽炎和颈淋巴结炎。

7. 致泻性弧菌肠炎　主要致病菌是副溶血弧菌。本病传染来源为带菌的海产品,近海淡水鱼带菌较多见,主要通过食物传播。起病急骤,腹泻,大便呈水样便、血水便或脓血便。伴腹痛、恶心、呕吐、发热,重症者可脱水至循环衰竭,少数有中毒性休克。该类细菌感染需警惕横纹肌溶解症。

8. 金黄色葡萄球菌肠炎　是抗生素相关性腹泻的重要病原之一,也可由于因慢性疾病免疫功能低下导致。大便有腥臭味,黄或暗绿色,特征性大便性状为海水样,黏液较多,有假膜排出,少数有血便。伴发热、恶心呕吐、乏力、腹痛,常有不同程度的中毒症状、脱水、电解质紊乱甚至休克。大便镜检有大量白细胞和成堆的革兰氏阳性球菌,大便培养有金葡菌生长。

9. 假膜性结肠炎　主要由难辨梭状芽胞杆菌引起,是抗生素相关性腹泻最主要病原,使用抗生素期间或停药后皆可发生。该菌为正常肠道菌群,在应用抗生素后,肠内微生态学发生变化,促使该菌过度增殖产毒而致病。病变主要在结肠,小肠亦可受累,主要症状为腹泻,轻者大便每天仅数次,停抗生素后很快痊愈。重者腹泻频繁,大便初为水样,继之为黏液脓血便、海苔状墨绿色稀便等,常有假膜排出,有恶臭。常伴有发热、下腹痛,呈钝痛、胀痛或痉挛性疼痛,重者出现水、电解质紊乱,甚至休克。

10. 白色念珠菌性肠炎　患儿常伴有营养不良或长期应用广谱抗生素史,口腔内常有鹅口疮。大便次数增多、稀黄、泡沫较多、带黏液,有时可见豆腐渣样细块(菌落),大便镜检可见真菌孢子和菌丝,真菌培养可获得阳性结果。

11. 蓝氏贾第鞭毛虫肠炎　通过食入被鞭毛虫包囊污染的水或食物致病,是旅游者腹泻重要的病原之一。包囊在体内分裂成滋养体,主要寄生于十二指肠或上段小肠,偶尔寄生于胆道或胰管。腹泻为突发性恶臭水样便、糊状或块状便,但无脓血,伴有腹痛、腹胀、呕吐、发热等症,多为自限性。但部分未及时治疗的患儿可导致慢性腹泻,并由于相关的吸收障碍致营养不良。如寄生在胆道可发生肝脏受累、胆囊炎、胆管炎,也可并发阑尾炎等。

12. 阿米巴痢疾　传播方式包括包囊污染水源造成暴发流行,或由于食入含有包囊的蔬菜瓜果而致病,亦可通过污染的手、苍蝇或蟑螂污染过的食物等间接经口传播。临床表现典型者多无发热,伴轻重不等的腹痛与里急后重,大便次数可数次至十余次,为暗红色果酱样血便,有腥臭味;镜检白细胞少,红细胞多,可找到溶组织内阿米巴滋养体。但营养不良患儿易出现暴发型阿米巴肠炎,中毒症状明显,高热谵妄,腹痛里急后重显著,可有脱水电解质紊乱,易并发肠出血、肠穿孔,甚至死亡。如治疗不当,会导致慢性迁延性肠病。阿米巴痢疾肠外并发症多见,肝脓肿最多,并可累及脑、肺等。

13. 痢疾　全年均有发生,以夏秋两季为多见。潜伏期短,1~2 天。典型细菌性痢疾临床表现为高热可伴寒战,继以腹痛,以左下腹为主;腹泻,大便每天 10 多次至数十次,量少,为黏液脓血便,里急后重明显;肠鸣音亢进。中毒型痢疾起病急,伴全身严重毒血症状,可迅速发生循环衰竭及呼吸衰竭,而肠道症状较轻甚至开始无腹痛、腹泻症状。包括:①休克型:主要表现为感染性休克。早期全身微血管痉挛,出现面色苍白、皮肤花斑、四肢肢端厥冷及发绀、脉细速甚至测不到、血压低,亦可正常而脉压小,也可有少尿或无尿及轻重不等的意识障碍。②脑型:由于脑血管痉挛引起脑缺血、缺氧、脑水肿及颅内压升高,表现为烦躁不安、嗜睡、昏迷及抽搐,严重者可发生脑疝,瞳孔大小不等,对光反应迟钝或消失,也可出现呼吸异常及呼吸衰竭。

（三）腹泻的诊断

1. 病因诊断　一般情况下根据患儿病史、流行病学资料、临床表现及血、大便常规即可作出初步诊断并治疗，但对于以下情况需进行病原学检查：高热和／或全身中毒症状严重；重度脱水；腹泻时间>7 天；近期使用抗生素史；先天或获得性免疫缺陷或接受免疫抑制治疗者；4 月龄以内婴儿，尤其是早产儿；程度较重的血样便。血便需引起特别注意，应与其他系统的疾病相鉴别，如新生儿血便需考虑维生素 K 缺乏等出血性疾病、坏死性小肠结肠炎（NEC）等。小年龄组儿童需警惕肠梗阻、肠套叠等外科疾病导致便血。如感染严重，凝血功能受累，引起 DIC 而出现血便也不罕见。

2. 病情判断　包括脱水及酸碱电解质平衡的判断。

（1）脱水程度判断：分为轻中重度脱水。①轻度脱水：失水量约为体重的 3%~5%（50ml/kg），患儿精神较差或不安，皮肤稍干燥，弹性尚好，眼窝及前囟略凹陷，哭有泪，口唇稍干燥，有口渴表现，肢端暖，尿量稍减少，脉搏、血压正常；②中度脱水：失水量约为体重的 5%~10%（50~100ml/kg），患儿烦躁易激惹，皮肤苍白、干燥，弹性差，眼窝及前囟凹陷，哭时泪少，口唇干燥，四肢稍凉，脉搏增快，血压正常或稍降，尿量明显减少；③重度脱水：失水量约为体重的 10% 以上（100~120ml/kg），患儿精神萎靡，表情淡漠，嗜睡、朦胧或昏迷，皮肤发灰、干燥，出现花纹等休克征，捏起皮肤恢复≥2 秒，四肢厥冷，眼窝及前囟凹陷明显，无尿，脉搏明显增快但搏动变弱，血压下降或休克。

（2）脱水性质判断：分为低渗、等渗、高渗性脱水。①等渗性脱水：患儿烦躁，嗜睡，眼窝及前囟凹陷，皮肤弹性低，黏膜干燥，血压下降，脉搏增快，四肢发凉，尿量减少。患儿大多营养状况良好，腹泻时间短，血钠为 130~150mmol/L。②低渗性脱水：患儿软弱，嗜睡，惊厥，昏迷，眼窝前囟凹陷明显，皮肤弹性极差，黏膜略干燥，血压极低，脉快细弱，四肢发凉，尿减少或无尿。大多营养较差，吐泻严重，病程长，血钠低于 130mmol/L。③高渗性脱水：患儿烦躁不安，剧烈口渴，高热，肌张力高，惊厥，眼窝前囟稍凹陷，皮肤弹性尚好，黏膜明显干燥，血压稍低，四肢热或冷，尿少而比重高，多发生于病程短、供水不足、出汗或曾口服大量含钠液的情况下，血钠高于 150mmol/L。

（3）酸碱电解质紊乱的评估：腹泻时最常见的酸碱平衡紊乱为代谢性酸中毒，往往脱水越重，酸中毒也越重。其原因与大量碱性物质随粪便丢失；脱水时血容量减少，组织缺氧引起乳酸堆积；肾血流量不足，尿量减少，体内酸性代谢产物排泄受阻等相关。临床表现为呼吸深快、心率加快、心律不齐，血压偏低，肌张力降低，严重者神志不清甚至昏迷。较常见的电解质紊乱包括：①低钾：临床表现为精神萎靡，四肢无力，肌张力低下、腱反射消失，严重者表现为瘫痪；肠蠕动减少、腹胀，严重者肠麻痹可致肠梗阻。心音低钝，心率减慢，心律不齐，严重者心力衰竭。②低钙：表现为烦躁，惊跳，手足搐搦或惊厥。③低镁：极少数腹泻时间久并且营养不良的患儿出现缺镁症状，常在脱水及电解质紊乱纠正后出现，表现为烦躁、震颤、惊厥。

（四）腹泻的治疗

1. 口服补液　适用于各种原因的腹泻、轻中度脱水的补液治疗，选择 ORS 或低渗 ORS，因 ORS 溶液属于高张液，含钠 90mmol/L，目前特别推荐低渗 ORS。口服补液是急性感染性腹泻有效及性价比最高的治疗方法。从患儿腹泻开始，就给予口服足够的液体以预防脱水,给予 ORS 和其他清洁用水,在每次稀便后补充一定量的液体(<6 个月者:50ml;6 个月~2 岁者:100ml;2~10 岁者:150ml;10 岁以上的患者随意)直至腹泻停止。轻~中度脱水:应用 ORS,用量(ml)= 体重(kg) × (50~75),4 小时内服完。4 小时后评估脱水情况,然后选择适当方案。对于无静脉输液条件的中、重度脱水患儿,或轻度、中度脱水不能耐受口服补液的患儿,可选择鼻饲管补液,液体亦选择 ORS 或低渗 ORS,以 20ml/(kg·h),总量不超过 80ml/kg。每 1~2 小时评估脱水情况。

2. **静脉输液** 以下情况需要静脉输液:①重度脱水或休克;②脱水伴意识改变或严重酸中毒;③通过口服或肠内补液,脱水无改善或加重;④适当的口服或鼻饲补液后仍持续呕吐;⑤严重腹胀和肠梗阻。病情危急,如低血容量休克,静脉通路不能开通,可骨髓穿刺行骨髓腔补液,休克纠正静脉通路开放后即改为静脉输液。补液需要注意三方面内容:液体、电解质、酸碱平衡。

(1)液体计算需注意:定性、定量、定速度三方面。

1)定性:溶液中电解质与非电解质溶液的比例主要根据脱水性质而定,累积损失的补液性质可按等渗脱水用 1/2~2/3 张含钠液,低渗脱水用等张~2/3 张含钠液,高渗性脱水不能直接使用低渗溶液,易引起细胞内水肿,应给予等张溶液扩容,而后再渐渐下降张力。若根据临床表现判断脱水性质有困难时,可先按等渗性脱水处理。继续损失用 1/2~1/3 张液体。生理需要用 1/5 张或含钾生理维持液。

2)定量:包括累积损失、继续损失和生理需要三部分。累积损失量按脱水程度计算,轻度脱水 50ml/kg;中度脱水 50~100ml/kg;重度脱水 100~120ml/kg,可以先给 2/3 的量。继续损失量根据具体吐泻情况估计,一般情况下每天 10~40ml/kg。生理需要量根据不同年龄需要,婴儿每天约需 60~80ml/kg。为了便于应用,临床将上述三部分概括为以下数值,轻度脱水约 90~120ml/kg,中度脱水约 120~150ml/kg,重度脱水约 150~180ml/kg。个别病例如营养不良患儿必要时再作较详细计算。

3)定速:主要取决于脱水程度和继续损失量。可分阶段进行,首先补充累积损失量,然后补充继续损失和生理需要量。对重度脱水或休克患儿,以 NS20ml/kg 静脉推注或 30 分钟内快速滴注,迅速增加血容量,扩容后重新评估脱水情况,如仍处于休克状态,则可重复使用 1~2 次,直到休克纠正,循环改善。达到扩容的指标至少要达到面部转红、呼吸平稳、心率较前下降或至正常、血压上升。对中度脱水无明显周围循环障碍者,不需要扩容。接着补充累积损失:根据脱水性质选用前述不同溶液(扣除扩容液量)继续静脉滴注,本阶段应在 8~12 小时内完成,滴速应稍快,一般为每小时 8~10ml/kg。脱水纠正后,最后补充继续损失和生理需要。可将这两部分液体混合一起,在 12~16 小时滴完,每小时约 5ml/kg。

在补液过程中要密切观察脱水情况变化,随时调整液体的成分、量和滴速。若经过累积损失的补充以后,患儿情况好转,无呕吐,即给予口服 ORS(通常婴儿在静脉补液后 3~4 小时,儿童在 1~2 小时后)。不要把肥胖儿的脱水程度估计过轻,也不要把营养不良的患儿估计过重。低渗脱水,血钠<120mmol/L,不论原因,均要迅速提高血钠水平,常用 3% 氯化钠,12ml/kg 可提高血钠 10mmol/L。低渗脱水补液可稍快,高渗脱水要稍慢。

(2)酸碱电解质:及时送检血电解质及血气分析,在没有条件送检的情况下,需根据临床表现经验性地用药。

1)钾:原则是见尿补钾。一般情况下在治疗开始前 6 小时内排过尿或输液后有尿即可开始补钾。浓度大多为 0.2%，低钾时可最多达 0.3%，滴速不宜过快。低钾时可另行予口服补钾，每天 4~6mmol/kg，相当于氯化钾每天 300~400mg/kg，分次口服，每 4~6 小时一次。合并营养不良、长期腹泻或重度脱水患者的钾损失量较多，输液后血钾更易降低，应注意及时补钾。一般补钾 3~5 天，严重缺钾病例应适当延长。

2）补钙与补镁：一般患儿不必常规补钙，对合并维生素 D 缺乏症，长期腹泻及营养不良的患儿应适当补充钙剂及维生素 D。在输液及纠正酸中毒过程中如出现抽搐，可给 10% 葡萄糖酸钙 5~10ml 静脉缓注，必要时重复使用。个别患儿抽搐用钙剂无效，应考虑低镁血症的可能，可测血清镁，并用 25% 硫酸镁每次 0.1~0.2ml/kg，深部肌内注射，每天 2~3 次，症状缓解后停用。

3）酸碱平衡：脱水患儿最多见的是代谢性酸中毒，因补液中含有碱性液体，一般中度以下脱水无需另外补充碱性液，经过输液后循环和肾功能改善，酸中毒亦随之纠正。重度脱水，无条件检测血气分析情况下，可酌情提高二氧化碳结合力 5mmol/L（10vol%），如给 5% 碳酸氢钠 5ml/kg 或 11.2% 乳酸钠 3ml/kg 即可。如血气分析提示 pH 值<7.2，可补 5%NaHCO$_3$，总量按公式:（−BE 值）× kg（体重）/2 计算，先补半量，以 GS 配成 1.4% 等渗液补入。

3. 药物治疗

（1）益生菌制剂：对病毒感染导致的水样腹泻有疗效，尽早使用。对侵袭性细菌导致的腹泻没有明确疗效。首选布拉酵母菌、鼠李乳杆菌，亦可选择其他乳杆菌、双歧杆菌联合乳杆菌、嗜热链球菌或酪酸杆菌等。

（2）肠黏膜保护剂：如蒙脱石粉，不推荐常规使用。

（3）消旋卡多曲：不应给 18 岁以下的急性腹泻患儿使用。

（4）补锌治疗：在发展中国家及地区（我国偏远及经济落后的地区）补锌治疗有助于改善急性腹泻病和慢性腹泻病患儿的临床预后，减少腹泻病复发。推荐急性感染腹泻病患儿进食后即予以补锌治疗，<6 个月的患儿，每天补充元素锌 10mg，>6 个月的患儿，每天补充元素锌 20mg，共 10~14 天。

4. 病原治疗 对于水样性腹泻（霍乱除外），多为病毒感染所致，不建议使用抗生素。即使怀疑为细菌性腹泻时，也不首先推荐使用抗生素，因为大多数产毒素性病原菌所致急性腹泻均是自限性的，有时盲目使用抗生素会导致不良后果，如 EHEC 肠炎，其病原菌绝大多数为 O157:H7 菌株，轻症者使用抗生素不能缩短病程或住院时间，反而使病原菌溶解释放大量类志贺毒素，诱发溶血尿毒综合征，但对于高热和中毒症状严重者、痢疾样腹泻患儿、疑似霍乱合并中重度脱水、早产儿、合并免疫缺陷病的儿童、有特定病原感染或临床确诊的情况下应使用抗生素治疗。应根据临床特点，判断可能的病原菌，经验性地选择抗菌药物。再等待大便培养和药敏结果进行调整。鼠伤寒沙门菌、志贺菌、大肠埃希菌、耶尔森菌、致泻性弧菌，常选用三代头孢霉素（如头孢曲松、头孢噻肟）、阿奇霉素、复方新诺明等。对于大年龄组儿童，可使用喹诺酮类抗菌药。空肠弯曲菌肠炎可选用阿奇霉素、红霉素等。对产超广谱 β- 内酰胺酶（ESBLs）的细菌，使用亚胺培南。对于艰难梭菌相关性腹泻患儿，停用原抗生素后仍然不能有效改善腹泻者，需选用甲硝唑和 / 或万古霉素。金黄色葡萄球菌肠炎，选用万古霉素或替考拉宁。真菌性肠炎应用抗真菌药物，如制霉菌素、氟康唑、酮康唑等。阿米巴痢疾可给予甲硝唑。

5. **饮食治疗** 急性腹泻病期间,无呕吐能进食患儿应尽早进食,以促进胃肠功能的恢复。给予与年龄匹配的饮食,母乳喂养首先被提倡,配方奶喂养者并非必须改用无乳糖配方奶粉。年龄较大的儿童,饮食不应加以限制,谷类、瘦肉、酸奶、水果、蔬菜等皆可,但不宜进食含高浓度单糖的食物,包括碳酸饮料、含糖饮料、果汁、甜点心,不宜进食脂肪含量高的食物。

(五)迁延性腹泻和慢性腹泻

迁延性腹泻和慢性腹泻病因复杂,最常见为急性腹泻未彻底治疗或治疗不当。腹泻迁延不愈易导致营养不良,造成十二指肠、空肠黏膜变薄,肠绒毛萎缩、变性,双糖酶尤其是乳糖酶活性降低,肠黏膜有效吸收面积减少,引起营养物质消化吸收不良。腹泻与营养不良互为因果,形成恶性循环。最终患儿免疫功能下降,对病原和食物蛋白抗原的易感性增高。迁延性腹泻常伴有其他并发症,病情较为复杂,必须采取综合治疗措施。积极寻找引起病程迁延不愈的原因,针对病因进行治疗,切忌滥用抗生素,避免肠道菌群失调,治疗措施包括:

1. 维持水、电解质及酸碱平衡紊乱。

2. 营养物质的吸收 此类患儿多有营养障碍,继续喂养有益于促进疾病恢复。如自行进食困难,可以采用鼻饲管给予水和食物。应提倡继续母乳喂养。人工喂养应调整饮食,小于6个月婴幼儿用牛奶加等量米汤或水稀释,或用发酵奶(即酸奶),也可用牛奶和谷类混合物,少食多餐,至少1天6次,保证足够热量。大于6个月的婴儿可用平常饮食,由少到多,由稀到稠。乳糖不耐受的患儿宜采用去乳糖饮食,可采用豆浆、酸奶或去乳糖配方奶粉。如应用无乳糖饮食后腹泻仍不改善时,需考虑对蛋白质过敏(如对牛奶或大豆蛋白过敏)的可能性,应改用其他饮食,如蛋白水解奶粉,氨基酸奶粉等。要素饮食是肠黏膜受损患儿最理想的食物,其由氨基酸、中链甘油三酯、葡萄糖、多种维生素和微量元素组合而成。即使在严重黏膜损害和胰消化酶、胆盐缺乏情况下仍能吸收与耐受,应用时的浓度和量视患儿临床状态而定。静脉营养:对于不能耐受口服或鼻饲的患儿,可采用静脉高营养。推荐方案为:脂肪乳剂每天2~3g/kg,复方氨基酸每天2~2.5g/kg,葡萄糖每天12~15g/kg,电解质及多种微量元素适量,液体每天120~150ml/kg,热卡每天50~90cal/kg。好转后改为口服。

3. 药物治疗 迁延性腹泻或慢性腹泻患儿通常无需应用抗感染药物,仅对分离出特异病原的感染患儿使用,并根据药物敏感试验选用。可补充微量元素和维生素:如锌、铁、钙,B族维生素等。益生菌和肠黏膜保护剂也可使用,有助于肠黏膜的修复。

二、霍乱的诊治

霍乱(cholera)是由霍乱弧菌引起的肠道传染病,在我国属于甲类传染病。在灾害中主要通过污染的水源经粪口传播,污染的食物、日常生活接触和苍蝇媒介也可作为传播途径。霍乱是严重影响公共卫生的紧急事件,早期发现,并采取有效预防治疗措施至关重要。

(一)临床表现

潜伏期数小时至7天,多起病急骤。病程通常分为三期。

1. **泻吐期** 多数患者无前驱症状,突然发生腹泻,继之呕吐,少数先吐后泻,一般无腹痛,无里急后重表现。每天腹泻10余次或次数频繁难以计数。粪便初为黄色稀便,迅速变为"米泔水"样,少数重症者可有洗肉水样便。呕吐一般为喷射性,呕吐物初为胃内容物,后呈"米泔水"样或清水样。一般无发热,或低热,持续数小时或1~2天进入脱水期。

2. **脱水期** 由于剧烈吐泻,患者迅速出现脱水甚至循环衰竭。重度脱水出现"霍乱面容":患者皮肤皱缩、湿冷、弹性消失、口唇干燥、眼眶下陷、两颊凹陷、表情呆滞、腹部凹陷呈舟状腹;大量钠盐丢失可引起肌肉疼痛而痉挛,以小腿肌肉、腹直肌为著;大量钾盐丢失时表现为乏力,肌张力低下,腱反射消失,心律失常等;有效循环血量不足时出现心音低钝,脉搏细速或不能扪及,血压下降,呼吸浅促,尿量减少或无尿,血尿素氮升高甚至出现尿毒症;如脑部供血不足,可出现意识障碍、嗜睡甚至昏迷。治疗不及时,可导致死亡。

3. **反应期(恢复期)** 腹泻停止,脱水纠正,各症状消失。少数患者因循环改善后留在肠腔的毒素被吸收,可再次出现发热,体温约38~39℃,持续1~3天退热。

除典型表现外,还有暴发型霍乱,又称干性霍乱,病情变化迅速,未出现吐泻症状即中毒性休克,多数死亡。

(二) 诊断

根据流行病学、临床表现及实验室检查进行综合判断。

1. **诊断标准** 有以下之一者可诊断为霍乱:①有腹泻症状,粪便培养霍乱弧菌阳性;②霍乱流行期间,在疫区内有霍乱典型症状,粪便培养未发现霍乱弧菌,但无其他原因可查者,可作血清抗体测定,滴度4倍上升者可诊断;③疫源检索中,发现粪便培养阳性前后5天内,有腹泻症状者,可诊断为霍乱。

2. **疑似诊断** 有以下之一者:①具有典型霍乱症状的首发病例,病原学检查尚未确定前;②霍乱流行期间与霍乱患者有明确接触史,并发生泻吐症状,而无其他原因可查者。疑似患者应进行隔离、消毒,作疑似霍乱的疫情报告,并每天做粪便培养,若连续3次粪便培养阴性,且血清学检查2次阴性,可否定霍乱诊断,并作疫情订正报告。

(三) 治疗

本病的治疗原则是严格隔离,及时补液,抗菌治疗及对症处理。

1. **严格隔离** 按甲类传染病及时上报疫情(应于2小时内将报告卡通过网络报告,如无条件者应以最快的通信方式,包括电话传真等向当地县级疾病预防控制机构报告,并于2小时内寄出传染病报告卡)。进行严格隔离,至症状消失后6天,并隔日做粪便培养,连续3次为止。如无病原培养条件,需隔离患者至临床症状消失后15天才可解除隔离。

2. **补液疗法** 及时合理的补液是治疗霍乱的关键,尽早足量地予ORS口服补盐液进行补液能大大降低病死率。霍乱患儿肠道对氯化钠的吸收较差,但仍可吸收钾盐、碳酸氢盐、葡萄糖,而且葡萄糖的吸收能促进水和钠的吸收,因此对轻、中型脱水的患儿需积极口服补液。初6小时,年长儿每小时服500ml,体重不足20kg的儿童每小时250ml,以后依吐泻量增减,一般按前6小时吐泻量的1.5倍计算补液量。对于婴幼儿、重度脱水、不能口服的中度脱水患儿,采用静脉补液,保持酸碱及电解质的平衡。

3. **抗菌治疗** 早期应用抗菌药物有助于缩短排菌时间,减少吐泻时间。可选用第三代头孢菌素,如头孢哌酮-舒巴坦,50~100mg/(kg·d),分2次静脉滴注;头孢曲松钠,50~100mg/(kg·d),1次静脉滴注。8岁以上患儿可选四环素:40~60mg/(kg·d),分4次口服,也可静脉滴注;多西环素:6mg/(kg·d),分2次口服;复方新诺明:50mg/(kg·d),分2次口服。环丙沙星:10~20mg/(kg·d),分2次口服。疗程均为3~5天。其他如红霉素、呋喃唑酮等也均有效。小檗碱不仅对弧菌有一定作用，且能延缓肠毒素的毒性，也可应用。

三、建立口服补液治疗区

补液防治脱水是腹泻病治疗的关键，口服补液适用于绝大多数轻中度脱水患儿，是性价比最高的治疗手段。灾区公共卫生条件差，缺乏干净的饮用水，因此，灾区救援工作的开始阶段，即应建立有效的口服补液中心。

中心需配备的物资需包括足够的 ORS 或低渗 ORS、充足的饮用水、必要的辅助药物及其他必需品。人员需经简单培训，了解腹泻病及脱水的相关知识。

中心需完成的工作包括：①宣传并使患儿及家属掌握口服补液盐的冲泡、用法；②需能区分出有高危因素的患儿，如小婴儿、重度脱水、持续高热或血便量较多者，及时送诊；③判断霍乱疑似病例，第一时间上报；④记录患儿的治疗经过，包括开始补液时有无脱水或脱水表现、口服补液完成情况、腹泻转归等。这些信息对于疫情发展、疾病变化的监控起到非常重要的作用，有利于治疗干预措施的及时有效实施，提高灾区的公共健康水平。

（卢朝升　张晨美）

参考文献

1. 中华医学会儿科学分会消化学组，《中华儿科杂志》编辑委员会. 中国儿童急性感染性腹泻病临床实践指南. 中华儿科杂志, 2016, 54 (7): 483-488.
2. 封志纯, 许煊, 刘春峰. 灾害儿童救援医学. 北京：人民卫生出版社, 2017.
3. ALFREDO GUARINO, SHAI ASHKENAZI, DOMINIQUE GENDREL, et al. European Society for Pediatric Gastroenterology, Hepatology, and Nutrition/European Society for Pediatric Infectious Diseases Evidence-Based Guidelines for the Management of Acute Gastroenteritis in Children in Europe: Update 2014. JPGN, 2014, 59: 132-152.

第五节　重　症　感　染

在灾难性事件中会产生大量伤员，这些儿童因经受身体严重创伤打击后免疫功能抑制或低下，加之身体的局部创伤、周围环境恶劣、卫生条件和健康状况低下均可引发各种并发症，而重症感染是灾害医学中最常见的危重并发症之一。重症感染若早期发现和干预，能够及时控制，取得良好疗效，否则，若处理不当，病情会很快进展而危及患者生命。儿童重症感染具有进展快、变化快、表现不典型等特点，更容易促使病情恶化而进展为脓毒症休克或多脏器功能衰竭。因此，积极防治儿童灾害中伤员的重症感染对提高这些患者救治成功率和降低死亡率具有重要意义。

一、创伤感染的病原菌

创伤患者的早期细菌感染主要来自周围环境对创伤部位的污染，因此，患者所处的环境对感染病原菌有重要影响。病原菌入侵途径可分为两种：①外源性感染：创伤时因致伤物等外来异物将病原带入机体，或者因周围物品污染入侵体内而引发的感染；②内源性感染：病原菌来自机体皮肤或腔道定植的正常菌群，因创伤所致皮肤黏膜受损或创伤后自身防御屏障降低时,这些病原菌进入机体而引发的感染。在严重创伤或大面积烧伤时,外源性和内源性感染均可引发。当患者进入医院后,则发生会在医院环境定植的耐药菌,此时与医院感染基本一致。

二、重症感染的识别和评估

1. **重症感染的识别**　创伤患者的感染随着病情进展,感染加重而发展为脓毒症或严重脓毒症。最新的脓毒症定义为机体对感染的反应失调而导致的器官功能衰竭。及早识别脓毒症并给予有效治疗,是提高这些患者生存的关键。

(1)感染依据:创伤患者多数能发现感染病灶,病原以细菌最为常见。感染可来自局部伤口、各个系统以及医源性有创操作。

(2)全身炎症反应综合征(SIRS)表现:临床表现为体温异常(发热或体温不升)、精神萎靡、呼吸急促、心率增快等。具体为:①中心温度>38.5℃或<36.0℃。②心动过速,平均心率>同年龄组正常值2个标准差以上(无外界刺激、慢性药物或疼痛刺激),或不可解释的持续性增快超过0.5~4小时;或<1岁出现心动过缓,平均心率<同年龄组值第10百分位以下(无外部迷走神经刺激及先天性心脏病,亦未使用β阻滞剂药物),或不可解释的持续性减慢超过0.5小时。③平均呼吸频率>各年龄组正常值2个标准差以上,或因急性病程需机械通气(无神经肌肉疾病,也与全身麻醉无关)。④白细胞计数升高或下降(非继发于化疗的白细胞减少症),或未成熟中性粒细胞>10%。

(3)血炎症指标:血常规可有白细胞和中性粒细胞增多,有中毒颗粒及核左移,严重感染或一些革兰氏阴性杆菌感染时可表现为白细胞降低。血浆前降钙素原(PCT)和血浆C反应蛋白增高(>正常值 ±2SD)。白介素10、白介素6、内毒素等非特异性炎性因子也可增高。

(4)脓毒性休克识别:儿童脓毒性休克早期可以"高排低阻"(暖休克)或"低排高阻"(冷休克)的血流动力学状态。儿童脓毒性休克多见于冷休克,以心排量降低而外周血管阻力增高为主,因此休克早期血压可以正常,不一定具备低血压。所以儿童脓毒性休克不能以血压为衡量标准,以组织低灌注表现更容易早期识别,主要临床症状包括:出现意识状态改变、周围脉搏减弱、毛细血管再充盈时间>2秒、皮肤花纹、肢端发冷、尿量减少等;当出现低血压应考虑休克晚期和失代偿。

2. **重症感染的评估**

(1)系统评估方法:通过对患者各个重要脏器功能临床表现、相关体征和辅助检查指标,来评判其是否受到累及、目前功能状况。例如,可通过神经系统查体、格拉斯哥昏迷评分、头颅影像学、脑电图、脑氧监测等对中枢神经评估;尿量、血肌酐等指标了解肾功能;患者是否有凝血异常表现、血常规、凝血功能等评判血液系统。

(2)儿童危重患者评估量表:以合理具体分值来分级对疾病危重程度进行评判,更为合理、客观、有效。常用的量表包括:小儿死亡风险评分(PRISM)、小儿危重症评分(PCIS)以及小儿死亡指数(PIM)等。国外儿科多采用PRISM,而国内应用PCIS较多。另外,国内有报道改良儿童早期预警评估系统(PEWS),也能较为准确、快速地识别危重患者。每个评分量表均有自己的优势和不足,在实际使用过程中,应采取多种方法予以补充。需注意:①多次连续监测意义更大;②应结合具体病情、临床表现、治疗效果综合判断。

三、重症感染的治疗

1. 一般治疗

(1)应使患者安静,保持呼吸道通畅,吸氧,维持体温正常。

(2)监测生命体征。

2. 积极治疗脓毒性休克 参见本章第四节。

3. 控制感染的一般原则

(1)明确感染部位,积极寻找感染源:尽可能在应用抗生素之前应留取2份血培养(外周、中央或深静脉置管处各一份),尽可能留取其他部位培养标本(伤口、引流液、尿、脑脊液、导管、呼吸道分泌物等),但所有病原学检查不应延误抗生素使用。

(2)去除感染灶:创伤患者常常因局部伤口部位污染后引发感染,及时、有效地去除感染灶,对病情恢复至关重要。因此,在抗感染治疗中要对脓肿或局部感染灶及早清除和充分引流,清创感染坏死组织。2016年脓毒症指南中建议初始复苏成功后应尽快控制引起感染性休克的可疑感染灶,把目标时间点定在诊断后6~12小时以内。

(3)抗生素治疗:

1)抗生素使用时机:早期使用抗生素对严重感染非常重要;研究表明,每一小时抗生素的延迟会导致脓毒症患者病死率的线性上升,会延长住院时间,增加急性肾损伤、急性肺损伤等风险。对于重症感染患者,应及早使用抗生素。2012年及2016年脓毒症指南中均建议抗生素的给药越早越好,目前推荐的目标是1小时以内。

2)抗菌药的选择:初始合理有效的抗菌药物治疗是治疗严重感染导致严重脓毒症和脓毒症休克最关键措施。若抗生素使用不当或不能有效覆盖致病菌,会延误病情,丧失最佳治疗时机而增加脓毒症的发病率和死亡率。

使用抗菌药前应详细询问病史,仔细体格检查,判断可能的感染灶或感染来源,还要结合患者最初受伤时所处的环境、目前所在的区域、抗生素的敏感性进行选药。初始的抗菌药治疗无细菌培养和药敏结果,属于经验性治疗;但用药应基于患者的感染部位、最有可能的病原菌、患者基础疾病、免疫状态以及本地区细菌流行病学特征。

重症感染患者具有起病急、病情重、变化快等特点,初始经验治疗原则为"全面覆盖,重拳猛击",即所选抗菌药应覆盖所有可能的病原体(包括细菌、真菌、病毒)。目前无具体的经验性抗菌药治疗指南或建议,多数情况下,可应用碳青霉烯类、广谱青霉素/β-内酰胺酶抑制剂复合制剂或三代或更高级头孢菌素。因要达到全覆盖,常常需要联合用药;联合用药目的:协同作用,抗菌作用加强;减少细菌耐药;降低不良反应。鉴于氨基糖苷类和喹诺酮类抗菌药副作用,儿科应用较少,对于严重感染儿童患者,国内较多在选用上述药物基础上联合糖肽类抗菌药(万古霉素、替考拉宁等)。

针对可能感染源临床选择适宜的抗菌药,对于皮肤及软组织感染如蜂窝组织炎、脓肿等,多由金黄色葡萄球菌、化脓性链球菌等所致,可选用青霉素、头孢唑林或万古霉素等主要作用于G⁺球菌的抗菌药。创伤并发混合感染如坏死性筋膜炎、非梭菌坏死性蜂窝织炎等,多由厌氧菌引起,可选用甲硝唑或奥硝唑。气性坏疽多由梭状芽孢杆菌所致,可选用青霉素、头孢菌素、甲硝唑等。破伤风可选用青霉素、甲硝唑等。颅脑伤后感染可由金葡菌、表皮葡萄球菌、链球菌等引起,可选用青霉素、万古霉素、头孢曲松等。腹腔穿透伤多由肠杆菌科细菌、肠球菌、厌氧菌等引起,阴性菌可选用哌拉西林、三代头孢菌素等,肠球菌可选用氨苄西林、万古霉素等。烧伤感染多由铜绿假单胞菌所致,可选用哌拉西林、头孢他啶、头孢哌酮等。抗菌药使用期间,应每天对其疗效进行评估。当认为抗感染治疗无效时,应及时监测感染源、病原体,并且调整抗感染治疗方案。

重症感染患者的初始经验治疗原则为"猛击原则",并且要"广"。在用药 48~72 小时,病情得到控制、临床症状改善、体温下降,应根据细菌培养和药敏结果调整抗菌药,此时应进行针对性治疗,谓之"降阶梯治疗"。确定致病菌及药敏结果后必须通过减少不必要的抗生素,并将广谱药物更换为更具针对性的药物缩小抗菌范围。如果相关的培养结果为阴性,在临床治疗效果好的基础上采取经验性的窄谱覆盖也是可行的。

3)给药方法和剂量:最好静脉给药,在静脉和骨髓内通道无法建立的紧急情况下,有些药物可以肌注。2016 年脓毒症指南推荐对于脓毒症或脓毒性休克患者优化抗菌药物的给药策略需基于公认的药代动力学 / 药效动力学原理以及每种药物的特性。重症感染患者常常存在肝肾功能障碍、免疫抑制,以及液体复苏导致细胞外容量增加,建议使用抗菌药时应给予足量、高负荷的策略。并且监测血药浓度指导给药。

4)抗生素的疗程:严重感染的抗生素疗程为 7~10 天,该疗程对于大多数的重症感染通常已足够。而对临床治疗反应慢、感染灶无法清除、金黄色葡萄球菌菌血症、一些真菌和病毒感染或包括粒细胞减少在内的免疫缺陷患者延长治疗疗程。

四、常见重症感染类型

1. 化脓性感染

(1)常见病原:主要致病菌包括金黄色葡萄球菌、表皮葡萄球菌、链球菌以及肠道杆菌科细菌。

(2)临床表现:伤口出现红肿热痛,创面有渗出,可伴有寒战、发热、乏力等全身症状。

(3)诊断:①伤口部位出现红肿热痛症状,伴有脓性渗出即可诊断;②深部感染病灶需要借助于超声、CT 等辅助检查来明确诊断;③实验室检查:创面脓性分泌物培养,血培养有助于发现病原菌。全身感染时白细胞计数、中性粒细胞百分比、C 反应蛋白以及前降钙素原升高。

(4)治疗:①伤口处理:早期清创是预防开放伤感染的关键措施。对于化脓性伤口,创面要做到充分引流,不做一期缝合,条件具备后再进行延期缝合。创面脓性分泌物较多时,可用过氧化氢溶液、高渗盐水、碘伏等溶液冲洗或湿敷。②早期选用广谱抗生素,病原菌明确后再给予针对性治疗。③支持疗法:加强营养支持,维持水电解质平衡,保持内环境稳定等有利于病情恢复。

2. 气性坏疽

(1)常见病原:气性坏疽由梭状芽胞杆菌所致,能导致肌肉坏死的梭状芽胞杆菌包括:产气荚膜梭状芽胞杆菌、败血梭状芽胞杆菌、诺维状芽胞杆菌、污泥梭状芽胞杆菌和溶组织梭状芽胞杆菌等。

(2)临床表现:潜伏期一般 1~4 天。①局部表现:伤口局部剧烈疼痛是最早表现,随着组织受到气体和液体浸润,组织间隙压力迅速增高,伤口周围出现肿胀、苍白,触诊坚硬,皮温不高。短时间转为紫红色,最后为灰黑色,伤口内有恶臭的浆液性分泌物流出。因组织间隙有气体积聚,伤口周围皮肤可触及捻发音。②全身表现:主要表现为精神萎靡、嗜睡、烦躁、苍白等中毒症状,可出现脓毒性休克和急性肾损伤。③实验室检查:外周血象:红细胞、血小板减少,白细胞轻度升高,血涂片可见红细胞溶血征象;病原菌检查:伤口渗液涂片染色可见大量革兰氏阳性杆菌;细菌培养对早期诊断无帮助。因大量细胞坏死,血生化可有高血钾、高血钙、肌红蛋白尿等表现。④影像学检查:X线检查可观察到伤口区存在积气。

(3)诊断:主要依靠临床表现。患者有严重外伤史,创口出现难以忍受的剧疼,随后受伤部位及肢体迅速出现肿胀,伤口周围皮肤捻发音;伤口分泌物检查有大量革兰氏阳性杆菌而白细胞极少;影像学检查见伤口处有气体;伴有明显的全身中毒症状,均是诊断气性坏疽的重要证据。

(4)治疗:早期诊断和治疗是气性坏疽保全受伤肢体和挽救生命的关键。

1)紧急手术:应在抢救休克和其他严重并发症的同时,紧急进行局部手术。一般采用全麻,不用止血带。术前静脉输注抗生素(青霉素或头孢菌素、甲硝唑或奥硝唑),输血、纠正水电解质失衡。手术范围应超过表面皮肤显示的范围,病变区作广泛多处切口,彻底清除变色、不收缩、不出血的肌肉,直达色泽红润,能流出鲜血的正常组织并行筋膜切开减压。对于限于某一筋膜的感染,应切除该筋膜腔内的所有肌群。若整个患肢已广泛地感染,应果断截肢。术中应用大量过氧化氢溶液冲洗伤口并湿敷。术后伤口必须敞开,继续用氧化剂定时冲洗伤口,每天更换湿敷料 1~2 次。

2)抗生素:应用大剂量青霉素或使用头孢菌素以及甲硝唑或替硝唑,控制化脓性感染或厌氧菌感染,并可减少伤处因其他细菌繁殖消耗氧气所造成的缺氧环境。

3)高压氧:高压氧治疗时患者血液和组织内氧含量显著增加,可抑制厌氧菌生长,并促使其停止产生毒素。压力为 3 个大气压,第 1 天 3 次,随后 2、3 天各一次,每次 2 小时。

4)全身支持:应积极给予高蛋白、高热量和富含维生素饮食;少量多次输血,纠正水、电解质平衡。同时退热、镇静镇痛。

3. 侵袭性真菌感染 随着广谱抗生素应用、有创操作增多等因素,创伤患者在救治过程中发生侵袭性真菌感染概率增加。

(1)侵袭性真菌感染的危险因素:创伤患者发生真菌感染的危险因素包括:急性肾损伤、烧伤、胃肠道手术、颅脑外伤、多发伤、肠外营养、机械通气、深静脉置管、腹膜炎等。

(2)深部真菌感染的常见病原:临床上较为常见的深部真菌感染包括:念珠菌、隐球菌、曲霉菌、毛霉菌,以白色念珠菌最常见。

(3)侵袭性真菌感染的诊断:临床推荐的真菌感染分层诊断包括患者宿主危险因素、临床证据、微生物学证据和组织病理学四部分,综合分析后将诊断分为确诊、临床诊断和拟诊三个级别。确诊为宿主因素 + 临床证据 + 肺组织病理学和 / 或有确诊意义的微生物学证据。临床诊断:宿主因素 + 临床证据 + 有确诊意义的微生物学;拟诊:宿主因素 + 临床证据。常用的检查方法包括如下:

1)真菌培养:包括血培养、痰培养、脑脊液以及导管培养等。

2)影像学检查:肺部 CT 检查对肺部真菌感染的诊断具有重要意义,特别是有特征性表现时,肺部曲霉感染时,早期出现胸膜下密度增高的结节实变影和 / 或楔形实变影、团块状阴影,病灶周围可有晕轮征(halosign),数天后可出现空腔阴影或新月形空气征(air crescent sign)。曲霉可引起侵袭性支气管感染,影像学主要表现为沿支气管分布的结节阴影、树芽征和细支气管壁增厚等。肺隐球菌病特征：多见斑片状或大片状实变，单侧或多侧。肺念珠菌感染时，可表现为结节实变影、大片状实变，空洞形成者少见。

3）血清学检查：临床上应用较多的为 1,3-β-D 葡聚糖（G 试验）、半乳甘聚糖抗原（GM 试验）以及隐球菌荚膜多糖抗原乳胶凝集试验等。G 试验诊断多种致病真菌感染，包括念珠菌、曲霉菌、肺孢子菌、镰刀菌、地霉、组织胞浆菌、毛孢子菌等；不能用于检测隐球菌和接合菌感染。半乳甘聚糖是曲霉菌和青霉菌细胞壁中的多聚糖成分，因此 GM 试验阳性对曲霉菌感染诊断有意义。

4）微创检查：纤维支气管镜、胸腔镜等微创操作可以获得组织标本，进行培养或病理检查，对帮助肺部真菌感染具有重要意义。

（4）侵袭性真菌的治疗：

1）预防治疗：包括一般预防和靶向预防，针对一般情况较差、存在免疫缺陷高危儿童。

2）拟诊治疗：即经验性治疗，高危真菌感染儿童，在临床及影像学资料提示真菌感染时，应开始经验性治疗。

3）临床诊断治疗：即先发治疗，符合临床诊断，具有较强的抗真菌治疗指征。

4）确诊治疗：即靶向治疗，依据真菌种类、药敏结果、实际病情进行治疗。

（5）儿童常见深部真菌感染的药物治疗：

1）氟康唑：适应证为隐球菌属和念珠菌属感染，对曲霉属感染无效。剂量选择：>4 周龄的患儿：深部真菌感染：6mg/（kg·d），每天给药 1 次；严重威胁生命的感染：12mg/（kg·d），每天给药 1 次。2~4 周龄的患儿：剂量同上，每 2 天给药 1 次；<2 周龄的患儿：剂量同上，每 3 天给药 1 次。

2）伊曲康唑：适应证为曲霉属、念珠菌属、隐球菌属和组织胞浆菌属的感染，对镰刀霉菌属活性低，对毛霉菌无效。用法：6mg/（kg·d），前 2 天每天 2 次，以后改为每天 1 次，静脉滴注。

3）伏立康唑：适应证为曲霉属、念珠菌属以及镰刀霉菌属、足放线菌属的感染，对接合菌属无活性。2~12 岁：7mg/（kg·d），q.12h.，静脉滴注；或第 1 天 6mg/（kg·d），q.12h.，随后 4mg/（kg·d），q.12h.，静脉滴注。

4）卡泊芬净：适应证为念珠菌属和曲霉属的感染，对隐球菌属、镰刀霉菌属以及接合菌属无活性。儿童第 1 天 3mg/（kg·d），之后 1mg/（kg·d），必要时，可增加剂量至 2mg/（kg·d），静脉滴注。

5）两性霉素 B：适应证为曲霉属、念珠菌属、隐球菌属和组织胞浆菌感染。儿童剂量为 0.5~1mg/（kg·d），静脉滴注。两性霉素 B 脂质复合物 3~5mg/（kg·d），静脉滴注。

4. 营养支持 营养支持主要取决于患儿的胃肠功能情况；依据消化功能可选择完全肠内营养、完全肠外营养或者部分肠外营养的方式。目前肠内营养是儿科危重症的首选支持方案。提供营养素供能的比例：碳水化合物 50%，脂肪 35%，蛋白质 15%。注意提供非蛋白质热量，推荐氮与非蛋白质热量比值为 1∶150~200。

5. 血液净化技术 重症感染时行连续血液净化（CRRT）治疗用于以下情况：①脓毒症休克，目前建议诊断脓毒症休克 12~48 内开始 CRRT 治疗。模式以 CVVH/CVVHDF 为主，可采用多种模式杂合。②针对脓毒症合并急性肾损伤（AKI）。③针对脓毒症引发的 SIRS 和多脏器功能障碍综合征。对于 CRRT 是否能减轻炎症介质和改善预后，目前还有争议。

6. 重要脏器功能支持 见多脏器功能衰竭(本章第九节)。

(闫钢风 陆国平)

参考文献

1. RHODES A, EVANS LE, ALHAZZANI W, et al. Surviving Sepsis Campaign: International Guidelines for Management of Sepsis and Septic Shock: 2016. Intensive Care Med, 2017, 43 (3): 304-377.
2. 王一镗, 刘中民. 灾难医学理论与实践. 北京: 人民卫生出版社, 2013: 805-823.
3. 中华医学会儿科学分会呼吸学组《中华儿科杂志》编辑委员会. 儿童侵袭性肺部真菌感染诊治指南 (2009 版). 中华儿科杂志, 2009, 47 (2): 96-98.
4. 贾鑫磊, 钱素云. 小儿危重患者的营养支持. 临床药物治疗杂志, 2009, 7 (6): 25-29.
5. JAFARI, NAJMEH, SHAHSANAI, et al. Prevention of communicable diseases after disaster: A review. J Res Med Sci, 2011, 16 (7): 956-962.

第六节 儿童急性心力衰竭

心力衰竭(heart failure, HF)是因为心脏功能性或器质性病变导致的心室充盈或射血障碍。儿童心脏潜在病因繁多,使得儿童的心衰临床表现多样。对 52 例烧伤患者的尸体解剖结果表明,导致死亡的主要死因为:肺炎、败血症占 44.2%,休克占 21.2%,而心力衰竭占 19.2%。2011 年 3 月 11 日,日本东部 9.0 级大地震导致了 15 861 人死亡、3 018 人失踪、约 40 万群众被迁移至临时居所。其中,地震发生后,急性冠脉综合征、休克、肺栓塞、心肌病的发生率显著升高。相同的,在 1994 年美国诺斯布里奇 6.7 级地震、2008 年的中国汶川 7.9 级地震后,心脏猝死、血流动力学不稳定的室性心动过速发生率均显著升高。由此可见,大型地震发生后,心力衰竭等多种心源性疾病的发生率显著升高,考虑其原因主要与大型地震引起的交感神经兴奋性增加、心率和血压升高,或者地震后肺炎等重症感染发生率增加有一定的相关性。除了地震、山体滑坡、海啸等自然灾害外,心肺的锐器伤、钝器伤等均可损伤心脏解剖结构,如可引起瓣膜损害、心室或心房间隔缺损等继发改变,严重者可导致急性心力衰竭的发生。因此,灾难的发生可使部分原有心脏疾病或没有心脏疾病的患儿出现病情加重而导致急性心衰的发生,而不同类别的儿童急性心衰其处理原则却不尽相同。

一、病理生理

(一) 心室功能障碍

儿童心室功能障碍多见于先天性心脏病患儿,主要包括收缩期和舒张期功能障碍,前者指收缩期心室收缩功能降低而导致的射血功能减弱,后者指舒张期心室顺应性下降而导致的充盈障碍。

(二) 心室收缩力正常时压力过负荷

多见于严重的心室流出道梗阻型的先天性心脏病,如主动脉瓣或肺动脉瓣狭窄,可以导致心输出量显著减少,伴或不伴高心室充盈压。

(三) 心室收缩力正常时容量过负荷

多见于左向右分流的先天性心脏病,如室间隔缺损、动脉导管未闭,可出现大量血液由体循环分流至肺循环,进而导致心力衰竭。

二、病因

(一)心室功能障碍

1. 心脏结构正常

(1)心肌病:年发病率约 1/100 000,是导致该类小儿急性心衰的最常见病因。包括:扩张型心肌病(50%~60%)、肥厚型心肌病(25%~40%)及左心室致密化不全(9%)等。扩张型心肌病主要表现为左室收缩功能障碍,严重者尚可合并舒张功能障碍。肥厚型心肌病左室收缩功能不受累,主要表现为舒张功能障碍,较少发生心衰,但若是新生儿起病的肥厚型心肌病则死亡率显著升高。

(2)心肌炎:可导致心室功能障碍和心衰,多由病毒感染导致的心肌炎性改变,较少见于非病毒致病菌或非感染性病因。急性心肌炎后左室功能可完全恢复正常或继发慢性心衰、扩张型心肌病。

(3)心肌缺血/梗死:儿童较少见。若合并有肺动脉起源的异常左冠状动脉(ALCAPA)则可出现心肌缺血/梗死,进而导致心衰。川崎病可合并冠状动脉扩张,极少患儿可出现心肌缺血和左室功能障碍。

(4)心律失常:可导致儿童出现心室功能障碍,导致心力衰竭发生。包括完全性房室传导阻滞、室上性心律失常(室上速、房扑、房颤等)、室性心律失常(室速、室颤)等。抗心律失常药物的应用可以改善心室功能。

(5)药物/毒物:蒽环类化疗药物可使肿瘤患儿发生心室功能障碍和心衰风险增高。

(6)非心源性病因:HIV 感染、系统性红斑狼疮、败血症、慢性肾脏疾病、呼吸系统疾病(如:睡眠呼吸暂停综合征、慢性肺病、肺囊性纤维变、间质性肺病)均可导致肺动脉高压和右心衰竭。

2. 心脏结构异常　

先天性心脏病修补术后患儿可发生心室功能障碍。如:室间隔缺损、动脉导管未闭、房间隔缺损、主肺动脉窗、房室间隔缺损、单心室等先天性心脏病,可发生体肺循环大量分流而致容量过负荷,导致心衰;主动脉瓣反流、二尖瓣反流和肺动脉瓣反流,可因瓣膜功能不全而导致容量过负荷。而地震等自然灾害后,因交感神经兴奋性增加,进而引起心率和血压升高,可使原有先天性心脏病的患儿出现急性心力衰竭的发生。锐器或钝器刺伤心脏后,可使原先无心脏结构异常的患儿出现继发性的心脏结构异常,也可导致心衰的发生。

(二)心室功能正常时压力过负荷

心室流出道梗阻可导致压力过负荷。轻度的流出道梗阻无明显症状;严重的梗阻在婴儿期即可表现为心搏减少、急性心衰。中重度的流出道梗阻可因心室充盈压逐渐升高而发生心衰。可导致心衰的梗阻性病变包括:主动脉缩窄、主动脉离断和肺动脉狭窄。体循环压力升高也可导致左心室压力负荷过重,虽心室功能正常,但严重的高血压可导致心室功能失代偿,出现左心衰。肺动脉高压可导致右心室压力负荷升高,进而导致右心衰。

心室功能正常时容量过负荷。

非心源性因素:动静脉畸形所致的心外分流、肾衰少尿期导致的体液过负荷,可因心脏容量过负荷而发生心衰。

三、心衰分期、严重度分期

(一) 儿童心衰分期

A~D 期,见表 5-3。

表 5-3 儿童心衰分期

分期	定义	示例	治疗
A	心脏功能、心室大小正常,有发生心衰的高危因素	暴露于心脏毒性制剂 遗传性心肌病家族史 心脏单心室 大动脉转位纠正术后	无
B	心脏结构或功能异常,既往及目前无心衰表现	主动脉瓣关闭不全伴左室增大 蒽环类抗生素应用史伴左室收缩功能下降	血管紧张素转化酶抑制剂(ACEI)治疗左室功能障碍
C	心脏结构或功能异常,既往或目前有心衰表现	症状性心肌病 先天性心脏病伴心室泵血功能障碍	ACEI 类和醛固酮拮抗剂 液体过负荷时可口服利尿剂 小剂量地高辛 稳定数周后,对于合并有持续性左室扩张及功能障碍者,可联用 β 受体阻滞剂
D	终末期心衰需特别治疗	在用药情况下,静息状态时症状仍显著	药物治疗,包括静脉利尿剂、血管活性药物 其他干预包括:正压通气、循环支持、心脏移植等

ROSENTHAL D, CHRISANT MR, EDENS E, et al.International Society for Heart and Lung Transplantation: Practice guidelines for management of heart failure in children.J Heart Lung Transplant, 2004, 23: 1313.

(二) 儿童心衰严重度

目前使用较广泛的是纽约心脏协会(NYHA)和罗斯分级(Ross Classification)两种。NYHA 分级(Ⅰ~Ⅳ级)在成人及青少年中最常用。Ross 分级是在 NYHA 系统的基础上进行调整,根据有无喂养不耐受、生长受限、运动受限和体格检查进行分级,以更适用于描述婴幼儿心衰的严重程度(表 5-4)。

表 5-4 儿童心衰严重度分级

	NYHA 分级	Ross 分级
Ⅰ级	无运动受限	无运动受限或症状
Ⅱ级	乏力、心悸、呼吸困难、中等度运动时出现心绞痛,安静时无心绞痛症状	婴幼儿:轻度呼吸困难或喂养时出汗 年长儿:活动时轻中度呼吸困难
Ⅲ级	少量活动即出现症状,影响日常活动	婴幼儿:生长受限、喂养时明显气促或大汗淋漓 年长儿:活动时明显的呼吸困难
Ⅳ级	无法进行日常活动,安静时即症状明显,活动后加重	安静时即可出现呼吸困难、吸气性凹陷、呻吟、大汗淋漓

KIRK R, DIPCHAND AI, ROSENTHAL DN, et al.The International Society for Heart and Lung Transplantation Guidelines for the management of pediatric heart failure: Executive summary [Corrected].J Heart Lung Transplant, 2014, 33: 888.

四、临床表现

(一) 症状

1. 婴儿呼吸困难、喂养时易出汗、易乏力、激惹、奶量减少、体重增长缓慢、生长发育迟滞、运动发育迟缓。

2. 幼儿胃肠道症状(如：腹痛、恶心、呕吐、食欲减退)，生长发育迟滞、易乏力、反复发作性或慢性咳嗽伴喘息。

3. 年长儿运动受限、厌食、呕吐、腹痛、喘息、呼吸困难、水肿、心悸、胸痛、晕厥。

(二) 体征

1. **心动过速**　心肌收缩力下降致心输出量减少，继而出现心动过速(表 5-5)。

表 5-5　不同年龄儿童正常呼吸频率和心率

年龄	呼吸频率	心率
	均数(1~99 百分位)	均数(1~99 百分位)
0~3 个月	43(25~66)	143(107~181); 足月儿出生时 127(90~164)
3~6 个月	41(24~64)	140(104~175)
6~9 个月	39(23~61)	134(98~168)
9~12 个月	37(22~58)	128(93~161)
12~18 个月	35(21~53)	123(88~156)
18~24 个月	31(19~46)	116(82~149)
2~3 岁	28(18~38)	110(76~142)
3~4 岁	25(17~33)	104(70~136)
4~6 岁	23(17~29)	98(65~131)
6~8 岁	21(16~27)	91(59~123)
8~12 岁	19(14~25)	84(52~115)
12~15 岁	18(12~23)	78(47~108)
15~18 岁	16(11~22)	73(43~104)

FLEMINGS, THOMPSONM, STEVENSR, et al.Normal ranges of hear trate and respiratory ratein children from birth to 18 years of age: asystematic review of observational studies.Lancet, 2011, 377: 1011.

2. **低灌注**　肢端湿冷、花纹，毛细血管再充盈时间延长、末梢搏动减弱、体循环血压下降。

3. **奔马律**　第三心音奔马律伴心搏量减少、容量过负荷。

4. **肺部改变**　肺充血继而导致出现气促、呼吸窘迫、吸气性凹陷、呻吟、鼻翼扇动,查体可闻及哮鸣音、干啰音。

5. **体循环充血**　可表现为肝大,腹水、脾大可见于重症右心衰患儿。其他如颈静脉充盈征、周围性水肿。

6. 其他体征 主动脉缩窄时出现上肢血压高、下肢血压低或减弱；肥厚型心肌病、主动脉瓣闭锁、左向右分流的先天性心脏病，可出现心室流出道梗阻、听诊可及收缩期杂音；触诊可及心前区震颤。

五、诊断

主要取决于临床表现、影像学检查、心超及实验室检查（如心房钠尿肽 BNP、N 末端脑钠肽、肌钙蛋白、血常规、生化）。典型的症状和体征包括：心输出量减少导致的运动受限、喂养困难、心动过速、呼吸窘迫、低灌注、生长受限。无创的影像学检查和实验室检查结果有助于确诊并对心衰严重程度进行分级、确定潜在的导致心衰的病因。

（一）胸片

可表现为肺间质水肿、胸腔积液、心脏增大、肺充血，动态随访胸片有助于评估抗心衰治疗的效果。对儿童心血管门诊就诊的 95 例患儿的前瞻性队列研究结果表明：92.3% 的患儿胸片表现为心脏增大，对于心室扩张（心超确诊）的阴性预测值为 91.1%。

（二）心电图

窦性心动过速较常见且多为非特异性改变。ST 段或 T 波改变多提示心肌病或心肌炎；QRS 电压增高、符合心室肥厚多提示肥厚性或扩张型心肌病；QRS 电压降低提示心肌水肿、心包积液、心肌炎；双心房扩大提示限制性心肌病；I、aVL、V_5~V_6 导联出现病理性 Q 波伴 ST 段和 T 波改变，提示心肌梗死，常见于肺动脉起源的异常左冠状动脉（ALCAPA）；各种房室传导阻滞见于结缔组织性疾病、心肌炎或新生儿系统性红斑狼疮；房性、交界性或室性心动过速，频发的房性或室性异搏心率，提示心律失常为导致心室功能障碍的潜在病因可能大。

（三）心脏超声

可以评估心房心室大小、功能、结构有无异常，可以了解心脏的解剖结构是否存在异常，有无存在分流、瓣膜狭窄或反流，了解左室舒张功能，测量右室和肺动脉压力，探测心房或心室内有无血栓，有无心包积液等。

（四）实验室检查

1. BNP 和 NT-proBNP 生理状态下，新生儿刚出生时该值可偏高，在生后几天逐渐下降，当发生心源性疾病所致的心衰时，可显著升高。数值越高、心衰越严重，动态随访 BNP 可以评估抗心衰治疗是否有效。

2. 肌钙蛋白 心肌肌钙蛋白 I 和 T 可敏感地反映有无心肌细胞损害，心肌炎和心肌缺血时，可显著升高。

3. 全血细胞计数 存在先天性心脏病的患儿（如：大型的室间隔缺损）易发生心衰，该类患儿易出现贫血，但具体病理机制有待进一步研究明确。

4. 血生化 包括电解质、尿素氮、肌酐、肝功能等。严重心衰患儿可出现低钠血症、肾衰竭、肝功能异常等。

5. 其他检查 当心超无法明确时，可行心脏 MRI 或心脏导管介入检查。运动平板试验可以评估心力衰竭的严重程度。24 小时动态心电图检查可以捕获有无心律失常的发生。针对原发病为心肌炎的患儿，可以完善细菌学检查明确病原学；心肌病患儿可完善甲状腺功能、代谢性疾病相关筛查或基因筛查等；存在风湿性疾病的患儿，可完善自身免疫相关抗体的检查及 CRP、血沉等。

六、鉴别诊断

（一）呼吸窘迫

吸入性肺炎、重症肺炎、支气管炎、哮喘可表现为呼吸窘迫，严重者可出现心力衰竭表现。

（二）生长发育迟缓

体重增长缓慢、发育迟滞可见于消化系统疾病（如：牛奶蛋白过敏、肺囊性纤维性变等）、慢性感染、甲状腺功能亢进、代谢性疾病等。

（三）水肿

周围性水肿提示存在肾衰竭、静脉血栓或药物的不良反应。

（四）休克

可见于严重感染导致的脓毒症休克、低血容量性休克。

七、治疗

（一）营养支持

心衰患儿基础代谢率增高、喂养困难、需要限制液体摄入，因此需要 >120kcal/kg 的热卡满足生长发育需求。严重心衰患儿需要严格限制钠和水的摄入以减轻体液过负荷，部分喂养困难患儿可能需要留置胃管、鼻饲喂养。

（二）对因治疗

针对不同的心衰病因进行治疗，以降低死亡率、减缓心衰的进展、提高生存质量。

1. 心脏结构畸形伴心室功能正常　如室间隔缺损、动脉导管未闭可导致容量过负荷，肺动脉狭窄、主动脉狭窄或左右室流出道梗阻时可导致压力过负荷，针对此类患者可以行手术矫正或导管介入治疗进行根治。

2. 心室泵血功能障碍

（1）StageA：心脏功能和大小正常的高危儿，无需特异性的抗心衰治疗，仅需治疗潜在病因即可。

（2）StageB：左室功能异常、无临床症状患儿，可选用血管紧张素转化酶抑制剂（ACEI），若 ACEI 不耐受，可选择血管紧张素 II 受体阻滞剂（ARBs）。

（3）StageC：既往或当下有心衰症状、存在心脏结构或功能障碍的患儿，可以使用 ACEI、醛固酮拮抗剂，水肿患儿可以口服利尿剂，必要时可以应用小剂量洋地黄类药物。稳定数周后，若左心室持续扩张伴功能障碍，可以加用 β- 受体阻滞药。

（4）StageD：终末期心衰患儿，对常规口服抗心衰药物治疗无效时，可静脉应用血管活性药物（如：多巴胺、多巴酚丁胺、米力农等）、利尿剂，必要时正压通气、体外膜肺支持、心脏移植等。

（三）并发症预防和管理

1. 血栓栓塞　可以出现肺栓塞、脑栓塞，严重者可导致死亡。专家推荐：针对中度左室功能障碍或限制性心肌病患儿可口服阿司匹林预防，重度左室功能障碍者、导管介入治疗史或既往发生过血栓病史的患儿可应用华法林或低分子肝素进行预防。但以上预防措施尚有待大样本的临床研究进行验证。

2. 心律失常　心室功能受损患儿易发生房性或室性心律失常,继而导致血流动力学紊乱。因此,针对这类发生心律失常的患儿,需要针对心律失常的种类有针对性地抗心律失常治疗,如:电复律、电除颤、抗心律失常药物治疗、射频消融等。

3. 心源性猝死　终末期心衰患儿等待心脏移植的过程中,大约 1% 可发生心源性猝死。针对高危人群,可安置埋藏式心脏复律除颤器(ICD)。

4. 远期管理　常规预防接种、生长发育监测、定期评估心脏相关并发症并进行干预、积极治疗呼吸道相关疾病、适度体育锻炼等。

八、预后

需要住院治疗的心衰患儿,死亡率高达 7%~11%。NYHA/Ross 分级 Ⅱ 和 Ⅲ 的患儿,给予药物治疗可以改善预后。积极明确原发病和对因治疗,可以改善患儿的预后。

(胡黎园)

参考文献

1. HSU DT, PEARSON GD. Heart failure in children: part I: history, etiology, and pathophysiology. Circ Heart Fail, 2009, 2: 63.

2. Rossano JW, Kim JJ, Decker JA, et al. Prevalence, morbidity, and mortality of heart failure-related hospital-izations in children in the United States: a population-based study. J Card Fail, 2012, 18: 459.

3. KIRK R, DIPCHAND AI, ROSENTHAL DN, et al. The International Society for Heart and Lung Transplan-tation Guidelines for the management of pediatric heart failure: Executive summary.[Corrected]. J Heart Lung Transplant, 2014, 33: 888.

4. ROSS RD, BOLLINGER RO, PINSKY WW. Grading the severity of congestive heart failure in infants. Pediatr Cardiol, 1992, 13: 72.

5. FAVILLI S, FRENOS S, LASAGNI D, et al. The use of B-type natriuretic peptide in paediatric patients: a review of literature. J Cardiovasc Med (Hagerstown), 2009, 10: 298.

6. CANTINOTTI M, LAW Y, VITTORINI S, et al. The potential and limitations of plasma BNP measurement in the diagnosis, prognosis, and management of children with heart failure due to congenital cardiac disease: an update. Heart Fail Rev, 2014, 19: 727.

7. SOONGSWANG J, DURONGPISITKUL K, NANA A, et al. Cardiac troponin T: a marker in the diagnosis of acute myocarditis in children. Pediatr Cardiol, 2005, 26: 45.

8. GOLDBERG JF, SHAH MD, KANTOR PF, et al. Prevalence and Severity of Anemia in Children Hospital-ized with Acute Heart Failure. Congenit Heart Dis, 2016, 11: 622.

9. FLEMING S, THOMPSON M, STEVENS R, et al. Normal ranges of heart rate and respiratory rate in chil-dren from birth to 18 years of age: a systematic review of observational studies. Lancet, 2011, 377: 1011.

10. BAUER M, STUFFER M, BALOGH D. An analysis of clinical aspects and autopsy protocols of 52 deceased patients with burn injuries. Handchir Mikrochir Plast Chir, 1986, 18 (6): 382-386.

11. AOKI T, FUKUMOTO Y, YASUDA S, et al. The Great East Japan Earthquake Disaster and cardiovascular diseases. Eur Heart J, 2012, 33 (22): 2796-2803.

第七节 儿童急性肾衰竭

灾害发生后,因建筑物倒塌使受难者被困、出现挤压伤,或因长时间被困后脱水、多脏器衰竭等因素,可直接或间接损害肾脏,发生急性肾衰竭(AKI)。也有一些慢性肾功能不全的患者,长期依赖透析治疗,灾害发生时,因提供透析的建筑物损坏、设备故障,而使原先的慢性病患者病情加重。急性肾衰竭主要表现为肾脏功能突然受损导致的肾小球滤过率(GFR)下降、尿素及其他氮质产物堆积、细胞外容量和电解质失调。目前更多地使用急性肾功能损害代替肾衰竭(ARF)。儿童急性AKI临床表现多样,可表现为肌酐升高、无尿肾衰竭等。婴幼儿尿量<1ml/(kg·h)、儿童<0.5ml/(kg·h),且持续至少6小时可认为是少尿。由于各个地区使用的AKI的定义不同,尚无法得知儿童AKI的确切发病率。美国一项针对2 644 263例住院儿童的多中心回顾性分析结果表明:住院的儿童患者中,每1 000人大约有3.9个AKI患儿。泰国的中重度AKI发病率在1982—2004年间由4.6/1 000升至9.9/1 000。中国台湾省2006—2010年间的60 338例危重患儿发生AKI的比例为1.4%。导致危重患儿发生AKI的常见病因包括:败血症、肾毒性药物暴露、先天性心脏病、肿瘤性疾病、原发性肾脏疾病、肾缺血等。目前关于AKI的定义多种多样,较为广泛应用的有pRIFLE、KDIGO分期。

一、创伤后AKI的机制

大型的地震可以导致数以千万计的死伤。1985年至今,全球范围内10几个国家地区因地震导致了5 000以上死亡(表5-6)。地震后主要的死因为挤压伤综合征及由此引起的肾小球性AKI,其他的并发症包括非AKI相关的高钾血症、急性呼吸窘迫综合征、败血症等均可导致死亡。

表5-6 1985年至今地震相关>5 000死亡数地区

地区	年份	震级	死亡数	挤压综合征患者数	透析治疗例数
墨西哥米却肯州	1985	8.0	9 500	不详	不详
亚美尼亚斯皮塔克	1988	6.7	25 000	600	225~385
伊朗西部	1990	7.4	50 000	不详	156
印度拉图尔-基拉里	1993	6.2	9 748	不详	不详
日本神户	1995	6.9	5 000	372	123
土耳其马尔马拉	1999	7.6	17 118	639	477
印度古吉拉特	2001	7.6	20 085	35	33
伊朗巴姆	2003	6.6	31 000	124	96
印度尼西亚苏门答腊	2004	9.1	227 898	不详	不详
巴基斯坦克什米尔	2005	7.6	86 000	118	65
印度尼西亚苏门答腊	2006	6.3	5 749	不详	不详
中国四川	2008	7.9	87 587	229	113

续表

地区	年份	震级	死亡数	挤压综合征患者数	透析治疗例数
海地太子港	2010	7.0	316 000	不详	79
日本东北	2011	9.0	20 896	不详	不详

Gibney RT,Sever MS,Vanholder RC.Disaster nephrology:crush injury and beyond.Kidney Int,2014,85(5):1049-1057.

挤压伤综合征指创伤性肌肉损伤引起的各系统改变。各地区灾难性地震导致的挤压伤综合征的发生率不尽相同。受累肢体的肌肉损伤可引起组织水肿和血管内低容量。由于肢体的肌肉组织空间有限,局部筋膜室内压迅速增加、压迫动脉导致灌注减少。创伤和缺血可直接损伤肌细胞壁,后者可释放肌红蛋白、钾、尿酸等物质至血液循环中。当循环中肌红蛋白含量超过血浆血红蛋白结合力,肌红蛋白可被过滤到肾小球滤液中并在肾小管内沉淀,进而导致血红蛋白色素相关的 AKI。肌红蛋白可能通过引起肾小管阻塞(可能与尿酸一起)、近端细胞损伤和肌红蛋白清除一氧化氮而导致肾髓质小动脉血管收缩而损害肾脏。

挤压伤综合征的特点包括低容量性休克、高钾血症、高磷血症、低钾血症、代谢性酸中毒、心律失常、心搏骤停、急性呼吸窘迫综合征、弥散性血管内凝血障碍以及血红蛋白色素相关的 AKI。

除了挤压伤外,创伤后感染、失血导致的休克,创伤导致的直接泌尿系损伤、输尿管损伤引起的反流、心肺衰竭等均可因肾脏发生缺血缺氧损害而导致 AKI 发生。

二、AKI 分期

(一) pRIFLE 分期

是在成人 RIFLE 分类基础上,根据儿童特征进行优化的分类体系。根据内生肌酐清除率(eCCL)的改变进行分期(表 5-7)。

表 5-7 pRIFLE 分期

pRIFLE 分期	内生肌酐清除率(eCCl)	尿量
危险期(R)	eCCl 下降 25%	<0.5ml/(kg·h),持续 8 小时
损伤期(I)	eCCl 下降 50%	<0.5ml/(kg·h),持续 16 小时
衰竭期(F)	eCCl 下降 75% 或 eCCl<35ml/(min·1.73m²)	<0.3ml/(kg·h),持续 24 小时或无尿持续 12 小时
肾功能丢失期(L)	衰竭期持续>4 周	
终末期肾病(E)	衰竭期持续>3 个月	

(二) KDIGO 分期

在 AKIN、pRIFLE 的基础上进行优化,针对有无 48 小时内 SCr≥0.3mg/dl(≥26.5mmol/L)、7 天内 SCr>1.5 倍基线值、6 小时内尿量是否 ≤0.5ml/(kg·h)等临床改变进行分期(表 5-8)。

表 5-8 急性 AKI KDIGO 分期

分期	血肌酐（SCr）	尿量
1	较基线升高 1.5~1.9 倍，或升高 ≥0.3mg/dl（≥26.5mcmol/L）	<0.5ml/（kg·小时），持续 6~12 小时
2	较基线升高 2.0~2.9 倍	<0.5ml/（kg·小时），持续 ≥12 小时
3	较基线升高 3 倍，或 SCr ≥4mg/dl（≥353.6mcmol/L），或需要肾脏替代治疗，或小于 18 岁者、eGFR<35ml/（min·1.73m²）（<18years）	<0.3ml/（kg·小时），持续 ≥24 小时，或无尿 ≥12 小时

Kidney Disease: Improving Global Outcomes (KDIGO) Acute Kidney Injury Work Group.KDIGO Clinical Practice Guideline for Acute Kidney Injury.Kidney Int Suppl, 2012, 2: 8.

三、诊断

根据临床表现和实验室诊断可以明确。临床表现包括：水肿、少尿或无尿、肉眼或镜下血尿、高血压等。

实验室检查可表现为：肌酐、尿素氮升高、尿常规异常、高钾血症、低钠血症、阴离子间隙增高、低钙血症、高磷血症、贫血等，AKI 的早期标志物（如：NGAL、胱抑素 C、IL-18）升高。

不同年龄段的肌酐正常范围并不相同，如表 5-9 所示。可根据 KDIGO 进行 AKI 的分期。

表 5-9 儿童正常血清肌酐值

年龄	肌酐（SCr）正常范围
新生儿	0.3~1mg/dl（27~88μmol/L）
婴儿	0.2~0.4mg/dl（18~35μmol/L）
儿童	0.3~0.7mg/dl（27~62μmol/L）
青少年	0.5~1.0mg/dl（44~88μmol/L）

其他实验室检查可有助于判断肾前性或肾性损害。尿钠排泄分数 FENa<1% 多为肾前性，FENa>2% 多为肾性；血肌酐（SCr）/尿素氮（BUN）>20 多为肾前性，SCr/BUN 在 10~15 之间多为肾性；尿肌酐排泄分数（FEUrea）<35% 多为肾前性，FEUrea>50% 多为肾性。无心衰或严重水肿的患儿，可以给予 10~20ml/kg 生理盐水扩容进行诊断性液体负荷试验，若 BUN、SCR 下降，多为肾前性病因，若 BUN、SCR 无改变则多为肾性。

需要综合家族史、影像学检查等明确潜在病因，必要时可完善肾脏穿刺活检术协助诊断。

四、鉴别诊断

慢性肾病（CKD）：AKI 多在数天或数周内肾功能缓解，肾脏超声提示肾脏大小正常或肿大；CKD 肾功能损害持续数月或数年，伴有生长发育受限、慢性高血压、肾脏超声提示肾体积减小或先天性肾发育不良。

五、预防和管理

(一) 预防

1. 早期积极液体复苏 需要在液体复苏前尽早留置中心静脉置管监测中心静脉压,若无法建立静脉通路,可以通过骨髓输液通路。创伤导致的挤压伤综合征患儿,通过早期积极的液体复苏可以使部分患儿恢复肾功能、减少后期需要透析治疗的比例。通过动态监测中心静脉压,避免液体复苏过量导致的肺水肿、体液过负荷等并发症。少尿或无尿时需减少液体输注。

对于易发展成 AKI 的高危患儿、出现稀释性低钠血症的患儿需要进行积极的液体管理,对于危重患儿需要时可给予血管活性药物支持,密切监测肾功能、血乳酸、电解质、血药浓度以调整肾毒性药物的治疗剂量。

2. 甘露醇、袢利尿剂、小剂量多巴胺、非诺多泮、利钠肽、N- 乙酰半胱氨酸尚未被证实可有效预防 AKI 的发生,且前三者可导致较为严重的不良反应,因此不推荐对于 AKI 的患者常规应用此类药物。

乳酸林格液、哈特曼溶液、复方电解质注射液,可引起血钾水平迅速升高;淀粉基液多可导致 AKI 和出血,均应避免使用。虽然从理论角度出发,碳酸氢钠可碱化尿液、预防肌红蛋白在肾小管沉积,进而可以预防血红蛋白色素相关的 AKI,但现有的研究并未指出碳酸氢钠优于积极的液体复苏,且大量输注碳酸氢钠可加重挤压伤综合征患者的低钙血症,因此,仍应以体液复苏为首选。

甘露醇具有利尿、抗氧化和舒张血管的作用,可以预防肾小管细胞管型沉积、扩张细胞外容量,理论上可以缓解筋膜内压力、肌肉水肿和疼痛。然而,同体液复苏相比,甘露醇在改善肾功能方面并无显著优势,且因其存在肾毒性、需要密切监测,因此,甘露醇在挤压伤综合征患者中的应用目前仍然存在争议。

(二) 管理

1. 治疗潜在病因。

2. 积极的体液管理 低容量时需立即静脉给予生理盐水扩容;容量正常时,需根据继续丢失量进行补充;高容量时需要限液,无尿时可以给予呋塞米以观察尿量是否有所改善,危重患儿出现 AKI 伴容量负荷过重时可考虑肾脏替代治疗(CRRT)。

3. 维持电解质和酸碱平衡

(1)无尿或少尿时不可给予钾或磷;补钠限制在 2~3mmol/(kg·d);高血压时应适当限液;多尿性 AKI 时序及时补充丢失的电解质。

(2)高钾血症可出现心律失常,AKI 患者需密切监测血钾水平。当血钾>6.5mmol/L 伴心电图出现改变,需给予紧急处理(如补钙、胰岛素治疗、β_2- 受体拮抗剂、碳酸氢钠);不补钾,可利用聚磺苯乙烯、利尿剂降血钾。若高钾血症持续无法纠正,可使用肾脏替代治疗。血钾 5.5~6.5mmol/L 时,可利用聚磺苯乙烯、利尿剂降血钾。

(3)当出现危及生命的代谢性酸中毒时,可考虑使用碳酸氢钠纠正。

(4)足够的营养支持以确保每天基础代谢需求,必要时可给予肠外营养支持。

(5)避免肾毒性药物的使用,根据肾功能和血药浓度调整药物剂量。

(6)严重的体液过负荷、对利尿剂治疗无效、高钾血症治疗无效、终末期肾病时可给予肾脏替代治疗。

六、预后

地震等灾难后,原有肾脏疾病患儿因仪器供给中断或无肾脏疾病的儿童因挤压伤等继发 AKI,因此,危重患儿或者需要肾脏替代治疗的 AKI 患儿死亡率显著增高。AKI 患儿远期易发展成慢性肾病或终末期肾病,需要肾脏替代治疗。因此早期预防、识别导致 AKI 的潜在病因并积极干预治疗,可以一定程度地改善预后。

(胡黎园)

参考文献

1. DEVARAJAN P. Emerging urinary biomarkers in the diagnosis of acute kidney injury. Expert Opin Med Diagn, 2008, 2: 387.

2. ASKENAZI D. Evaluation and management of critically ill children with acute kidney injury. Curr Opin Pediatr, 2011, 23: 201.

3. DEVARAJAN P. Biomarkers for the early detection of acute kidney injury. Curr Opin Pediatr, 2011, 23: 194.

4. Kidney Disease: Improving Global Outcomes (KDIGO) Acute Kidney Injury Work Group. KDIGO Clinical Practice Guideline for Acute Kidney Injury. Kidney Int Suppl, 2012, 2: 1.

5. GOLDSTEIN SL, DEVARAJAN P. Pediatrics: Acute kidney injury leads to pediatric patient mortality. Nat Rev Nephrol, 2010, 6: 393.

6. LI Y, TANG X, ZHANG J, et al. Nutritional support for acute kidney injury. Cochrane Database Syst Rev, 2012: CD005426.

7. GOLDSTEIN SL. Continuous renal replacement therapy: mechanism of clearance, fluid removal, indications and outcomes. Curr Opin Pediatr, 2011, 23: 181.

8. GOLDSTEIN SL. Advances in pediatric renal replacement therapy for acute kidney injury. Semin Dial, 2011, 24: 187.

9. SUTHERLAND SM, JI J, SHEIKHI FH, et al. AKI in hospitalized children: epidemiology and clinical associations in a national cohort. Clin J Am Soc Nephrol, 2013, 8: 1661.

10. SUTHERLAND SM, BYRNES JJ, KOTHARI M, et al. AKI in hospitalized children: comparing the pRIFLE, AKIN, and KDIGO definitions. Clin J Am Soc Nephrol, 2015, 10: 554.

11. SCHNEIDER J, KHEMANI R, GRUSHKIN C, et al. Serum creatinine as stratified in the RIFLE score for acute kidney injury is associated with mortality and length of stay for children in the pediatric intensive care unit. Crit Care Med, 2010, 38: 933.

12. WILLIAMS DM, SREEDHAR SS, MICKELL JJ, et al. Acute kidney failure: a pediatric experience over 20 years. Arch Pediatr Adolesc Med, 2002, 156: 893.

13. SCHARMAN EJ, TROUTMAN WG. Prevention of kidney injury followingrhabdomyolysis: a systematic review. Ann Pharmacother, 2013, 47: 90-105.

14. ZARYCHANSKI R, ABOU-SETTA AM, TURGEON AF, et al. Association of hydroxyethyl starch administration with mortality and acute kidney injury in critically ill patients requiring volume resuscitation: a systematic review and meta-analysis. JAMA, 2013, 309: 678-688.

15. BROWN CV, RHEE P, CHAN L, Et al. Preventing renal failure in patients with rhabdomyolysis: do bicarbonate and mannitol make a difference？ J Trauma, 2004, 56: 11911-11916.

16. GADALLAH MF, LYNN M, WORK J. Case report: mannitol nephrotoxicity syndrome: role of hemodialysis and postulate of mechanisms. Am J Med Sci, 1995, 309: 219-222.

17. GIBNEY RT, SEVER MS, VANHOLDER RC. Disaster nephrology: crush injury and beyond. Kidney Int, 2014, 85 (5): 1049-1057.

第八节　多脏器功能障碍综合征

一、概述

多脏器功能障碍综合征(multiple organ dysfunction syndrome,MODS)和多脏器功能衰竭(multiple organ failure,MOF)是指机体遭受严重创伤、感染、休克等急性损伤时,发病24小时以上,序贯地并发2个或2个以上远离病变部位的器官或系统,出现功能障碍或衰竭,不能维持内环境稳定的临床综合征。多脏器功能障碍综合征是在多脏器功能衰竭基础上提出,两者是同一临床疾病的不同阶段。随着现代社会的快速发展,由于交通事故、工程建设、自然灾害和局部战争等引发的创伤不仅数量上逐年增多,而且疾病性质更加严重,由严重创伤引发的 MODS 病死率依然很高。据报道,儿童重症监护病房(pediatric intensive care unit,PICU)内 MODS 的发生率在 11%~56%。儿童脓毒症导致的 MODS 发病率更高,在 30%~70% 之间。MODS 一旦发生其死亡率可高达 50%。

MODS 应与以下情况相区别:①发病 24 小时内死亡的病例,应属于复苏失败,不属于MOF;②直接损伤导致的多脏器的复合伤;③原有某器官衰竭的慢性患者,继发引起另一器官衰竭,如心脑综合征、肝肾综合征等累及多个脏器衰竭的诊断也不包括在内。

二、发病机制

严重创伤早期由于组织损伤、缺氧、低血容量等因素激活机体的免疫系统引起全身炎症反应综合征(systemic inflammatory response syndrome,SIRS),后期因感染、缺血再灌注、手术等因素炎症细胞释放大量促炎介质,产生炎症的"瀑布效应"。但是 MODS 的发病机制非常复杂,目前尚未完全阐明,近年来研究认为其发病可能与多个环节的紊乱所致,炎症反应可能是主要机制。

1. 直接损伤局部器官、组织、细胞结构的功能　即机体遭受到第一次打击。

2. 促炎 - 抗炎介质平衡紊乱　创伤及感染等因素刺激机体后,炎症细胞激活和释放大量炎症介质,导致持续失控的炎症反应而导致脏器损伤。为了抑制过度的炎症反应,机体产生复杂的抗炎机制。体内的抗炎和促炎介质相互作用,形成复杂的炎症调控网络,以控制过度的炎症反应。若体内促炎症反应占优势,易发生脏器功能衰竭;若抗炎反应占优势,易产生免疫抑制而增加感染;两者并存且相互加强,形成恶性循环导致炎症反应和免疫功能严重紊乱。

3. 缺血 - 再灌注损伤　有学者认为器官的缺血和再灌注也是 MODS 的发生机制。缺血 - 再灌注时,组织氧代谢障碍、氧自由基损伤以及白细胞和内皮细胞的相互作用导致脏器功能障碍。

4. 肠道细菌、毒素移位　严重应激反应导致肠道黏膜屏障功能减弱,肠道内的细菌和毒素移位入血液循环,导致感染或脓毒症,使机体受到第二次打击,最终导致细胞损伤和器官功能障碍。

三、临床表现

严重灾害或创伤所致 MODS 临床需要根据患者损伤部位、主要症状、体征和生理指标量化评估病情。因此临床应用多种评分系统对病情进行评估。临床常用于创伤病情评估工具包括：成人常用创伤严重程度评分（ISS 评分）和简明损伤评分（AIS-90 评分）、丹佛评分、SOFA 评分等，儿童常应用小儿创伤评分（PTS）。研究表明，复合外伤患者 ISS>25 分，其发生 MODS>30% 且病死率超过 50%。儿童创伤患者，PTS 选用体重、气道维持情况、收缩期血压、中枢神经系统、开放性伤口及骨骼 6 个变量，对各项指标不同程度进行计分后发现，评分在 6~8 分具有潜在生命危险，0~5 分有显著生命危险；<0 分多数死亡。

MODS 序贯性损伤肺部常是最早受累的脏器，可表现为轻度的肺功能异常，随病情进展可发展为进行性呼吸窘迫综合征（ARDS）；其次容易受累的是心脏和神经系统。儿童较成人更容易发生 MODS。病程中还可因肝糖原产生增加和外周胰岛素抵抗，出现血糖升高；伴血小板减少和正色素性正细胞性贫血。因肾上腺素分泌以及细胞因子增多等因素可使机体乳酸产生增加。MODS 的发生临床主要有两种表现形式：

1. 迅速致命式 极其严重的创伤、失血、休克等，导致呼吸衰竭，并迅速引起其他器官系统衰竭。

2. 缓慢或迁延式 常因感染引发，创伤后 3~7 天发生，病程中存在一个相对的稳定期。

四、诊断

1. 前驱诱因 严重创伤、创伤后感染、休克及外伤后挤压综合征等诱因。

2. 脏器功能障碍 起病 24 小时后出现的序贯性脏器功能障碍。

3. 受累器官 肺、心血管、中枢、肝脏、胃肠道、肾脏以及血液。

4. 完整诊断 诱发因素 + 机体炎症反应失常 + 多器官功能障碍（表 5-10）。

表 5-10 婴儿（<12 个月）及儿童（>12 个月）系统脏器功能衰竭诊断标准

心血管系统

(1)血压（收缩压）

婴儿：<40mmHg；儿童：<50mmHg

或需要持续静脉输注血管活性药物，才能维持血压在上述标准之上

(2)心率：体温正常、安静状态、连续测定 1 分钟

婴儿：<60 次 /min 或>200 次 /min

儿童：<50 次 /min 或>180 次 /min

(3)心搏骤停

(4)血清 pH 值<7.2（$PaCO_2$ 不高于正常值）

呼吸系统

(1)呼吸频率：体温正常、安静状态、连续测定 1 分钟

婴儿：<15 次 /min 或>90 次 /min

儿童：<10 次 /min 或>70 次 /min

续表

(2) $PaCO_2 > 65mmHg$

(3) $PaO_2 < 40mmHg$（不吸氧,除外青紫型心脏病）

(4) 需机械通气（不包括手术后 24 小时内患者）

(5) $PaO_2/FiO_2 < 200$（除外青紫型心脏病）

神经系统

(1) Glasgow 昏迷评分: ≤7 分

(2) 瞳孔固定散大（除外药物影响）

血液系统

急性贫血危象:血红蛋白<50g/L

白细胞计数: ≤ 2×10^9/L

血小板计数: ≤ 20×10^9/L

肾脏系统

(1) 血清肌酐: ≥ $176.8\mu mol$/L（既往无肾脏疾病）

(2) 血清尿素氮: ≥ $35.7\mu mol$/L

(3) 因肾功能不全需透析者

胃肠系统

(1) 应激性溃疡出血需输血者

(2) 中毒性肠麻痹、高度腹胀、肠坏死、肠穿孔

肝脏系统

总胆红素> $85.5\mu mol$/L,谷草转氨酶或乳酸脱氢酶高于正常值 2 倍以上,肝性脑病 > Ⅱ

五、处理措施

(一) MODS 的监护

儿童 MODS 病情隐匿,进展快,缺乏特异性临床表现,需连续监测生命体征及辅助检查,若早期识别、干预,可提高生存率。

1. **血流动力学监测** CRT,皮肤颜色,尿量,心功能,血压,氧代谢指标。
2. **呼吸功能** 血氧张力,V/Q 比值,血气。
3. **中枢神经系统** Glasgow 昏迷评分,脑电图,脑组织氧合。
4. **消化功能** 消化道出血,腹压监测。
5. **肝功能** 谷丙转氨酶 / 谷草转氨酶,凝血因子,胆红素。
6. **肾功能** 尿量,血清肌酐、尿素氮。
7. **血液系统** 瘀点、瘀斑,血常规,凝血功能,D- 二聚体。
8. **内环境** 血糖,电解质。
9. **免疫功能** 免疫球蛋白,CD 系列。

(二) MODS 治疗

1. 治疗原则

(1)治疗原发病,去除病因:积极处理活动性出血,外科骨科多学科会诊处理损伤原发病灶,纠正休克,减少休克持续时间;处理腹胀,恢复肠道屏障。

(2)改善氧代谢,纠正组织缺氧:为 MODS 治疗目标;应维持患者血流动力学稳定,增加机体输送、降低需氧量以及改善组织细胞氧利用的措施均可应用。

(3)积极脏器支持,维护脏器功能:采取有效的措施救治已有功能障碍的脏器,严密监测其他功能尚好的脏器,防治病情继续恶化。

(4)全局观点,权衡利弊:治疗过程中维护某一脏器功能而给予治疗时,应兼顾其他脏器,不要对其他脏器产生不良影响。

(5)调整免疫平衡,减轻炎症反应:炎症反应在 MODS 发病机制起到重要作用,所有治疗措施其目的均为减轻机体炎症反应。免疫功能对炎症反应和抗炎反应均有作用,因此,调节机体免疫平衡对治疗极其重要。

2. MODS 防治

(1)一般治疗:减少侵入性操作,加强病房无菌管理,改善免疫功能,维持内环境稳定。

(2)合理使用抗菌药物:感染是 MODS 的主要因素,积极控制感染可减轻或遏制 MODS 进展。应把握抗菌药使用的时机,根据原发病的致病菌特点选用抗菌药,积极进行病原学监测。抗感染治疗中应积极寻找感染灶,一旦发现应尽快处理。

(3)防治缺血再灌注损伤:尽可能早期控制休克,改善氧供;合理应用血管活性药物;可应用抗氧自由基药物(维生素 C 和 E 等),清除体内氧自由基,减轻脏器进一步损伤。

(4)营养支持:非蛋白热量和蛋白热量的比例为 100:1,总热量不超过 30~35kcal/(kg·d);葡萄糖开始从 3~4mg/(kg·min)开始,逐渐提高到 6~7mg/(kg·min),使血糖在 5~11.1mmol/L。氨基酸开始剂量 0.5~1.0g/(kg·d),若耐受以 0.5g/(kg·d)增加,达到最大剂量 2.5~3.5g/(kg·d)。脂肪乳从 0.5~1.0g/(kg·d)开始,若耐受良好,每 1~2 天增加 0.5g/kg,最大剂量不超过 3.0g/(kg·d)。液体超负荷(体重增加超过基线水平 10%)可增加 MODS 患者死亡率,因此,保持血流动力学稳定情况下,应避免输注过多液体。

(5)早期器官功能支持:

1)呼吸系统:MODS 患者最常累及的是呼吸系统,主要表现为呼吸衰竭和 ARDS。对于危重患者应尽早进行通气治疗,改善通气和换气功能,保证充分氧合,氧分压处于 80~90mmHg。ARDS 的发生率较高,因此,应严密动态监测呼吸频率、氧合指数,及时随访肺部影像学检查。一旦发生积极给予机械通气,因肺过度膨胀可增加炎症反应,应采取肺保护策略(小潮气量,最佳 PEEP,允许性高碳酸血症,调整吸呼比)。也可给予肺泡表面活性物质以及一氧化氮吸入。

2)循环系统:保证充分的血容量,维持血流动力学稳定,对于 MODS 患者至关重要。休克和心功能不全为其主要表现,应结合患者病因,评估容量状态后积极给予液体复苏和血管活性药物,维持有效循环血容量,改善心功能。较常应用的血管活性药物包括毛花苷丙、米力农、去甲肾上腺素以及肾上腺素等。

3)中枢神经系统:应减轻脑水肿,降低颅内压;常用的治疗措施包括甘露醇、甘油果糖、白蛋白、利尿剂以及高张盐(3% 氯化钠最常用),也可采用过度通气($PaCO_2$ 维持在

30~35mmHg)和亚低温。病程中应注意库欣三联症(呼吸心率减慢、血压升高、昏迷加重),警惕脑疝形成。同时维持平均动脉压不低于50mmHg,以保证足够的脑灌注压。

4)肾脏:补充血容量充足,维持动脉血压,积极进行抗休克和弥散性血管内凝血(DIC)治疗可改善肾灌注;低分子右旋糖酐,利尿剂应用可增加肾滤过。急性肾损伤少尿期应严格控制液体输注(尿量 + 异常损失 +10~15ml/kg);积极进行透析治疗;避免应用肾毒性较大的药物以保护肾功能。

5)肝脏:积极进行保肝治疗(复方甘草酸苷,还原型谷胱甘肽,门冬氨酸鸟氨酸);口服乳果糖、大黄等减少肠肝循环;补充凝血因子、维生素 K_1、支链氨基酸;对于急性肝功能衰竭患者,可应用人工肝治疗。

6)胃肠道:表现为应激性溃疡和严重腹胀。维持血压正常以及微循环可改善胃肠灌注。可选用局部止血(去甲肾上腺素 + 冰盐水,内镜)和全身应用 H_1 受体阻滞剂(西咪替丁、雷尼替丁等)、质子泵抑制剂(奥美拉唑)、生长抑素等治疗。严重腹胀导致腹腔间隔室综合征(ACS)应及早给予外科减压。病程中应注重肠内营养,可减轻胃肠功能不全,促进胃肠上皮细胞修复,降低细菌和毒素移位。

7)血液系统:DIC 发生常常比较隐匿,较难发现,应早期监测血小板计数、凝血全套、D-二聚体。治疗时应首先纠正休克,低分子右旋糖酐具有疏通循环、降低血黏度作用,可小剂量应用。早期给予小剂量肝素(5~30U/kg)应用,在全身肝素化基础上补充凝血因子。

3. MODS 治疗进展

(1)连续血液净化:连续血液净化可以去除体内炎症介质,调节免疫功能,维持循环稳定,调节液体平衡,及早应用可维持患者内环境稳定,减少器官衰竭的程度,赢得救治机会,从而提高生存率。

(2)体外膜肺氧合(ECMO):ECMO 是一项新兴的生命支持技术,能够部分或全部替代患者的心肺功能,维持机体组织灌注和氧合而支持心肺功能衰竭的患者。EMCO 根据置管位置不同分为静脉 - 静脉(VV)和静脉 - 动脉(VA)两种模式;VV 模式的作用是改善氧合,主要用于严重呼吸功能衰竭患者;VA 模式对呼吸和循环均能支持,用于心脏功能衰竭患者。呼吸和循环系统是儿科 MODS 患者最常受累的脏器,对于经常规治疗无法改善的严重心肺功能衰竭患者,给予 ECMO 支持使心肺充分休息而度过疾病激期,从而获得抢救成功机会。

(陈伟明 陆国平)

参考文献

1. 徐虹,陆铸今,陆国平 . 儿科急诊 . 福建 : 福建科学技术出版社 , 2007: 138-145.
2. 赵祥文 . 儿科急诊医学 . 第 4 版 . 北京 : 人民卫生出版社 , 2015: 169-174.
3. Multiple Organ Dysfunction Syndrome. Ramírez M. Curr Probl Pediatr Adolesc Health Care, 2013, 43 (10): 273-277.

第九节　腹腔间隔室综合征

NICU 或 PICU 住院的各种高科技装备依赖生存的新生儿和小婴儿是各种自然灾害和

人为灾害的脆弱群体。医护人员应该清醒地认识到这些灾害潜在的严重后果并在平时做好预案(包括人员、设施设备、药品和其他社会资源及流程等)。不同的灾害可以有相同的表现或受累的靶器官,相反,同一器官或组织的受累也可以由不同的原因导致。生理状态下,各个组织器官的生理功能存在分工和合作,病理状态下存在相互影响,肠道功能复杂,与其他组织器官功能存在明显差异,病理状态下也有着不同的病理生理学变化。本节就各种新生儿、婴幼儿原发或继发因素引起的急性肠道窘迫综合征(acute intestinal distress syndrome)导致的腹腔间隔室综合征(abdominal compartment syndrome, ACS)进行阐述。

Kron 在 1984 年首次提出 ACS 这个名词。2006 年世界腹腔间隔综合征学会(World Society of the Abdominal Compartment Syndrome, WSACS)第二次会议中将腹腔间隔室综合征的定义统一下来,并制定了专家共识和诊疗指南,2013 年对此又进行了更新,并成立了儿童相关 ACS 的小组委员会,制定和发布了与成年人的不同之处(表 5-11)。该指南包括 IAH 和 ACS 的相关定义、危险因素和处理流程(请参考原文),推荐级别采用 GRADE 分级标准(1、2 代表所推荐的级别为推荐或建议,A、B、C、D 代表证据的级别从高到低)。

腹腔间隔室综合征是腹腔压力(intra-abdominalpressure, IAP)出现非生理性、进行性、急剧升高并且>20mmHg[伴或不伴有腹腔灌注压(abdominalperfusionpressure, APP)≤60mmHg],同时合并有新的器官功能障碍和衰竭的一种病理生理过程,对肠道本身及各个组织器官均会产生不同程度的影响,死亡率可高达 40%~60%。

一、病因

腹腔内稳定的压力定义为 IAP,重症成人的参考范围为 5~7;重症儿童为 4~10mmHg。IAH 及 ACS 分为原发性、继发性和复发性。原发性是指病因与腹部、盆腔外伤或病变相关的,常常需要早期手术或放射介入干预的疾病;继发性是指腹部、盆腔以外的病变所致;复发性是指原发性或继发性 IAH/ACS 经外科或内科治疗后再次发生。儿童 IAH 是指持续或反复的 IAP 病理性升高>10mmHg。儿童 ACS 是指持续的 IAP>10mmHg 且伴有由于 IAP 升高导致的新的器官功能障碍或原有器官功能损伤加重,APP=MAP−IAP。

表 5-11 儿童腹腔间隔室综合征相关的病因

原发性 ACS
腹壁顺应性差
腹壁缺损
膈疝
肠腔内容物增多
肠套叠
肠扭转
巨结肠
腹腔内容物增多
肠梗阻/肠穿孔
肠创伤(内脏水肿)

续表

原发性 ACS

  小肠移植

  肾移植

  腹腔内出血/后腹膜出血

  ECMO

  胰腺炎、腹水、Wilm 肿瘤、Burkitt 淋巴瘤

  腹膜炎（腹腔内感染）

  肠系膜静脉栓塞

  肠腔手术后并发症

  假膜性结肠炎

  坏死性小肠结肠炎

继发性 ACS

  毛细血管渗漏/液体复苏

  脓毒血症/休克

  心源性休克/心搏骤停

  中毒性休克

  创伤性休克

  烧伤

  肝肾移植后毛细血管渗漏

  心脏移植后排斥

  胎儿水肿

正常人自主呼吸时的腹腔内压力接近为 0mmHg，正压通气时达到 (7 ± 3) mmHg。儿童与成人不同，导致 ACS 的腹腔压力低于成年人，具体见表 5-12。

表 5-12 世界腹腔间隔室综合征学会有关儿童 ACS 的定义

项目	2006 年（无儿童标准）	2013 年儿童标准
正常 IAP	重症成人 5~7mmHg（无儿童范围）	重症儿童 4~10mmHg
IAH	持续或反复 IAP ≥ 12mmHg	持续或反复 IAP>10mmHg
IAH 分级 I 级	IAP 12~15mmHg	IAP 10~15mmHg（非指南部分，仅作参考）[5]
IAH 分级 II 级	IAP 16~20mmHg	IAP 16~20mmHg[5]
IAH 分级 III 级	IAP 21~25mmHg	IAP 21~25mmHg[5]
IAH 分级 IV 级	IAP>25mmHg	IAP>25mmHg[5]
ACS	持续 IAP>20mmHg（伴或不伴 APP>60mmHg），有新的器官功能不全或衰竭	持续 IAP>10mmHg 且伴有新的器官功能障碍或原有器官功能损伤并伴加重

　　腹腔间隔室综合征常因多种腹内压急剧上升因素综合作用而发生。临床典型例子是腹腔严重感染或外伤本身使腹腔内脏器水肿、体积剧增,此时常伴有低血容量症,为此而实施的足量液体复苏致腹膜和内脏进行性水肿;并因低血流灌注,内脏缺血复苏后再灌注损伤而致水肿加重;也可因敷料填塞止血、肠系膜静脉阻塞或暂时性门静脉阻断而加重。创伤、休克重症胰腺炎、重症腹膜炎或大手术时机体发生严重 ISIR 结果大量细胞外液进入细胞内或组织间隙,出现第三间隙效应或液体扣押,液体治疗表现为显著的正平衡,即输入量远远超过排出量,此时唯有足量输入平衡液方能抵消正平衡,维持有效循环血容量避免血液浓缩,否则将出现回心血量减少心率加快而心排出量下降、HCT 上升、低血压。

　　上述情况中腹膜和内脏水肿及腹腔积液已为难免,从维持有效循环血量的角度出发,这时输液量并非太多而高度水肿仅仅只是 ISIR 作用的恶果,不能据此否定液体复苏的必要性。此种循环内液体外渗为暂时性,当 ISIR 减轻、毛细血管通透性回复时,过多扣押的细胞外液回吸收,液体正平衡转为负平衡,水肿迅速消退。

二、发病机制

　　腹膜和内脏水肿、腹腔积液致腹内压急剧升高引起腹腔间隔室综合征时,可损害腹内及全身器官生理功能,导致器官功能不全和循环衰竭。

　　1. **腹壁张力增加**　腹内压升高时,腔壁张力增加,严重时可致腹膨胀、腹壁紧张,此时多普勒超声检查发现腹直肌鞘血流减弱,如开腹手术后强行关腹其切口感染和切口裂开发生率高。腹腔 dV/dP(容量/压力)曲线不是呈直线型,有如氧离解曲线那样陡然上升,至一定限度后腹腔内容量即使有较小的增加就足以使腹内压大幅度升高;相反,部分减压就可明显降低腹腔高压。

　　2. **心动过速心排出量减少**　腹内压升高后明显降低每搏输出量,心排出量也随之下降。腹腔镜手术时,低至 1.33~2.00kPa(10~15mmHg)的腹内压即可产生不良反应。心排出量(及每搏输出量)下降原因有静脉回流减少、胸腔压力升高所致的左室充盈压增加和心肌顺应性下降,全身血管阻力增加。静脉回流减少主要由毛细血管后小静脉压与中心静脉压压差梯度下降、下腔静脉回流血减少、重症肝背侧大静脉外伤填塞止血后膈肌处下腔静脉功能性狭窄或机械性压迫、胸腔压力升高等所致。此时股静脉压中心静脉压、肺毛细血管楔压和右心房压等与腹内压成比例升高。

　　心动过速是腔内压升高最先出现的心血管反应以试图代偿每搏输出量的降低而维持心排出量。显然,心动过速如不足以代偿降低的每搏输出量则心排出量急剧下降,循环衰竭将随之发生。

　　3. **胸腔压力升高和肺顺应性下降**　腹腔高压使双侧膈肌抬高及运动幅度降低,胸腔容量和顺应性下降,胸腔压力升高。胸腔压力升高一方面限制肺膨胀,使肺顺应性下降,结果表现为机械通气时气道压峰值增加,肺泡通气量和功能残气量减少。另一方面,使肺血管阻力增加引起通气/血流比值异常,出现低氧血症、高碳酸血症和酸中毒用呼吸机支持通气时,需要较高压力方能输入足够潮气量;如腹腔高压不及时解除,机械通气使胸腔压力继续升高,上述变化将进一步恶化。

　　4. **肾脏血流减少**　腹内压升高最常见的表现是少尿 Doty(1999)报道:腹内压升至 1.33kPa(10mmHg)尿量开始减少,2.00kPa(15mmHg)时尿量平均可以减少 50%,2.67~3.33kPa

(20~25mmHg)时显著少尿,5.33kPa(40mmHg)时无尿,减压1小时尿量才恢复。腹内压升高时尿量减少也是多因素所致,包括肾表浅皮质区灌注减少、肾血流减少、肾静脉受压致肾血管流出部分受阻、肾血管阻力增加、肾小球滤过率下降,肾素活性及醛固酮水平上升,上述因素均因腹腔高压直接压迫所致,但输尿管受压迫致肾后性梗阻的可能并不存在。

实验研究证明,腹内压升高至少尿后腹腔高压解除并未立即出现多尿,而是在约60分钟后少尿才开始逆转,说明腹腔高压机械性压迫并非是少尿的唯一原因。少尿与腹内压升高后醛固酮和ADH作用有关。

5. **腹内脏器血流灌注减少** 腹内压升高时,肝动脉、门静脉及肝微循环血流进行性减少,肝动脉血流变化较门静脉血流变化更早更严重;肠系膜动脉血流和肠黏膜血流以及胃十二指肠、胰和脾动脉灌注均减少。总之,除肾上腺外所有腹内脏器血流灌注均减少,上述变化超过心排出量下降的结果也可以出现在腹内压升高而心排出量和全身血管阻力仍属正常时。

三、临床表现

(一) 临床特征

腹腔间隔室综合征临床特征包括:

1. **腹膨胀和腹壁紧张** 是腹腔内容量增加导致腹腔高压的最直接表现。开腹减压可见肠管高度水肿,涌出切口之外,术毕肠管不能还纳。

2. **吸气压峰值增加 > 8.34kPa(85cmH₂O)** 是横膈上抬、胸腔压力升高、肺顺应性下降结果。

3. **少尿** 由肾血流灌注不足,醛固酮和ADH增高引起此时对液体复苏,使用多巴胺及髓襻利尿剂(呋塞米)均不会使尿量增加。

4. **难治性低氧血症和高碳酸血症** 因机械通气不能提供足够肺泡通气量,而致动脉血氧分压降低 CO_2 潴留。开腹减压后,上述改变可迅速逆转。

(二) 并发症

心、肺、肾等重要器官功能不全是本病的主要并发症。

1. **肾功能不全** 其特点是尿量减少甚至无尿,补充液体或给予多巴胺及呋塞米等无效。

2. **呼吸功能不全** 早期表现为呼吸急促、PaO_2 下降,后期出现 $PaCO_2$ 升高和气道压峰值增加。

3. **循环功能不全** 最早出现心动过速,可代偿每搏输出量降低而维持心排出量;此后失代偿,由于回心血量不足则心排出量相应下降,血压下降但 CVP 和 PCWP 升高。

四、诊断

1. **根据腹内压诊断的标准** 腹内压升高到何等程度才发生 ACS 尚无统一意见,因腹内压急性增加时顺应性个体迥异。根据现有资料,可将腹内压升高分级如下:轻度升高 1.33~2.67kPa(10~20mmHg),当时间较短全身情况良好时能代偿,无明显临床症状;中度升高 2.67~5.33kPa(20~40mmHg),机体已失代偿;重度升高 ≥ 5.33kPa(40mmHg)机体已发生严重生理紊乱。

1999 年 Mayberry 信询 292 位创伤外科医师,71% 的医师根据临床特征作出诊断而做减压,14%医师根据膀胱压力测定决定手术。因此,目前大多数外科医师根据临床表现综合分析诊断腹腔间隔室综合征。

2. 根据临床特征诊断的标准

(1)病史:失血性、感染性休克输入液体量足够(>12 000ml)。

(2)腹部体征:腹部高度膨隆,腹壁高度紧张;术毕肠管高度水肿、膨胀不能还纳,强行还纳导致心、肺、肾功能不全;开腹减压可见肠管高度水肿涌出切口之外,心、肺、肾功能不全逆转。

(3)器官功能:心率加快和 / 或血压下降;呼吸率上升,吸气压峰值上升>8.34kPa(85cmH$_2$O),低氧血症;少尿或无尿,伴利尿药无效。

病史必备,腹部体征三者居其一,器官功能不全三者齐备,即可诊断为 ACS。

五、治疗

1. 腹腔减压 腹腔间隔室综合征(ACS)是腹腔内高压(IAH)发展到一定程度对脏器功能产生危害的一种综合征。IAH 与 ACS 应是同一病理过程的两个阶段,ACS 是 IAH 的严重阶段。腹腔测压减压是防止 ACS 进展的重要举措(图 5-1,图 5-2)。

2. 暂时性"关腹"技术(temporary abdominal content containment,ACC) 唯一的有效的方法就是手术开腹减压,而且应该最大限度地打开腹腔,一般要做到剑突至耻骨联合正中切口减压,更为重要的是开腹减压后,敞开皮肤和筋膜不缝合能最大限度地降低腹内压,但可导致内脏膨出和肠瘘。(早期用 20~30 个布巾钳或单股尼龙线连续缝合皮肤而筋膜不缝合方法可防止腹腔高压,但少数情况下此方法减压不够,现在用可吸收或不吸收人工合成材料网片连接腹壁缺损,既覆盖内脏、防止内脏脱出,又可减轻腹壁张力、降低腹内压,效果显然优于前者,是合理的选择。目前国外应用最多的是无菌包装的 3L 静脉营养输液袋,根据切口大小整形后,用单股线连续缝在皮缘或筋膜缘上暂时性"关腹"。)

六、护理

尽管经过积极治疗,ACS 肠管腹腔感染率也很高,这也是死亡率居高不下的原因。因此术后针对 ACS 的护理就显得尤为重要:

1. 腹内压(IAP)的监测与护理 测量膀胱压间接反映 IAP,因膀胱压与腹内压有很好的相关性,并且测量方法简便、创伤小,被认为是临床间接测量 IAP 的"金标准"。

腹内压力与疾病的预后密切相关,其升高程度基本与疾病的严重程度成正相关,因此作为护士只有了解了分级及测量方法,才能为医师提供准确的参考数据。

我们的分级标准是以表 5-12 为依据。测量方法是用膀胱测定 IAP:

首先协助患者取仰卧位,排空膀胱,将 Foley 导尿管连接三通开关,分别接储尿袋和测压管。关闭储尿袋,经测压管往膀胱内注入 50~100ml 生理盐水,将测压管与地面垂直,开放远端,以耻骨联合或腋中线平面为零点测得的水柱高度即为 IAP 值。

为保证测量的准确性,减少误差,在 IAP 的测量中应:

(1)固定专人每天 2 次测量 IAP,动态监测 IAP 变化。

(2)每次测量前均校正零点,使测压管的零点与耻骨联合在同一水平线。

(3)测量时,为避免影响测量结果,测压管保持与盆壁垂直。

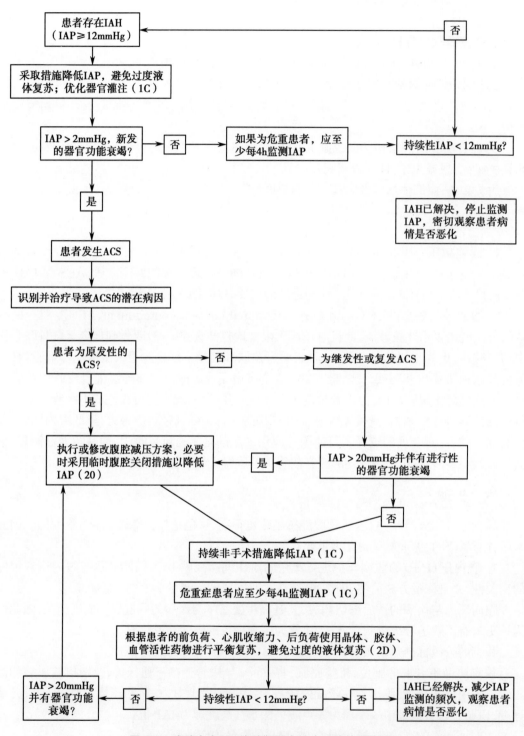

图 5-1　腹腔内高压 / 腹腔间隔室综合征的处理流程

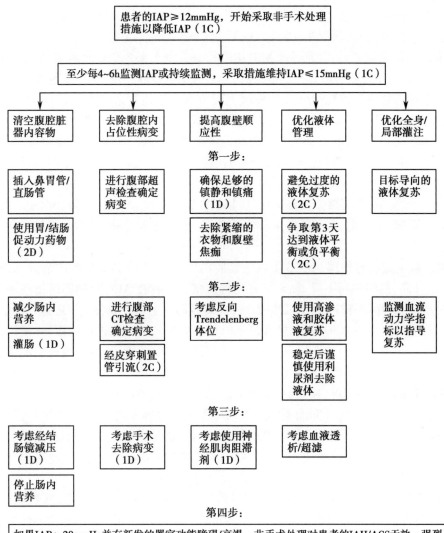

图 5-2 腹腔内高压 / 腹腔间隔室综合征的非手术处理流程

（4）为防止体位改变引起测压值变化,测压时均置患者于平卧位。

（5）严防泌尿系统的逆行感染,在测腹内压的操作过程中,遵守无菌操作原则,严格消毒各连接处,测压完毕及时去除连接装置,并做好会阴部护理,定时做会阴冲洗、尿培养,监测体温变化,动态监测感染迹象。

2. **呼吸功能监护与护理** 腹压升高时膈肌抬高,患者呼吸功耗增加,可引起高碳酸血症、低氧血症和呼吸功能衰竭。护理应该从患者的心肺系统表现及动脉血气监测方面评估呼吸功能变化,特别注意患者潮气量、呼吸频率、脉搏及血氧饱和度的改变,认真留取动脉血样并行动脉血气分析,准确记录氧疗效果,及时根据医嘱调整氧疗策略,详细记录呼吸机的各项参数,做好人工气道管理。

3. **肾功能监护与护理** IAP 增高,肾动、静脉受压导致。肾血流灌注压不足,其表现有时出现较早,主要为少尿或无尿,尿素氮及肌酐升高。为及早发现肾功能的异常,所以护士应该严格记录 24 小时入量,监测患者每小时尿量和尿比重,每 4 小时监测尿液 pH 值,动态评价心输出量和肾组织血流灌注,维持尿量不小于 0.5~1ml/(kg·h),并要求患者遵医嘱留取血标本,进行血清尿素氮、肌酐及各项相关化验检查。由于患者全身水肿明显,皮肤张力较高,且活动少,易发生皮肤破溃以至压疮,在此期间应做好皮肤护理,防止发生压疮。

4. **循环系统监护与护理** ACS 的病理生理改变在心血管系统主要表现:由于 IAP 增高,下腔静脉受压,引起下肢静脉和门静脉回流受阻,心脏前负荷明显下降,导致心搏出量减少,外周血管阻力增加,心率加快。早期充分的液体复苏对于保证重要脏器灌注、防止全身并发症至关重要。一旦临床诊断明确,应尽快进行积极的液体复苏,6 小时内达到复苏目标:中心静脉压(CVP)8~12cmH_2O;平均动脉压 ≥ 65mmHg;尿量 ≥ 0.5ml/(kg·h)。护士应及时向医师反馈病情,进行液体复苏治疗,严格控制输液速度,准确记录每小时中心静脉压、平均动脉压、尿量、尿比重、出入量及生命体征变化。维持酸碱平衡,减少组织缺血再灌注损伤的发生。

5. **神经系统监护与护理** ACS 所致的胸腔内压和 CVP 升高致使颅内静脉回流受阻,引起颅内压升高,脑灌注压下降,临床可有精神症状。患者在 ACS 早期即可出现不同程度的意识恍惚、谵妄、躁动等神经系统受损表现,此时极易发生意外脱管及护理意外,此时应加强护理意外的防范,派专人护理,在患者躁动时加强看护和适当保护性约束,并使用床挡加强保护,防止发生意外。并特别注意妥善固定气管插管、输液管道,腹腔灌洗引流管等各种管道。有效防止急性精神障碍患者的意外脱管,不发生护理意外。

6. **预防深静脉血栓(DVT)和肺栓塞(PE)** 腹内高压可直接压迫下腔静脉和门静脉,导致静脉回流受阻,血液瘀滞,下肢静脉就极有可能发生深静脉血栓。下肢 DVT 一旦形成,在进行大量液体复苏时,栓子可能脱落,导致 PE。发生 PE 时病情危重,来不及做过多检查以明确诊断,因此护士熟练知晓抢救流程,备好了紧急抢救药品及器材,以便及时进行生命支持,配合医师抢救。

7. **剖腹腹腔减压手术治疗的护理** 患者腹腔压力在 3 级以上,行剖腹腹腔减压手术。由于腹壁张力大,手术中缝合腹壁困难,为了防止切口裂开,术中用 3L 静脉营养输液袋缝于腹壁筋膜以用"真空填塞三明治"式遮盖伤口并暂时关腹,引流管从 3L 袋口引出且持续负压吸引,通过将床头抬高 45° 采取半卧位进行体位引流,使腹腔渗液不断引出,并通过透明的 3L 袋密切观察腹腔内渗液、引流情况,以及肠管和其他腹内脏器颜色改变,及时发现 IAP 和组织灌注变化,以尽早采取相应处理措施。术后护士将患者安置在装配有万级新风空气净化设备的单人房间内,遵守消毒隔离原则,并且调节负压值为 0.02~0.04mPa,保证吸引有效,从而使腹腔内渗液及时排出,并且严密观察伤口情况,严格遵守无菌操作。患者在术后 5~7 天,待 IAP 降至 1~2 级时采取二次手术关腹,预防伤口感染。一旦发生腹腔严重感染,患者死亡率极高。

8. **通便减压治疗的护理** 积极施行通里通便治疗,遵医嘱早期给予硫酸镁、大承气等导泻剂保留灌肠,可促进胃肠蠕动,降低腹内压,保护胃肠道屏障功能,减少细菌及内毒素移位,促进腹腔渗液的吸收。肠灌注后护士可采用物理方法促进胃肠道蠕动恢复,即以脐为中心,沿腹部顺时针方向环形按摩,并嘱患者做深呼吸,以按压、刺激肠蠕动,力争在患者入院 24 小时内使肠功能恢复,减轻腹胀。为防止通便治疗后排便次数增多导致肛周红肿甚至破溃渗出、继发感染,加强肛周皮肤的保护,发生肛周皮肤损害。

9. **心理护理**　心理护理主要针对大孩子。对于有些原发疾病,如重症急性胰腺炎患儿常常病情复杂,疼痛难忍,心理变化极大,容易出现焦虑、恐惧、躁动及精神障碍等,需要护士的关心与协助,加强心理护理多给患儿鼓励,获得患者的信任与配合,使其能够以平和的心态面对疾病。

综上所述,腹腔间隔室综合征是非常少见的危重症,护士对高危患儿进行动态腹内压监测,严密观察血流动力学、呼吸功能、肾功能、神经功能改变,重视伤口感染及肺栓塞的发生,是预防、控制并发症及成功抢救 ACS 患儿的关键。

（王来栓）

参考文献

1. THABET FC, EJIKE JC. Intra-abdominal hypertension and abdominal compartment syndrome in pediatrics, a review. J Crit Care, 2017, 41: 275-282.

2. MALBRAIN ML, VIDTS W, RAVYTS M, et al. Acute intestinal distress syndrome: the importance of intra-abdominal pressure. Minerva Anestesiol, 2008, 74 (11): 657-673.

3. CARLOTTI AP, CARVALHO WB. Abdominal compartment syndrome: a review. Pediatr Crit Care Med, 2009, 10 (1): 115-120.

4. NEWCOMBE J, MATHUR M, EJIKE JC. Abdominal compartment syndrome in children. Crit Care Nurse, 2012, 32 (6): 51-61.

5. KIRKPATRICK AW, ROBERTS DJ, DE WAELE J, et al. Pediatric Guidelines Sub-Committee for the World Society of the Abdominal Compartment Syndrome. Intra-abdominal hypertension and the abdominal compartment syndrome: updated consensus definitions and clinical practice guidelines from the World Society of the Abdominal Compartment Syndrome. Intensive Care Med, 2013, 39 (7): 1190-1206.

6. LEPPÄNIEMI A, KIMBALL EJ, DE LAET I, et al. Management of abdominal sepsis--a paradigm shift？ Anaesthesiol Intensive Ther, 2015, 47 (4): 400-408.

7. MALBRAIN ML, VIDTS W, RAVYTS M, et al. Acute intestinal distress syndrome: the importance of intra-abdominal pressure. Minerva Anestesiol, 2008, 74 (11): 657-673.

8. BARFIELD WD, KRUG SE. COMMITTEE ON FETUS AND NEWBORN; DISASTER PREPAREDNESS ADVISORY COUNCIL. Disaster preparedness in neonatal intensive care units. Pediatrics, 2017, 139 (5). pii: e20170507.

9. IWATA O, KAWASE A, IWAI M, et al. Evacuation of a tertiary neonatal centre: lessons from the 2016 Kumamoto earthquakes. Neonatology, 2017, 112 (1): 92-96.

第十节　常见皮肤疾病

一、常见病毒感染性皮肤病

（一）麻疹

麻疹（measles）是儿童最常见的急性呼吸道传染病之一,在人口密集而未普遍接种麻疹疫苗的地区易流行,其传染性很强,通过呼吸道分泌物飞沫传播。临床上以发热、上呼吸道炎症、眼结膜炎、皮肤出现红色斑丘疹及颊黏膜上有麻疹黏膜斑,疹退后遗留色素沉着伴糠麸样脱屑为特征为特点。常并发呼吸道疾病如中耳炎、喉 - 气管炎、肺炎麻疹脑炎及亚急性硬化性全脑炎等严重并发症。

1. 病因 由麻疹病毒通过呼吸道分泌物飞沫和直接接触传播；患者是本病的唯一传染源。

2. 诊断

（1）症状、体征：

1）潜伏期：平均约 10 天（6~18 天），曾经接触过麻疹患儿或在潜伏期接受被动免疫者，可延至 3~4 周。在潜伏期内可有轻度体温上升。

2）前驱期：一般为 3~4 天。表现类似上呼吸道感染症状：①发热见于所有病例，多为中度以上发热；②咳嗽、流涕、流泪、咽部充血等，以眼症状突出，结膜发炎、眼睑水肿、眼泪增多、畏光；③麻疹黏膜斑，在发疹前 24~48 小时出现，为直径约 1.0mm 灰白色小点，外有红色晕圈，开始仅见于对着下白齿的颊黏膜上，但在一天内很快增多，可累及整个颊黏膜并蔓延至唇部黏膜，黏膜疹在皮疹出现后即逐渐消失可留有暗红色小点；④其他非特异症状，如全身不适、食欲减退、精神不振、呕吐及腹泻等。

3）出疹期：多在发热后 3~4 天出现皮疹。体温可突然升高至 40~40.5℃，皮疹为稀疏不规则的红色斑丘疹，疹间皮肤正常，出疹顺序也有特点：始见于耳后、颈部、沿着发际边缘，24 小时内向下发展，遍及面部、躯干及上肢，第 3 天皮疹累及下肢及足部。病情严重者皮疹常融合，皮肤水肿，面部水肿。大部分皮疹压之褪色，但亦有出现瘀点者。全身有淋巴结肿大和脾大，并持续几周，肠系膜淋巴结肿大可引起腹痛、腹泻和呕吐。疾病极期特别是高热时常有谵妄、激惹及嗜睡状态，多为一过性，热退后消失。

4）恢复期：出疹 3~4 天后皮疹开始消退，消退顺序与出疹时相同；在无合并症发生的情况下，食欲、精神等其他症状也随之好转，体温减退。皮肤颜色发暗。疹退后，皮肤留有糠麸状脱屑及棕色色素沉着，7~10 天痊愈。

（2）常见并发症：

1）喉、气管、支气管炎：麻疹病毒本身可导致整个呼吸道炎症。由于 3 岁以下的小儿喉腔狭小、黏膜层血管丰富、结缔组织松弛，如继发细菌或其他病毒感染，可造成呼吸道阻塞。临床表现为声音嘶哑、犬吠样咳嗽、吸气性呼吸困难及三凹征，严重者可窒息死亡。

2）肺炎：由麻疹病毒引起的间质性肺炎，可以继发细菌感染，常见致病细菌有肺炎链球菌、链球菌、金黄色葡萄球菌和嗜血性流感杆菌等，继发这些细菌感染时容易并发脓胸或脓气胸。

（3）实验室检查：血常规显示白细胞总数减少，淋巴细胞相对增多；病原相关检查：酶联免疫吸附试验 ELISA 检测血清特异性 IgM 麻疹抗体，若阳性即可确诊。反转录聚合酶链式反应 RT-PCR 可以从临床标本中扩增麻疹病毒 RNA。

3. 治疗 对麻疹病毒尚无特效抗病毒药物，主要是对症治疗、加强护理和预防并发症。

（1）一般治疗：隔离、卧床休息，房内保持适当的温度和湿度，常通风保持空气新鲜，给予容易消化的富有营养的食物，补充足量水分。

（2）对症治疗：高热时可用小剂量退热剂；剧咳时用祛痰镇咳药；烦躁可适当给予苯巴比妥等镇静剂。

（3）常见并发症治疗：肺炎是最常见的并发症，也是麻疹死亡的主要原因；轻者对症支持治疗,疑似有细菌感染可选用抗生素,重者可短期使用糖皮质激素并辅以必要的支持疗法。

4. **预防**

(1)预防麻疹的关键措施是对易感者接种麻疹疫苗。

(2)控制传染源:对麻疹患者应做到早诊断、早报告、早隔离。患者应隔离至出疹后 5~6 天,合并肺炎者延长至 10 天。接触麻疹的易感者应检疫观察 3 周。

(3)切断传播途径:患儿衣物应在阳光下曝晒,患儿曾住房间宜通风并用紫外线照射。麻疹流行期间避免易感儿到公众场所;无并发症的患者在家中隔离,以减少传播。

(4)保护易感人群:采用麻疹减毒活疫苗是预防麻疹的重要措施,未患过麻疹儿童可接种麻疹病毒减毒活疫苗。

(二) 水痘

水痘(varicella,chickenpox)是由水痘-带状疱疹病毒初次感染引起的急性呼吸道传染病。主要发生在婴幼儿和学龄前儿童。临床上以发热及皮肤成批出现红色斑丘疹、疱疹、痂疹为特征,皮疹呈向心性分布,主要发生在胸、腹、背,四肢少。冬春两季多发,其传染力强。

1. **病因**　该病是感染水痘-带状疱疹病毒(VZV)所致。水痘患者是唯一的传染源。传播途径主要是呼吸道飞沫或直接接触传染。

2. **诊断**

(1)症状、体征:该病潜伏期为 12~21 天,平均 14 天。起病较急,年长儿童在皮疹出现前可有发热、头痛、全身倦怠、恶心、呕吐、腹痛等前驱症状。

在发病 24 小时内出现皮疹,皮疹先发于头皮、躯干部分,呈向心性分布。最开始为粉红色小斑疹,迅即变为米粒至豌豆大的圆形紧张水疱,周围明显红晕,水疱的中央呈脐窝状,出疹期内皮疹相继分批出现,即皮损呈现由细小的红色斑丘疹→疱疹→结痂→脱痂的演变过程,脱痂后不留瘢痕,若因挠抓继发感染时可留下轻度凹痕。

免疫功能低下或者使用免疫抑制剂的患者可出现重型水痘,如大疱性水痘、出血性水痘和坏疽性水痘。其常见的并发症为皮肤水痘继发细菌感染,可引起皮肤化脓感染、蜂窝织炎、外科型猩红热、败血症等。

(2)实验室检查:必要时可选作下列实验室检查:

1)电子显微镜检查:取新鲜疱疹内液体作电镜检查,可见到疱疹病毒颗粒。

2)病原相关检查:血清 VZV-IgM 阳性,另外 PCR 方法检测鼻咽部分泌物的病毒 DNA,特异性及敏感性均高。

3)血常规:白细胞总数正常或增高。

4)组织活检:刮取新鲜疱疹基底物用瑞氏染色见多核巨细胞,用吉姆萨染色见核内包涵体。

3. **治疗**　该病无特效治疗方法,主要是对症处理及预防皮肤继发感染,保持清洁,避免抓搔。

(1)抗病毒治疗:早期使用阿昔洛韦、伐昔洛韦等药物;疗程 5~7 天;也可使用干扰素肌内注射,有较好疗效。

(2)局部治疗:以止痒和防止感染为主,可外搽炉甘石洗剂,疱疹破溃或继发感染者可外用抗生素软膏。继发感染全身症状严重时,可用口服或静脉用抗生素。

(3)防治并发症:皮肤细菌感染较重加用抗菌药物,重症水痘可给予静脉注射丙种球蛋白。

4. 预防

(1)积极隔离患者,防止传染。患儿应早期隔离,直到全部皮疹结痂为止,一般不少于病后两周。与水痘患者接触过的儿童,应隔离观察3周。

(2)家庭护理:加强护理,勤换衣服,勤剪指甲,防止抓破水疱继发感染。

(3)接种疫苗:接种水痘减毒活疫苗对接种者具有较好的保护效果。

(三)手足口病

手足口病(hand-foot-and-mouth disease,HFMD)是由肠道病毒引起的以手、足、口腔等部位出现小疱疹为特征的一种病毒性传染病,多数患儿一周左右自愈,少数患儿可引起心肌炎、肺水肿、无菌性脑膜脑炎等并发症。个别重症患儿病情发展快,导致死亡。

1. 病因 多种肠道病毒可引起手足口病。最常见的是柯萨奇病毒A16型及肠道病毒71型。其感染途径包括消化道、呼吸道及接触传播。

2. 诊断 手足口病主要发生在5岁以下的儿童,潜伏期多为2~10天,平均3~5天。

(1)症状、体征:普通病例表现为急性起病,发热、厌食、口腔黏膜出现散在疱疹或溃疡。手、足、臀部、臂部、腿部出现斑丘疹,后转为疱疹,典型皮损为灰白色沿皮纹分布的椭圆形小水疱,疱内液体较少,周围可有炎性红晕。消退后不留痕迹,无色素沉着。多在一周内痊愈,预后良好。

重症病例以学龄前儿童(尤其是小于3岁者)多见,病情进展迅速,可并发脑膜炎、脑炎(以脑干脑炎最为凶险)、脑脊髓炎、肺水肿、循环障碍等,极少数病例病情危重,可致死亡。

(2)实验室检查:取新鲜疱液作电镜检查,可见到病毒颗粒,也可以用直接免疫荧光法检查病毒抗原。可用RT-PCR的方法对疱液、咽拭子或粪便标本中进行病毒分型。

3. 治疗 本病如无并发症,预后一般良好,多在一周内痊愈。

(1)一般治疗:隔离患儿,卧床休息,给予充足水分及易消化食物,保持皮肤清洁。接触者应注意消毒隔离,避免交叉感染。

(2)抗病毒治疗:可服用抗病毒药物如利巴韦林及清热解毒中草药等。

(3)重症病例的治疗:

1)密切监测病情变化,尤其是脑、肺、心等重要脏器功能;危重患者特别注意监测血压、血气分析、血糖及胸片。

2)注意维持水、电解质、酸碱平衡及对重要脏器的保护。

3)有颅内压增高者给予相应处理。

4)出现低氧血症、呼吸困难等呼吸衰竭征象者,宜及早进行机械通气治疗。

5)如出现DIC、肺水肿、心力衰竭等,应给予相应处理。

4. 预防 饭前便后、外出后要用肥皂或洗手液等给儿童洗手,避免接触患病儿童。本病流行期间不到公共场所,注意保持家庭环境卫生,居室要经常通风,勤晒衣被。

(四)单纯疱疹

单纯疱疹(herpes simplex,HS)由人类单纯疱疹病毒(HSV)所致,多侵犯皮肤黏膜交界处,皮疹为限局性簇集性小水疱,病毒长期潜伏和容易反复发作为其临床特征。

1. 病因 单纯疱疹是由人类单纯疱疹病毒HSV所致,人是单纯疱疹病毒唯一的自然宿主。HSV根据其抗原性质的不同分为两个亚型:即HSV-Ⅰ和HSV-Ⅱ。HSV-Ⅰ主要侵犯面、脑及腰以上部位,HSV-Ⅱ主要侵犯生殖器及新生儿。病毒经过口腔、呼吸道、生殖器以及皮肤破损处侵入体内。HSV 可存于患者的疱液、口鼻和生殖器分泌物中。

2. 诊断

(1)症状、体征

1)皮肤疱疹：好发于皮肤黏膜交界处，以唇缘、口角、鼻孔周围等处多见。初起局部皮肤发痒、灼热或刺痛，进而充血、红晕，后出现针头或米粒大小簇集水疱群，基底微红，水疱彼此并不融合，但可同时出现多簇水疱群。水疱壁薄，疱液清亮，短期自行溃破、糜烂、渗液，2~10天后干燥结痂，脱痂后不留瘢痕。

2)口腔疱疹：疱疹和溃疡出现在口腔黏膜、舌部、齿龈、咽部，可波及食管。患者局部疼痛、拒食、流涎。可伴发热及下颌下淋巴结和/或颈淋巴结肿大。

3)生殖器疱疹：主要为 HSV-Ⅱ型感染所致。生殖器、会阴、外阴周围、股部和臀部皮肤均可受累，出现疱疹、溃疡及点片状糜烂。男性多发生在龟头、包皮、冠状沟、阴茎，亦可累及阴囊；女性则多见于大小阴唇、阴蒂、阴道、宫颈，亦可累及尿道。

4)眼疱疹：表现为单疱性角膜炎、结膜炎，大多为单侧性，常伴患侧眼睑疱疹或水肿及耳前淋巴结肿大。反复发作者可致角膜溃疡、浑浊，甚至穿孔致盲。在新生儿和 AIDS 患者中，可发生脉络膜视网膜炎。

5)疱疹性瘭疽：是原发口或生殖器疱疹的一种并发症。病毒可经手指皮肤破损处进入，疱疹病变常发生于末端指节，深入至甲床形成蜂窝状坏死；局部疼痛剧烈，可以伴有发热、肘窝和腋窝淋巴结炎。

6)疱疹性湿疹：疱疹性湿疹系湿疹、皮炎处皮损合并 HSV 感染，易误诊为原有湿疹或皮炎的加重。在皮损区及其周围皮肤突然发生病毒感染，或发生血行播散，累及其他重要脏器而致病情进一步恶化。其特点是在湿疹或皮炎基础上突然发生有脐凹的水痘样皮疹。表现为发热后突然出现大量群集的红色丘疹或水疱，迅速变为脓疱，基底红肿明显，顶端可以有脐凹。

7)新生儿疱疹：新生儿疱疹多由 HSV-Ⅱ所致，皆因出生时接触生殖道分泌物而被感染。一般出生后 4~6 天发病，表现为喂养困难、高热、黄疸、呼吸困难、肝脾大等，皮肤尤其是头发、口腔黏膜、结膜出现水疱、糜烂。皮疹播散或出现神经系统症状者病情凶险，死亡率高。

8)播散性单纯疱疹：播散性 HSV 感染多发于 6 个月~3 岁的儿童，亦可见于原发性或继发性免疫功能低下(抑制)者。表现为重症疱疹性口龈炎、食管炎、或外阴阴道炎、高热甚至惊厥，继而全身发生广泛性水疱，疱顶脐凹，同时可发生病毒血症，引起疱疹性肝炎、脑炎、肺炎、胃肠炎以及肾上腺功能障碍等内脏损害。

(2)实验室检查

1)疱液涂片检查：见许多棘层松解细胞、一个或数个核的气球样细胞以及嗜伊红性核内包涵体。

2)病原学诊断：病毒培养接种是诊断的金标准。取材后送检，如接种于家兔角膜，可引起树枝状角膜炎。

3)血清学检查：可在患者血清中检出特异性 IgM 及 IgG 抗体。

4)免疫荧光检查：用兔抗疱疹病毒血清及荧光素标记的抗球蛋白染色，可见阳性荧光。

5)PCR 检测：用 HSV 共同引物扩增出特异性的 DNA 片段。

3. 治疗　体表皮肤黏膜限局性 HSV 感染可仅采用局部用药治疗，对症状、皮损较重，或播散性感染或重要脏器受累的患者则应给予全身性抗病毒用药及相应的对症支持治疗。

(1)局部治疗:以收敛、干燥、防止继发感染为主。可外用炉甘石洗剂、阿昔洛韦软膏涂搽,若有继发感染,可用莫匹罗星软膏等。糜烂渗出时,可用 3% 硼酸溶液局部湿敷,可以使皮损干燥、疼痛减轻。疱疹性角膜炎结膜炎,可用阿昔洛韦眼药水。

(2)全身治疗:抗病毒治疗,可选用静滴或口服阿昔洛韦。

4. 预防

(1)新生儿及免疫功能低下者和湿疹患者,应尽可能避免接触 HSV 感染者。

(2)对患有生殖器疱疹的产妇,宜行剖宫产,以避免胎儿分娩时感染。

二、细菌感染性皮肤病

(一)脓疱疮

脓疱疮是一种常见的、通过接触传染的浅表皮肤细菌感染性疾病,以发生水疱、脓疱,易破溃结脓痂为特征。根据临床表现不同,分为大疱性和非大疱性脓疱疮两种类型。

1. 病因 非大疱性脓疱疮常由金黄色葡萄球菌引起,偶尔由 A 组 β 型溶血性链球菌引起,皮肤轻微外伤后细菌黏附、侵入并导致感染。大疱性脓疱疮常由金黄色葡萄球菌导致。

2. 诊断

(1)症状、体征:非大疱性脓疱疮,是脓疱疮中最常见的一型,约占 70%,好发于颜面、口周、鼻孔周围、耳郭及四肢暴露部位。表现为在红斑基础上发生薄壁水疱,迅速转变为脓疱,周围有明显红晕。脓疱破后,脓液干燥结成蜜黄色痂,痂不断向四周扩张,可相互融合。自觉瘙痒,常因搔抓将细菌接种到其他部位而发生新的皮疹。结痂一周左右自行脱落痊愈,不留瘢痕。少数病情严重患者可并发淋巴结炎、发热等。

大疱性脓疱疮,好发于躯干、四肢等暴露部位。初起为散在的水疱,1~2 天后水疱迅速增大,疱液由清亮变浑浊,脓液沉积于疱底部,呈半月形积脓现象,为本型脓疱疮的特征之一。疱壁薄而松弛,破溃后显露糜烂面,干燥后结黄色脓痂。

(2)实验室检查:脓液、脓痂中可分离培养出金黄色葡萄球菌或溶血性链球菌。

皮损组织病理检查提示角质层与颗粒层之间有脓疱形成,疱内含大量中性粒细胞、纤维蛋白和球菌。

3. 治疗

(1)系统治疗:皮损广泛或伴有发热、淋巴结炎者,根据药敏结果选择系统应用敏感抗生素。

(2)局部治疗:水疱或脓疱局部消毒后抽吸疱液,外涂莫匹罗星软膏或夫西地酸软膏等。

(二)毛囊炎

毛囊炎(folliculitis)为毛囊细菌感染发生化脓性炎症。初起为红色丘疹,逐渐演变成丘疹性脓疱,孤立散在,自觉轻度疼痛。小儿则好发于头部,其皮疹有时可互相融合,愈后可留有小片状秃发斑。

1. 病因 病原菌主要是葡萄球菌。不清洁、搔抓及机体抵抗力低下可为本病的诱因。

2. 诊断 初起为与毛囊口一致的红色充实性丘疹,以后迅速发展演变成丘疹性脓疱,中间贯穿毛发,四周红晕有炎症,继而干燥结痂,约经 1 周痂脱而愈,但也有反复发作,多年不愈,有的也可发展为深在的感染,形成疖、痈等。皮疹数目较多,孤立散在,自觉轻度疼痛。

3. **治疗**　早期可同时辅以超短波、远红外线和半导体激光等物理治疗；局部可用莫匹罗星软膏、夫西地酸软膏外涂，系统治疗可酌情选用敏感抗生素。对于晚期已经化脓溃烂的疖和痈应该及时手术切开引流。

三、真菌感染性皮肤病

(一) 头癣

头癣(tinea capitis)是头皮和头发的浅部真菌感染，根据病原菌和临床表现的不同可分为黄癣、白癣、黑癣及脓癣。常见于儿童，通过接触患病的人和动物及其污染物传染，病原菌为毛癣菌属和小孢子菌属等。

1. **病因**　在我国常见的病原菌主要是许兰毛癣菌、铁锈色小孢子菌、犬小孢子菌、紫色毛癣菌及断发毛癣菌等。头癣主要是由直接或间接接触患者或患病的动物而传染。

2. **诊断**

(1)症状、体征：

1)黄癣：俗称"秃疮"或"癞痢头"。典型皮损为盘状黄豆大小的黄癣痂，中心有毛发贯穿，除去黄痂，其下为鲜红湿润糜烂面或浅溃疡。愈后形成萎缩性瘢痕，遗留永久性秃发。黄痂较厚处，常易发生细菌继发感染，有特殊臭味，自觉剧痒。病发常呈干、枯、弯曲状。

2)白癣：初起为白色鳞屑性局限斑片，其上头发变为灰暗，稍有痒感。皮损渐扩大后，周围可以出现卫星样小鳞屑斑片，可融合成片，但界限清楚；病发根部有一白套样菌鞘，病发长出头皮约 4mm 左右就容易折断；好发于头顶中间，但也可在额顶部或枕部。

3)黑癣：皮损主要表现为白色鳞屑斑片，酷似白癣，但其病发无明显菌鞘，毛发沿皮面折断而呈黑色小点，故又名黑点癣。

4)脓癣：脓癣通常是由亲动物或亲土壤性真菌感染，如犬小孢子菌、石膏小孢子菌感染等所引起，其原因主要是人类对此类癣菌的反应较强烈，患处的毛囊常可化脓而引起一片或数片红肿的痈状隆起，该处如用力挤压，即可流出少量浆液或半透明的脓液。局部病发极易拔出，愈合后形成瘢痕而在局部留有永久性脱发。

(2)实验室检查：真菌直接镜检，白癣可见发外包绕密集排列的圆形孢子。黑癣为发内成串排列的链状孢子。黄癣可见发内菌丝或关节孢子和气泡，黄癣痂中可见鹿角菌丝和孢子。另外也可以真菌培养，伍德灯检查。

3. **治疗**　采用综合治疗，内服和外用结合。内服首选灰黄霉素。如果治疗失败或过敏，可采用特比萘芬或伊曲康唑。

外用治疗：局部的理发、洗头、擦药、消毒等措施对缩短疗程也非常重要。

(二) 甲真菌病

甲真菌病(tinea unguium)是由皮肤癣菌、酵母菌及非皮肤癣菌性霉菌侵犯甲板和 / 或甲床所致的病变。其中由皮肤癣菌引起的甲真菌病又称为甲癣。

1. **病因**　甲癣常由红色毛癣菌、须癣毛癣菌、絮状表皮癣菌等各种真菌引起。少数由其他丝状真菌、酵母样菌及酵母菌引起，偶尔也可由孢子菌、镰刀菌及土色曲霉等引起。

2. **诊断**

(1)症状、体征：

1)近端甲下型甲癣：真菌由近端甲小皮角质层入侵。表现为白斑，开始仅局限于甲半月部,可随甲板生长逐渐外移,也可自行逐渐扩大,甲板可增厚。

2)浅表性白色甲癣:真菌直接通过甲板浅层侵入,形成小的、浅表性白色斑点并增大、融合。

3)远端侧位甲下型甲真菌病:此型是最常见的一种甲真菌病,真菌先感染甲周远端和侧缘的皮肤角质层,后延至甲床,以后范围扩大而使甲下角质增生,甲板游离缘上抬,甲板和甲床分离。随着病程进展,真菌最终侵入甲板,甲板变污浊,色泽和硬度发生变化,脆性增加,极易破损。

4)甲板内型甲真菌病:此型临床少见,指真菌引起的甲板内部的感染,不侵犯甲下,临床上受侵甲板呈弥漫性颜色改变,如乳白色、灰白色、青灰色,甲板表无明显增厚或萎缩。

5)全甲毁损型甲真菌病:上述各类型如果继续加重,累及全甲,可表现为全甲板受侵蚀、破坏、脱落,甲床异常增厚。

(2)实验室检查:根据临床表现结合真菌检查诊断不难。真菌检查包括直接镜检、真菌培养、组织病理检查等。

3. 治疗甲癣为皮肤癣菌病中最顽固难治的一种。可口服、外用药物,或手术拔甲。

(1)手术拔甲:适于单发的指甲,局麻下,将患甲拔除。这种方法创面大,出血,易引起感染。手术后一般会感觉较疼痛,容易重新感染复发,临床现已较少使用。

(2)内服药物:适于多个指/趾甲,如口服特比萘芬片、伊曲康唑。

(3)外用疗法:选用特比萘芬酊、阿莫罗芬甲搽剂等抗真菌外用药局部涂抹。

四、其他皮肤病

(一)湿疹

湿疹(eczema)是由多种内外因素引起的瘙痒剧烈的一种皮肤炎症性疾病。皮损具有多形性、对称性、瘙痒和反复发作等特点。

1. **病因** 湿疹病因复杂,是内外因素引起的一种迟发型变态反应。内因如慢性消化系统疾病、精神紧张、失眠、过度疲劳、情绪变化、内分泌失调、感染、新陈代谢障碍等,外因如生活环境、气候变化、食物等均可影响湿疹的发生。外界刺激如日光、寒冷、干燥、炎热、热水烫洗以及各种动物皮毛、植物、化妆品、肥皂、化学纤维等均可诱发。

2. **诊断**

(1)症状、体征:湿疹的皮损为多形性,以红斑、丘疹、丘疱疹为主,境界不清,弥漫性,有渗出倾向,慢性者则浸润肥厚。病程不规则,呈反复发作,瘙痒剧烈。

按皮损表现分为急性、亚急性、慢性三期。

1)急性湿疹:皮损初为多数密集的粟粒大小的丘疹、丘疱疹或小水疱,基底潮红,逐渐融合成片,由于搔抓,丘疹、丘疱疹或水疱顶端抓破后呈明显的点状渗出及小糜烂面,边缘不清。

2)亚急性湿疹:急性湿疹炎症减轻后,皮损以小丘疹、结痂和鳞屑为主,仅见少量丘疱疹及糜烂。

3)慢性湿疹:主要表现为粗糙肥厚、苔藓样变。

(2)实验室检查:血常规可有嗜酸性粒细胞增多,部分患者有血清 IgE 增高及过敏原检查阳性。

病理检查急性湿疹病理可见表皮海绵水肿及表皮细胞内水肿，真皮乳头水肿，真皮浅层血管周围淋巴细胞及少许嗜酸性粒细胞浸润。亚急性湿疹在急性期的基础上棘层轻度增生，表皮灶状角化不全。慢性湿疹表皮呈银屑病样增生，角化过度或角化不全，真皮乳头胶原增粗、红染，真皮浅层血管周围淋巴细胞为主浸润。

3. 治疗

（1）基础治疗：寻找可能诱因，避免诱发或加重因素，保护皮肤屏障，加强皮肤护理。

（2）内用疗法：选用抗组胺药止痒，必要时两种配合或交替使用。泛发性重症湿疹可口服或静脉用糖皮质激素，但不宜长期使用。

（3）外用疗法：根据皮损情况选用适当剂型和药物。急性湿疹局部生理盐水、3% 硼酸冲洗、湿敷。亚急性、慢性湿疹应用合适的糖皮质激素霜剂或免疫抑制剂如他克莫司软膏。继发感染者加抗生素制剂。

（二）特应性皮炎

特应性皮炎（atopic dermatitis）又称异位性皮炎、特应性湿疹或遗传过敏性湿疹。其特征为患者或其家族中可见明显的"特应性"特点：①容易罹患哮喘、过敏性鼻炎、湿疹的家族性倾向；②对异种蛋白过敏；③血清中 IgE 高；④血液嗜酸性粒细胞增多。典型的特应性皮炎具有特定的湿疹临床表现和上述四个特点。

1. 病因　特应性皮炎的病因尚未明确，包括遗传易感性、食物过敏原刺激、吸入过敏原刺激、自身抗原、感染及皮肤屏障功能障碍。

2. 诊断

（1）症状、体征：特应性皮炎分为三期：

1）婴儿期：在出生后第二周或第三个月开始发病，伴剧烈瘙痒。初发皮损为面颊部瘙痒性红斑，继而在红斑基础上出现针尖大小的丘疹、丘疱疹，密集成片，皮损呈多形性，境界不清，搔抓、摩擦后很快形成糜烂、渗出和结痂等皮损可迅速扩展至其他部位。

2）儿童期：多数在五岁前发病，皮损累及四肢屈侧或伸侧，肘窝、腘窝受累常见，其次为眼睑、颜面和颈部。皮损暗红色，渗出较婴儿期为轻，常伴抓痕等继发皮损，久之形成苔藓样变。

3）青年及成人期：皮损与儿童期类似。好发于眼周、颈周、肘窝、腘窝、四肢、躯干等。

（2）根据个人或家族有"特应性"病史，皮损特点进行诊断：即婴儿期呈急性或亚急性湿疹状，好发于面颊部及额部；儿童期及青年期则为亚急性或慢性湿疹状，好发于四肢屈侧，特别是肘、腘窝；或呈痒疹状，则好发于四肢屈侧。血常规嗜酸性粒细胞增高和血清 IgE 升高。

3. 治疗　患者健康教育、皮肤护理包括润肤膏的常规应用及外用药物治疗。外用药物治疗主要是局部外用糖皮质激素、合并感染使用抗感染治疗、非激素类的局部免疫抑制剂、抗组胺药口服治疗、光疗等。

（三）荨麻疹

荨麻疹（urticaria）俗称风疹块。是由于皮肤、黏膜小血管扩张及渗透性增加而出现的一种局限性水肿反应，通常在 2~24 小时内消退，但可以反复发生新的皮疹，病程迁延数天至数月。

1. 病因　荨麻疹的病因非常复杂，特别是慢性荨麻疹。常见原因主要有：食物及食物添加剂；吸入物；感染；药物；物理因素如机械刺激、冷热、日光等；昆虫叮咬；精神因素和内分泌改变;遗传因素等。

2. **诊断** 基本损害为皮肤出现风团。常先有皮肤瘙痒,随即出现风团,呈鲜红色或苍白色、皮肤色,少数患者有水肿性红斑。风团的大小和形态不一,发作时间不定。风团逐渐蔓延,融合成片,由于真皮乳头水肿,可见表皮毛囊口向下凹陷。风团持续数分钟至数小时,消退后不留痕迹。皮疹反复成批发生,风团常泛发,亦可局限。

部分患者可伴有恶心、呕吐、头痛、头胀、腹痛、腹泻,严重患者还可有胸闷、不适、面色苍白、心率加速、脉搏细弱、血压下降、呼吸短促等全身症状。

荨麻疹分为急性和慢性。疾病于短期内痊愈者,称为急性荨麻疹。若反复发作达每周至少两次并连续 6 周以上者称为慢性荨麻疹。除了上述普通型荨麻疹,还有以下特殊类型的荨麻疹:诱导性荨麻疹包括物理性(皮肤划痕荨麻疹 / 人工荨麻疹、延迟性皮肤划痕症、延迟性压力性荨麻疹、寒冷性荨麻疹、日光性荨麻疹)和非物理性(胆碱能性荨麻疹、接触性荨麻疹)。

本病根据临床上出现风团样皮疹,诊断一般不困难,但引起荨麻疹的原因比较复杂,确定引起荨麻疹的原因常很困难,因此,必须通过详细采取病史,详细体格检查,以及有关的实验室检查,尽可能地明确荨麻疹的原因。

3. **治疗** 原则是发现和清除潜在的病因和诱发因素,缓解症状,治疗目的是使症状完全缓解。

(1)一般治疗

1)去除病因:对每位患者都应力求找到引起发作的原因,并加以避免。如果是感染引起者,应积极治疗感染病灶。药物引起者应停用过敏药物;食物过敏引起者,找出过敏食物后,回避该过敏食物。

2)避免诱发因素:如寒冷性荨麻疹应注意保暖,乙酰胆碱性荨麻疹减少运动、出汗及情绪波动。

(2)药物治疗

1)抗组胺类药物:H_1 受体拮抗剂具有较强的抗组胺和抗其他炎症介质的作用,治疗各型荨麻疹都有较好的效果。常用的 H_1 受体拮抗剂有苯海拉明、赛庚啶、氯苯那敏等,阿伐斯汀、西替利嗪、咪唑斯汀、氯雷他定、依巴斯汀、氮卓斯汀、地氯雷他定等;单独治疗无效时,可以选择两种不同类型的 H_1 受体拮抗剂合用或与 H_2 受体拮抗剂联合应用,常用的 H_2 受体拮抗剂有西咪替丁、雷尼替丁、法莫替丁等。

2)糖皮质激素:为治疗荨麻疹的二线用药,一般用于严重急性荨麻疹,静脉滴注或口服,应避免长期应用。

3)免疫抑制剂:慢性荨麻疹病情反复,上述治疗不能取得满意疗效时,可应用免疫抑制剂。

另外,降低血管通透性的药物,如维生素 C、钙剂等,常与抗组胺药合用。

(四) 丘疹样荨麻疹

丘疹样荨麻疹(papularurticaria)又称虫咬皮炎、急性单纯性痒疹。是儿童常见的过敏性皮肤病,多由虫咬所致。

1. **病因** 多数为臭虫、蚊子、虱子、螨虫叮咬所致,主要见于有特应性体质的儿童。

2. **诊断** 皮疹多发于躯干及四肢伸侧,群集或散在。为绿豆至花生米大小略带纺锤形的红色风团样损害,顶端常有小水疱。新旧皮疹常同时存在。一般幼儿患者红肿显著,并有大疱,常有剧痒而影响睡眠。搔抓可引起继发感染。

皮疹经 7~10 天消退,留下暂时性的色素沉着,但可能有新皮疹陆续发生使病程迁延较久。

3. 治疗

(1)家庭护理:讲究个人及环境卫生,消灭跳蚤、螨、臭虫等动物。

(2)系统治疗:内服抗组胺药有较好疗效。若有继发感染予以抗感染治疗。

(3)局部治疗:可外用炉甘石洗剂及糖皮质激素霜可止痒抗炎。

(五) 尿布皮炎

尿布皮炎(diaper dermatitis)广义上指发生在尿布区的各种皮肤问题;狭义的尿布皮炎则仅仅指发生在尿布区的急性刺激性皮肤炎症反应,是婴幼儿期最常见的皮肤病之一。主要表现为肛门附近、臀部、会阴部等处皮肤发红,有散在斑丘疹。

1. 病因　原发性尿布皮炎或刺激性尿布皮炎是尿布区最常见的皮损,发病与性别无关,多见于 3 周 ~2 岁的婴幼儿。尿布皮炎的发生主要与内源因素即尿布区独特的解剖部位导致的皮肤屏障功能异常,和外源因素,如婴儿尿布更换不勤或洗涤不干净、长时间接触、刺激婴儿皮肤;尿布质地较硬,发生局部摩擦等有关。继发细菌或念珠菌感染后加重。

2. 临床表现　最常见的尿布皮炎包括摩擦性尿布皮炎、刺激性尿布皮炎和念珠菌性尿布皮炎三种类型。摩擦性尿布皮炎累及最易受到摩擦的皮肤凸面,皮损表现为淡红斑和少量鳞屑。刺激性尿布皮炎的皮损部位同前,但是程度加重,表现为典型的发亮的釉面样鲜红甚至暗红斑,周边散在带有光泽的粉红色丘疹,重者可发生糜烂、溃疡甚至继发感染。上述尿布皮炎在温暖潮湿的环境下,容易继发念珠菌感染,导致念珠菌性尿布皮炎。

3. 诊断

(1)皮炎部位以肛门附近、臀部、会阴部及大腿内侧为主。

(2)皮肤粗糙发红,重者有斑疹、丘疹及小脓疱等皮损,并伴渗液及擦烂。

4. 治疗　尿布皮炎治疗的关键在于预防,保持婴儿外阴和臀部皮肤干燥、清洁。轻度的尿布皮炎通过加强皮肤护理,可迅速缓解临床症状;中重度尿布皮炎经上述处理无效时,需要加用外用药物如氧化锌或者凡士林保护修复皮肤,氢化可的松抗炎,克霉唑抗真菌,苯扎氯铵抗感染。

(六) 新生儿毒性红斑

新生儿毒性红斑(erythema toxicum neonatorum)又称新生儿过敏性红斑、新生儿变应性红斑或新生儿荨麻疹,是一种新生儿期常见的皮肤病,发病率从 19% 到 72% 不等。

1. 病因　其病因及发病机制至今仍难以定论。可能为出生后外界刺激引起的非特异性反应,或对来自于母体内某些具有抗原性物质所致的变态反应,或肠道吸收物质的毒性反应,也有认为是病毒感染。

2. 临床表现　皮损可以表现为片状不规则大小不等红斑、丘疹和脓疱,除掌跖部外可广泛发生于全身各部位,以臀、背和肩部受压处为重,皮疹可在数小时后消退,但新的皮疹可能重新出现。

3. 诊断

(1)症状、体征:多数在出生后 4 天内发病,少数出生时即有,病程 7~10 天,个别持续 3

周或仅数小时。皮损形态多样,散在性分布,偶有融合,数目或多或少。

(2)实验室检查:外周血常规检查大部分正常,部分病例外周血嗜酸性细胞增多,病理提示红斑处真皮浅层轻度水肿和嗜酸性粒细胞浸润;脓疱培养无细菌生长,为大量嗜酸性细胞填充。

4. **治疗**　注意皮肤清洁,以加强皮肤护理、减少刺激、润肤为主。

5. **预后**　新生儿毒性红斑为良性皮肤病,具有自限性,皮疹约 7~10 天可消退自愈,患儿一般情况好,无全身症状,无需特殊处理。

(李云玲　张晨美)

参考文献

1. BERNARD A. COHEN. 儿童皮肤病学 . 3 版 . 马琳 , 译 . 北京 : 人民卫生出版社 , 2009: 15.
2. WESTON WL, LANE AT. 儿童皮肤病学 . 4 版 . 项蕾红 , 译 . 北京 : 人民军医出版社 , 2009: 3.
3. 马琳 . 儿童皮肤病学 . 北京 : 人民卫生出版社 , 2014: 11.

第六章　灾害儿科救治

第一节　灾难损伤患儿的营养支持

一、创伤后的代谢过程

这些创伤的代谢反应是一个复杂的过程,它由3个阶段组成:应激阶段、分解代谢阶段、合成代谢阶段,不同代谢阶段由于其病理生理机制不同,它的营养代谢过程也不尽相同。

1. **应激阶段**　通常是指这个阶段的头24~48小时。这个阶段的特点是血流动力学不稳定,基础代谢减退,反向调节的激素激增,同时存在胰岛素抵抗。产生的结果包括循环容量不足、血管舒张、组织氧输送不足、毛细血管渗漏水肿和高血糖。这个阶段因为其他的危重症抢救措施:如机械通气、液体限制和镇静,所以营养干预通常是受限的。患者往往是禁食的,直至他们的状况稳定,这时才可以进行营养支持。虽然该阶段营养支持往往不能够达到目标热卡,这个阶段的能量需求可以先达到或者稍高于基础代谢率即可。

2. **分解代谢阶段**　随着液体复苏和组织灌注的恢复,开始转向分解代谢阶段。这将持续7~10天或更长。这个阶段特征性的表现为代谢亢进,负氮平衡。分解代谢反应根据损害的等级不同而不同。这个代谢阶段特征性的表现为能量消耗的增加,蛋白分解代谢,储存的脂肪氧化。蛋白质的需求根据伤口状况、体液丢失、肝功能衰竭、急性肾脏损伤和持续的肾脏替代治疗等情况上调或者下降。因毛细血管渗漏或少尿型肾衰、患儿血容量高负荷造成呼吸系统的并发症,往往需要进行液体的限制。

3. **合成代谢阶段**　一旦应激的病因得以治疗,急性阶段的疾病开始解决,患者开始进入合成代谢阶段。这个阶段会持续数月。特征性的表现为瘦体组织和脂肪组织的合成。合成代谢阶段:当C反应蛋白这个信号开始下降,炎症反应就开始消退了,总的能量开始增加以适应患儿年龄相应的营养支持目标,以达到组织修复和促进生长的需要。这个阶段的患儿往往去掉管子,撤离镇静药物,这时是需要提高能量消耗的。

二、评估

1. **生长评估**　在应激状态下可能会发生人体成分的迅速改变。

(1)人体测量的数据能够观察到婴幼儿的基线水平,连续的监测可以反映营养状态,这包括体重、身高以及3岁以下儿童的头围。

(2)体重的监测在 2 岁以下儿童可以用婴儿秤,2 岁以上可以用站立的秤,不能下床移动的患儿可能需要床秤。

(3)危重症患儿身长的测量往往比较困难,当不能得到准确的体重身高测量数据的时候,可以考虑改变测量的指标,比如采用中上臂围。

(4)中上臂围可以用于评价 6 个月~5 岁儿童营养不良的独立评价工具,中上臂围直接和儿童的 BMI 相关。

(5)任何人体测量指标均须考虑液体状态。在应激反应中液体转移是常见的,液体复苏和静脉治疗可导致体重增加和组织水肿。应激反应发生的利尿和利尿剂治疗一样会导致体重减轻,因此,所有人体学测量中必须考虑液体状态和临床状态进展方面的问题。

2. 临床评估　所有生物患者在入院时就必须进行观察和视诊评估:

(1)定期监控重量和身长来评估增长趋势和体重增加的速率。

(2)营养相关性的体检确定临床营养不良的迹象:水肿、肥胖、脱水和微量营养素缺乏。

(3)每天评估液体的平衡。

3. 实验室检查　电解质,离子钙,镁,磷,葡萄糖,肾功能:肌酐/尿素氮,肝功能检测,甘油三酯,维生素,铁,前白蛋白与 C 反应蛋白(白蛋白在疾病状态下是一个不敏感的指标)。

三、营养需求的估计

1. 能量需求

(1)间接测热法(IC):间接测热法提供了一个比公式法更精确的能量消耗估计。

危重症患儿出现以下临床表现需考虑间接测热法,进行能量需求直接管理,从而防止重症患儿过度喂养或喂养不足。

1)低体重。

2)超重/肥胖。

3)体重增加或减少>10%。

4)ICU 住院时间>4 周。

5)机械通气>7 天。

6)肿瘤诊断。

7)严重的高代谢状态/低代谢状态。

8)神经损伤。

9)无法达到规定的营养目标。

(2)公式法:《儿科重症患者营养支持疗法提供与评定指南》2017 版建议可用斯科菲尔德公式(表 6-1)或世界卫生组织公式(表 6-2)"不加"应激因子来估算能量消耗。许多队列研究已证实,大多数已发表的预测公式不准确,会导致过度喂养或喂养不足。膳食营养素参考摄入量,不应被用来确定重症儿童的能量需求。也可采用 ICU 患儿能量需求简易估算表(表 6-3)。

表 6-1　斯科菲尔德公式（Schofield 公式）

年龄 / 岁	基础代谢率（BMR）/（kcal·d^{-1}）	
	男性	女性
0~3	$(0.167 \times wt) + (15.174 \times ht) - 617.6$	$(16.252 \times wt) + (10.232 \times ht) - 413.5$
3~10	$(19.59 \times wt) + (1.303 \times ht) + 414.9$	$(16.969 \times wt) + (1.618 \times ht) + 371.2$
10~18	$(16.25 \times wt) + (1.372 \times ht) + 515.5$	$(8.365 \times wt) + (4.65 \times ht) + 200$

wt=kg；ht=cm

Adapted from Schofield W.Hum Nutr Clin Nutr, 1985, 39（suppl 1）: 5-41.

表 6-2　世界卫生组织公式（WHO 公式）

年龄 / 岁	基础代谢率（BMR）/（kcal·d^{-1}）	
	男性	女性
0~3	$60.9 \times wt - 54$	$61 \times wt - 51$
3~10	$22.7 \times wt + 495$	$22.5 \times wt + 499$
10~18	$17.5 \times wt + 651$	$12.2 \times wt + 746$

wt=kg；ht=cm

Adapted from World Health Organization.Energy and Protein Requirements.Report of a Joint FAO/WHO/UNU Consultation.Technical Report Series 724.World Health Organization.Geneva 1985.

表 6-3　ICU 患儿能量需求简易估算表

婴儿	0~6 个月无插管	100~110kcal/kg
	6~12 个月无插管	95~105kcal/kg
婴儿	0~12 个月插管 / 镇静	85~90kcal/kg
儿童	>1 岁无插管	BMR × (1.4~1.6)
	>1 岁插管 / 镇静	BMR × (1.2~1.4)

Adapted from "Clinical Practice Guidelines of Pediatric Critical Care.Seattle Children Hospital."

增加能量消耗的因素：癫痫持续状态，发热，呼吸窘迫，烧伤，伤口，脓毒血症。

减少能量消耗的因素：机械通气，医疗镇静 / 瘫痪，低温治疗。

2. 蛋白质需求（表 6-4）

（1）危重症时期，蛋白质降解的速率超过合成，造成负氮平衡。

（2）可能会影响蛋白质需求的因素：

1）增加：创伤、感染、炎症、透析、ECMO、营养不良。

2）降低：急性肾衰竭未透析，肝功能衰竭，一些代谢紊乱。

24 小时尿氮平衡可以用来评估蛋白质状态。

表 6-4 　根据 ASPEN 临床指南的危重症患儿蛋白质需求

年龄	蛋白质需要量
0~2 岁	2~3g/(kg·d)
2~13 岁	1.5~2g/(kg·d)
13~18 岁	1.5g/(kg·d)

3. 液体需求

(1)病危患儿的液体需求取决于年龄、临床诊断和治疗方法。在危重症患者,液体可能被限制在"维持液"以下,以减轻呼吸系统危害,毛细血管渗漏和心脏压力。一些条件如发热、肠胃道丢失,或增加分泌物均会增加液体的需求。因为多路的药物的液体,用于营养的液体可能是很有限的。

(2)使用标准的方法来确定"维持"液体。营养团队必须与护理团队紧密合作,在可允许的液体范围内决定给每个患者以最佳的营养支持。

4. 碳水化合物需求

(1)从碳水化合物和脂肪中来源的非蛋白质能量必须足够,以减少分解代谢应激反应。然而,过量的碳水化合物会导致高血糖。

(2)葡萄糖输注速度 5~6mg/(kg·min)或 60% 的能量来自葡萄糖是推荐的。

5. 脂肪需求

(1)在应激反应情况下,小婴儿如果减少了脂肪供给,2 天之内就会发展成必需脂肪酸缺乏。

(2)脂肪提供至少 5% 的能量或 0.5~1g/(kg·d),就足以防止必需脂肪酸的缺乏。

6. 维生素 / 矿物质 　快速细胞代谢与应激反应可能会增加对微量元素的需求。然而,特定微量营养素的补充建议数据不足。危重患者应密切监测以防发展成必需的维生素和矿物质缺乏,尽可能补充充足。

四、营养干预措施

1. 口服饮食 　针对重症监护室患儿,能经口饮食达到营养需求是很罕见的。需考虑进行膳食评估以评估是否有充足能量的摄入量。

可以采用一些治疗饮食:

(1)扁桃体切除术饮食。

(2)低钾、磷、钠饮食。

(3)吞咽困难饮食。

(4)碳水化合物一致饮食。

2. 早期肠内营养 　危重症患儿的营养支持的目标包括瘦体重和肠道完整性的维持,保障免疫系统,促进伤口愈合,减少死亡率。营养支持应尽快启动,避免由于延迟和营养支持不足造成的不良反应。尽管宏量营养素的最佳剂量尚不清楚,但通过肠内营养供给一定量的营养素仍有利于胃肠道黏膜的完整性和运动性。最近的一项多中心研究表明,早期肠内营养(在入住 PICU 患儿前 48 小时之内提供 25% 的目标能量)与低死亡率显著相关。营养的输注应该采用最安全、最有效的方式。

3. **肠内营养** 重症监护的孩子需要更高的营养支持,因为他们需要积极的医疗干预措施(呼吸衰竭、各种药物影响)以及维持能量以耐受治疗,防止分解代谢。

根据观察研究,推荐肠内营养作为重症儿童营养供给的首选方式。它可安全地为诊断明确以及接受血管活性药物治疗的重症儿童提供营养。在 PICU 实施肠内营养常见的障碍包括启动延迟、由于感觉不耐受而中断、长时间禁食。根据观察研究,建议应努力减少肠内营养中断,以期通过肠内途径达到营养素供给目标量。

(1)肠内营养途径:现有的资料不足以就重症儿童肠内营养输注的最佳部位提出普遍建议。根据观察研究,建议经胃途径是 PICU 患者肠内营养输注的首选部位。经幽门后或小肠输注肠内营养可用于无法耐受经胃喂养或误吸风险高的患者。一项研究显示:幽门后喂养可以提供更高比例的日常能量需求。

(2)肠内营养管理:根据观察研究,建议采用循序渐进策略推进 PICU 儿童的肠内营养。循序渐进原则必须包括床旁支持,以便发现和管理肠内营养不耐受及指导肠内营养输注的最佳增加速率。有些孩子能耐受间断喂养,但如果患者血液流动不稳定,呕吐,出现胃部不适或腹胀,有反流,或有呼吸窘迫,连续滴注是首选。在孩子不能经肠内达到 100% 估计需求时,和肠外营养的结合进行微量喂养是有好处的。

根据观察研究,建议 PICU 团队应有营养支持小组,包括专业营养师,以便对患者及时进行营养评定、最佳营养素供给及调整方案。

(3)肠内营养配方:大多数孩子将耐受和年龄相适合的整蛋白配方。部分水解的配方可用于减少肠道负担。根据需要选择疾病特异性配方是必需的。为了提高安全性、输注和成本控制,可以采用一些即食配方。即食配方是无菌配方。如果需要额外添加水来满足液体需求,可以在独立的泵中通过"Y"管混合,也可以额外泵入。

4. **肠外营养**

(1)肠外营养适应证:胃肠道功能障碍;血流动力学极其不稳定,高剂量或多个血管活性药物;无法提供足够的肠内营养者;预计无法在 3 天内给予肠内喂养的营养不良患儿;在 3~5 天内持续禁食 / 无法肠内喂养者。

(2)肠外营养时机:根据单个随机对照研究,不推荐在入 PICU 后 24 小时内启动肠外营养。对于耐受肠内营养的儿童,建议通过肠内途径逐步增加营养供给,延迟启动肠外营养。根据当前的证据,补充肠外营养对达到特定能量供给目标量的作用尚不清楚。应启动肠外营养以补充肠内营养不足的时机也不清楚。肠外营养起始供给量和启动时机应个体化。根据单个随机对照研究,对基础营养状态正常和营养恶化风险低的患者实施补充肠外营养应延迟到入 PICU 后 1 周。根据专家共识,建议对在 PICU 第一周不能接受任何肠内营养的儿童予以肠外营养补充。对严重营养不良或营养恶化患者,如果他们不能在低剂量肠内营养基础上加量,可在第一周内肠外营养补充。

(3)其他注意事项:急性肾损伤(AKI):启动肠外营养时钾、无机磷和镁常常被去除;透析:去除标准多种维生素,给予同年龄平时 2 倍剂量的肾脏替代维生素(2ml/d)。

5. **维生素 / 矿物质补充剂** 按标准补充多种维生素和维生素 D。根据实验室检查需要时补充无机磷、钾、镁、钙、钠、醋酸盐补充剂、碳酸盐等。

五、护理目标

1. 生长发育正常和足够的体重增加。
2. 耐受营养支持的目标,直到能够过渡到家庭疗法。
3. 优化呼吸 / 液体状态。
4. 正常肠外营养实验室检查。
5. 患者满足 100% 营养需求的。

六、创伤后特殊重症疾病的营养干预策略

1. **呼吸衰竭** 呼吸衰竭是由于机械通气、镇静和放松肌肉,热量需求会减少大约 10%。儿童慢性肺部疾病时长期使用类固醇和利尿剂是常见的。这些药物都伴随着矿物质流失,骨量减少,伤口愈合更差和增长更缓慢,所以必须确保摄入足够的蛋白质,钙和维生素 D、钾、氯、镁补充剂可能需要。呼吸衰竭时,液体通常受到限制。喂养问题和胃食管反流在儿童慢性肺病也常见,往往在怀疑胃食管反流的患者中幽门后喂养具有应用指征。

对于不良线性增长的孩子,由于要使体重增加和身高成正比,可能需要降低热量需求。相反,孩子有呼吸窘迫但不需要机械通气,由于增加呼吸的工作,可能要很高的热量需求。总热量过剩(从脂肪或碳水化合物)会产生更多的二氧化碳,可能对试图撤离呼吸机或非侵入性呼吸支持的患儿有害,呼吸衰竭患者尽量不要过度喂养。

2. **急性呼吸窘迫综合征** 由于各种感染性和非感染性的条件造成的急性、扩散的肺部炎症过程。ARDS 的特征是炎症和高分解代谢,营养支持是必要的,以满足能量和蛋白质需求。如上所述,过多的热量会导致二氧化碳生产过剩,机械通气撤离更加困难。同时一些干预措施,如镇静和放松肌肉,可以改变代谢,不管是在基线时还是患者的临床过程变化时,强烈建议采用间接量热法测定能量需求,避免过度喂养。优先选择肠内喂养。

3. **脓毒血症** 在脓毒性状态下,特别是在血流动力学不稳定的条件(低血压)下,胃肠灌注会被破坏。由于应激后的代谢反应,高血糖和胰岛素抵抗是很常见的。持续高血糖(连续 2 个或 2 个以上的血糖水平 > 180mg/dl),可以用胰岛素静脉治疗,逐渐增加糖速,协助血糖控制目标。脓毒症导致高代谢状态,尽管蛋白质分解和合成均持续发生,脓毒败血症的患者仍保持净负氮平衡,甚至持续到应激的损害已经解除以后。足够的营养支持不能扭转负氮平衡,但被认为可以减少分解代谢的程度。有些脓毒症患者由于处于免疫减弱期,随之而来的败血症的显著炎症反应和院内感染的高危状态都添加新的应激压力。

4. **连续肾脏替代治疗(CRRT)** 急性肾损伤(AKI)是各种原因包括创伤、脱水、药物或严重感染导致的暂时性肾功能障碍,可能会发展成多系统器官衰竭。临时肾脏透析是需要的。一般常用于患者出现血流动力学不稳定时。因为 CRRT 一般是连续的,氮质血症、高钾血症和高磷血症状态通常可以在几天内得到解决。

急性肾功能损伤,可能出现肌酐和尿素氮升高,尿量减少和电解质紊乱:高钾血症、高磷血症。不透析的 AKI 患者,液体、蛋白质和电解质限制可能是必要的,必须 PICU 医师一起讨论。

CRRT 患者喂养一般可以经口喂养(如果不是插管)或通过肠内或肠外途径。一般不需要限制液体摄入量。热量需求取决于患者的状况。推荐采用间接测热法。AKI 的患者蛋白质的需求一般较高,在所有类型的透析患者,蛋白质需要在 AKI 基础上还要增加 0.2g/(kg·d),

以弥补透析中氨基酸损失。电解质可能需要，一般取决于患者行 CRRT 的时间和可能停止的时间。需与儿童重症监护室医师和肾脏学团队讨论液体和电解质目标。标准的复合维生素补充，如果肾脏替代治疗，维生素是需要翻倍。AKI 患者进入恢复期，大多会停止 CRRT，或者过渡到间歇性血液透析。在这期间，又需采用相同的液体和电解质限制。

5. 营养不良和再喂养综合征　再喂养综合征，是因为在营养不良患者中重新引入营养物质。造成液体电解质改变引起的潜在致病性的并发症。特别是在以下患儿中易发生：体重小于标准体重的 70%；禁食时间>7 天或更长时间；在之前 1~2 个月内体重下降>10%。这个综合征的特点是：低磷血症、低钾血症、低镁血症。还有心功能不全、水肿、神经系统改变。葡萄糖不耐受和维生素 B_1 缺乏也很常见。营养干预建议：开始低而慢的营养干预（以 50% 的目标热卡开始）；检查基线的实验室指标给予至少 3 天的营养支持：电解质镁磷钙和葡萄糖；限制初始碳水化合物的量为 2~3g/(kg·d)。开始每天的多种维生素补充，同时补充维生素 B_1 200~300mg/d，持续 10 天，对于更小的儿童需要考虑调整剂量。

6. 脑外伤和缺氧性脑损伤　患儿存在脑创伤缺氧性脑损伤。有终末期器官损伤衰竭的风险。它会引起电解质和液体的异常。因为受损的神经状态和机械通气。患儿很可能需求营养支持。患儿因缺氧会造成胃肠缺血风险。所以可能需要肠外营养支持。颅脑损伤患者需监测血钠和颅内压（ICP）。血钠需维持在 140~150mmol/L 之间，因为低血钠与高死亡率密切相关。ICP 的增高可导致额外的脑损伤。高渗盐水（和其他治疗联合应用）可以用来降低 ICP 以及达到血浆钠目标值。

7. 乳糜胸和乳糜腹　因为手术创伤肿瘤造成淋巴系统的损伤形成乳糜胸或乳糜腹。这种状态下，需要极少长链脂肪的配方或饮食，中链脂肪酸可以用于补充热卡。静脉营养可能需要，静脉脂肪不会引起乳糜的产生和渗漏，所以比较适合用静脉营养。乳糜的丢失往往引起低血容量、电解质不平衡、脂溶性维生素缺乏和低蛋白血症。

8. 颅面部手术　颅面部手术患儿进入 PICU 是因为呼吸监测或者术后不能立即拔管。这些患儿需要术后的鼻饲喂养，一开始就可以经口喂养的患儿可以转换成柔软的无需咀嚼的饮食。

9. 烧伤

（1）液体需求：烧伤面积>20%，早期有一个暂时性的毛细血管通透性急剧增加期，一般持续 24 小时。故病初 12 小时液体复苏十分重要。

Parkland 公式：补液量（ml）=4× 体重（kg）× 总烧伤面积（%），是计算烧伤患者最常用的公式，根据具体实际情况进行调整。

推荐补液量的 1/2 在烧伤后的 8 小时输完，通常选择晶体液，其余在随后的 16 小时内输完。烧伤 12 小时后补充胶体液。第二个 24 小时，可以补充前一天的 1/2。

（2）能量需求：与相应年龄的健康儿童相似，由于高代谢与不活动相抵消。通过间接能量测定仪（IC）测定的静息能量消耗，能量需求一般为静息能量消耗的 120%~130%。烧伤总面积（total body surface area burned, TBSAB）<50% 的患儿，可以采用 Curreri 公式估计能量需求（表 6-5）。

（3）微量元素和维生素（表 6-6）：烧伤患儿因烧伤表面大量渗出，同时有大量的微量元素损失，而且会持续很长时间。除了营养功能，微量元素和维生素还有抗氧化功能，对烧伤患儿具有重要意义。虽然烧伤患者的微量元素和维生素的确切需要量还有待商榷，但多个研究均提示需要积极补充足量的微量营养素。推荐量如下：

表6-5 Curreri 公式

年龄	能量需求 /(kcal·d^{-1})
0~1 岁	基础代谢率 +15kcal × TBSAB（%）
1~3 岁	基础代谢率 +25kcal × TBSAB（%）
3~15 岁	基础代谢率 +40kcal × TBSAB（%）

表6-6 烧伤患者微量营养素的补给推荐量

烧伤患者（面积<20%TBSAB）微量营养素的补给			
复合维生素 / 矿物质，每天一次 *			
烧伤患者（面积>20%TBSAB）微量营养素的补给			
营养素	年龄 / 岁		
	<1	1~3	>3
复合维生素 / 矿物质 *	Qd		
抗坏血酸	100mg b.i.d.	250mg b.i.d.	500mg b.i.d.
维生素 A	10 000U t.i.w.（每周 3 次）		10 000U q.d.
锌（基础量）	11.5mg/d	25mg/d	50mg/d

　* 不同年龄段剂型：口服液、咀嚼片、片剂（参考药物说明书推荐剂量）。

如果患儿通过全肠内营养接受 100% 的营养需求，则无需添加复合维生素及矿物质。

（马 鸣 张晨美）

参考资料

1. Becker PJ, Nieman Carney L, Corkins MR, etal. Consensus Statement of the Academy of Nutrition and Dietetics/American Society for Parenteral and Enteral Nutrition: Indicators Recommended for the Identification and Documentation of Pediatric Malnutrition (Undernutrition). J Acad Nutr Diet, 2014, 114 (12): 1988-2000.

2. Mehta NM, Corkins MR, Lyman B, etal. Defining Pediatric Malnutrition: A Paradigm Shift Toward Etiology-Related Definitions. JPEN, 2013, 37 (4): 480-481.

3. Mikhailov TA, Kuhn EM, Manzi J, etal. Early Enteral Nutrition Is Associated With LowerMortality in Critically Ill Children. JPEN, 2015, 38 (4): 459-466.

4. Turner KL, Moore FA, Martindale R. Nutrition Support for the Acute Lung Injury/Adult Respiratory Distress Syndrome Patient: A Review. Nutrition In Clinical Practice, 2011, 26 (1): 14-25.

5. Corkins, Mark R. The A. S. P. E. N. Pediatric Nutrition Support Core Curriculum, 2nd Edition. USA. American Society for Parenteral and Enteral Nutrition.

6. Mehta NM, Skillman HE, Irving SY, etal. Guidelines for the Provision and Assessment of NutritionSupport Therapy in the Pediatric Critically Ill Patient: Society of Critical Care Medicine and American Societyfor

Parenteral and Enteral Nutrition. JPEN, 2017, 45 (5): 706-742.

7. Texas Children Hospital. Pediatric Nutrition Reference Guide. 10th Edition.

8. Clinical Practice Guidelines of Pediatric Critical Care. Seattle Children Hospital 2013.

9. LubosSobotka. 蔡威, 译. 临床营养基础. 第 4 版. 上海：上海交通大学出版社, 2013.

第二节 灾害中的分娩及新生儿救治

灾害发生时,孕产妇作为特殊的群体,除了直接的躯体外伤损害和胎儿损伤外,孕妇可能因受伤、惊吓等原因导致胎盘早剥、胎儿死亡、胎膜早破、感染、出血、胎儿宫内窘迫、新生儿窒息等。灾害导致孕妇的焦虑和抑郁等心理障碍明显影响产妇及围产期新生儿的结局,影响胎儿生长,增加妊娠合并症如感染、早产、低出生体重、子代神经精神异常等。

全球每年因围产期窒息导致的新生儿死亡超过 100 万人,可导致不可逆脑损伤,为家庭和社会造成巨大的精神及经济压力。正确的新生儿复苏可减少由此所导致的死亡和残疾,通常 10% 的新生儿中需要进行复苏干预,在灾难时期,这个比例会更高。因此,正确的产前评估和新生儿复苏对于提高灾害时期分娩的成功率和新生儿存活率至关重要。

一、产妇分娩前预测、评估和治疗

灾难发生时尽可能保证母亲和新生儿在一起,特别是需要转诊时。对所有出现发热及伴随其他疾病、明显外伤、不明原因腹痛、正在分娩或胎膜早破的产妇,需进行产科评估,及时从相关机构或医院了解产妇孕期情况,为 HIV 阳性孕妇提供抗病毒药物。世界卫生组织(WHO)和泛美卫生组织(PAHO)提出的儿童疾病综合管理(IMCI)规程中包含了对妊娠的评估和分类,据此可确定危险等级和治疗措施(表 6-7)。

表 6-7 妊娠危险度的评估、分类与治疗

体征	分类	治疗
(红色) 具有以下一项体征： • 孕周<37 周 • 孕周>41 周 • 胎动减少或消失 • 母亲严重的系统性疾病 • 泌尿系统感染伴随发热 • 没有控制的糖尿病 • 阴道出血 • 胎膜早破(PROM)12 小时 • 没有控制的高血压和 / 或视觉模糊,意识丧失或剧烈的头痛 • 胎儿心率变化 • 严重的手掌苍白和 / 或血红蛋白<70g/L • 脸、手和足胀	(红色) 危急 妊娠	(红色) • 紧急转诊至高级别综合医院,采取左侧卧位 • 预防血压过低 • 治疗高血压 • 对早产病例:抑制宫缩,给予皮质激素 • 如果胎膜早破伴发热:一次性给予足够剂量的抗生素 • 吸氧治疗

体征	分类	治疗
（黄色） 具有以下一项体征： • 孕妇<19岁或>35岁 • 初产或多产 • 没有产前保健 • 两次怀孕间隔少于2年 • 宫高与孕周不相符合 • 既往剖宫产史 • 早产、低出生体重或畸形儿分娩史 • 习惯性流产史，死胎或早期新生儿死亡病史 • 控制的系统性疾病 • 泌尿系统感染未见发热 • 控制的糖尿病 • 手掌苍白和/或血红蛋白在80~90g/L • 阴道异常分泌物 • 使用治疗药物 • 酒精依赖、吸毒或吸烟 • 控制的高血压 • 体重增长不够 • 异常的胎儿表现 • 多胎妊娠 • 产妇Rh阴性 • 梅毒、HIV或乙肝阳性	（黄色） 高危 妊娠	（黄色） • 转诊至专业诊疗机构 • 如果是多胎妊娠，在30周之前进行转诊 • 如果是梅毒：开始青霉素治疗 • 劝告孕妇遵循医嘱进行治疗 • 破伤风类毒素免疫 • 提供HIV/AIDS和性传播疾病咨询 • 安排下次随访 • 提供营养、围产期保健和母乳喂养咨询 • 讲授评估危险因素的方法 • 安排与家庭成员讨论危险因素和可能解决办法
（绿色） • 没有危急或高危因素的妊娠	（绿色） 低危 妊娠	（绿色） • 告知哪些情况下是危险征象 • 在家人的陪伴下，到医疗保健机构进行分娩 • 孕期随访 • 提供营养、围产期保健、产后保健、母乳喂养及婴儿疫苗接种等方面的咨询 • 提供HIV/AIDS、性病咨询 • 告诉母亲要遵医嘱 • 强化补充铁、叶酸和复合维生素 • 开始或完成破伤风免疫

　　如果产妇在灾害中有外伤，则需要外科医师和产科医师共同评估和治疗，在这个过程中，同时要注意评估孕妇心理状态对于分娩和胎儿的影响。

二、新生儿复苏高危因素的识别

　　作为儿科医师，成功的新生儿复苏依赖于有预见性的复苏计划的制订、危险因素的早期评估以及熟练的复苏技术。当然新生儿复苏不是每次都能预测的，但是灾害时期，由于环境变化、产妇受到伤害和惊吓等原因，需要进行新生儿复苏的比例会增加，任何一次分娩都必须做好新生儿复苏的准备。但是灾害时期往往医护人员人手不足,无法满足每个产妇都配备复苏人员,因此进行围产期危险因素的预测非常必要。

高危因素包括产前和产时高危因素。通过对这些危险因素进行评估,可以鉴别出50%以上需要进行复苏的分娩。对危险因素进行有预见性的评估,有利于更快地将高危产妇和新生儿转诊到具有救治能力的医疗机构,提高救治的成功率。

1. **产前高危因素** 包括以下15种情况:①孕妇患糖尿病;②妊娠期高血压疾病;③贫血或自身免疫性疾病;④既往死胎或新生儿死亡史;⑤过期妊娠;⑥多胎妊娠;⑦羊水过多或过少;⑧胎膜早破;⑨孕妇感染;⑩孕妇用药或吸毒;⑪其他孕妇疾病;⑫胎动减弱;⑬胎儿畸形或异常;⑭孕期无产前检查;⑮母亲年龄<19岁或>35岁。

2. **产时高危因素** 包括以下12种情况:①孕期不满8个月;②急产;③急诊剖宫产或使用产钳;④胎膜早破时间过长;⑤胎儿窘迫(胎心不稳);⑥产道大量出血;⑦胎盘早剥;⑧滞产;⑨羊水胎粪污染;⑩脐带脱垂;⑪预期低出生体重儿;⑫预期巨大儿。

三、制订复苏计划

如果评估发现新生儿有复苏的高危因素存在,制订完善的复苏计划对成功复苏至关重要。

1. **复苏人员的配备** 尽可能提前通知参与复苏人员到场,最好准备一个复苏人员小组,如果因灾害原因,医护人员不足,分娩现场至少要有一名具有基本新生儿复苏技能的人员,其他人员在必要的时候可随时提供协助。

2. **器械准备** 根据产妇的分娩方式准备相应的分娩器械包。如果需进行剖宫产,则进手术室(灾害环境下可能为比较简陋的临时手术室),按剖宫产的常规准备手术器械包和术前准备。如果准备顺产,产前准备的分娩器械包括:细绳或脐带夹;手术刀片或锋利的剪刀;手消毒材料:酒精制剂手消毒液或肥皂;用来擦干和包裹新生儿的干净的布单或毛巾。如果有条件,准备新生儿保暖和复苏的辐射台,如果没有条件,则用干净的床单铺在平台上为新生儿复苏作准备。

复苏人员还要准备新生儿复苏器或其他正压通气的装置,包括适合新生儿使用的面罩、吸痰器和吸痰管,根据实际情况和人员技能水平准备气管导管、喉镜、静脉注射器具以及备用药物等。

3. **规范分娩后新生儿的初步处理步骤** 在灾害环境下感染往往是致命的,因此整个分娩过程中一定要注意无菌操作,避免医源性感染。出生后适当延迟脐带结扎时间或许对一些新生儿是有益处的。

切记要进行产妇和新生儿的身份标记(将新生儿的足印和母亲的手印保留在一张表格中,如果有条件给新生儿戴上身份手镯),灾害环境中救治往往比较忙乱,此类措施在灾难救治过程中非常重要,也要跟家属叮嘱注意保存好身份识别标志。

在新生儿娩出后立即将其全身擦干,尽可能地为新生儿提供一个温暖的环境,避免新生儿寒冷损伤,早期母婴皮肤接触非常有益,出生后立即开始母乳喂养有助于新生儿的健康。

4. **对新生儿评估是否需要进行复苏** 对每个刚出生的活产儿都应进行评估,因此现场要有经过培训的有经验的医护人员对新生儿进行评估是否有窒息,评分尽量由非接生人员进行。最常用的仍然是Apgar评分方法。新生儿娩出时是否有窒息按生后1分钟的Apgar

评分来判断,0~3分为重度,4~7分为轻度,若生后1分钟评8~10分,数分钟后又降到7分以下亦属于窒息(表6-8)。但是Apgar评分敏感性高,但特异性低。早产儿因为肌张力和刺激反应差评分偏低,神经肌肉疾患或某些先天畸形,母亲产前使用麻醉镇痛剂等均可影响评分。

表6-8 新生儿Apgar评分

体征	出生后1分钟内			5分钟二评	10分钟三评
	0分	1分	2分		
心率/min	0	<100	>100		
呼吸	无	浅表,哭声弱	佳,哭声响		
肌张力	松弛	四肢屈曲	四肢活动好		
弹足底或导管插鼻反应	无反应	有动作	反应好		
皮色	紫或白	躯干红四肢紫	全身红		
总分					

Apgar评分用来评估新生儿窒息是很敏感的方法,但Apgar评分不是决定是否要开始复苏的指标,更不是决定下一步该怎么复苏的决策依据,因为等1分钟评分结果出来再复苏,就会失去宝贵的抢救时间。延迟复苏1分钟,出现喘息约晚2分钟,恢复规则呼吸约晚4分钟,新生儿出现缺血缺氧性脑病及其他窒息并发症的可能性大大增加。因此,在完成初步复苏后(体温、摆正体位、清理呼吸道和刺激),要评价呼吸、心率和肤色。如果其中任何一项指标异常,则开始新生儿复苏步骤:

(1)呼吸:通过观察胸廓运动幅度和呼吸次数来评估呼吸。

(2)心率:正常的心率每分钟应大于100次,这时能很容易通过触摸脐带搏动,或者使用听诊器在左侧胸廓处可听到。

(3)肤色:躯干和黏膜应是红润的,如果这些区域持续发绀则说明有缺氧。

(4)通气:呼吸无力,尤其是有呼吸暂停或明显呼吸节律不齐(深、断断续续的、慢、间歇性吸气动作)是启动新生儿复苏的主要指征,通气是成功复苏的关键。如果新生儿不能迅速建立有效的自主呼吸,则需要立即采取正压通气。符合以下任意一条即需正压通气。呼吸暂停;心率慢(<100次/min);明显呼吸节律不齐。

5. 做好新生儿转运的准备 灾害环境中第一救治现场往往条件简陋,不具备救治危重症产妇和新生儿的条件,因此,如果有条件转运,提倡对高危孕产妇进行宫内转运,在产前将产妇转运至具备新生儿重症监护条件的围产中心。如果无条件进行产前宫内转运,也要做好转运预案,准备好转运车,供氧、保暖设备及负责转运的医护人员,同时也要联系好拟转运的医疗中心。

四、新生儿复苏

(一)新生儿复苏的初步处理

对有窒息危险的新生儿(早产、呼吸表浅/无呼吸、肌张力低)复苏的最初步骤应该是保暖、摆正体位、清理气道和初步的触觉刺激,参与复苏的人员应注意手的消毒,在任何时候都要避免污染。

1. **保暖**　新生儿娩出后,立即用预热好的毛巾或软布擦干新生儿,减少皮肤蒸发散热,条件允许最好使用辐射加热装置保暖,条件不允许可使用大号白炽灯临时保暖,保暖时要注意温度控制,尽量避免使用加热垫、热水瓶或充满热水的手套,不得已使用时,必须谨防烫伤。保暖时让新生儿体温尽量维持在中性温度36.5℃左右,减少耗氧。

2. **摆正体位**　新生儿的气道容易因颈部屈曲或过伸而被堵塞,应将新生儿仰卧或侧卧,可在其肩部下垫一毯子或毛巾卷,使颈部轻度仰伸到"嗅物位"。

3. **清理气道**　黏液有可能堵塞气道,引发不良后果。在胎头娩出后,不用急于娩肩,而应立即挤尽口、咽、鼻部的黏液。胎儿娩出后,摆好轻度头低足高(约15°),用吸引装置清理口鼻分泌物,注意先吸口再吸鼻,吸引动作轻柔,不能过深,每次吸引勿超过5~10秒,动作粗暴、吸引过深、吸引时间长或吸引装置接触咽后壁会刺激迷走神经,导致呼吸暂停或心动过缓。

羊水胎粪污染可能是胎儿窘迫的征象,目前没有证据表明产时进行咽部胎粪吸引能降低胎粪吸入综合征的发生,因此胎儿娩出时发现有胎粪污染羊水,接生者必须立刻用双手紧箍其胸部,立即用喉镜气管插管吸尽胎粪污染的羊水,再触觉刺激新生儿哭。这时需要能熟练进行气管插管的人员在场,并有适当的设备。

4. **触觉刺激**　对健康新生儿而言,擦干、吸引以及分娩过程中的寒冷刺激已足够刺激新生儿开始呼吸,部分新生儿需要额外的刺激,如轻弹足底和按摩背部,在必要的时候可以帮助新生儿启动和维持自主呼吸。强烈的和持续的刺激会对新生儿造成损伤,在复苏过程中应避免使用。如拍打背部会造成新生儿挫伤;挤压胸壁造成新生儿骨折、气胸、呼吸困难、死亡;将大腿压向腹部会导致新生儿肝脾破裂;扩张肛门括约肌可能导致肛门括约肌撕裂;热敷、冷敷、热浴、冷浴可能导致体温过高、体温过低、烫伤;摇动可能导致颅内出血或脑损伤。

(二) 新生儿复苏的程序

1. 需要复苏但未达到正压通气指征的新生儿应给予80%~100%常压给氧,待皮肤转红后再降低给氧浓度,以免氧中毒。

2. 达到正压通气指征的新生儿须立即使用气囊面罩复苏器正压通气。正压通气的目的是保证肺有足够的通气量,通气量如果太小对那些危重的患者是无效的,通气量过大则能损伤肺。正压通气的速率为40~60次/min,第一口呼吸约需2.94~3.92kPa(30~40cmH$_2$O)的压力才可扩张肺叶,以后需1.47~1.96kPa(15~20cmH$_2$O)压力即可。复苏器的使用方法:头部轻度仰伸,面罩覆盖口鼻,左手手指部分环绕面罩,并轻度均匀地用力,保证完全密封,其中一个手指用于托住下颌,肺部充分通气的最好的指标是心率、肤色和肌张力。面罩密闭良好及正确的体位是关键,至少保证有轻度的有效肺部扩张。

进行正压通气之后,患儿反应转好,心率迅速改善,肤色和肌张力改善;胸部可闻及呼吸音;胸部有轻微起伏,可以判断正压通气有效。如果需要复苏器通气的时间比较长,通气可能会使胃部扩张从而干扰通气,经口插入胃管进行胃肠减压是必要的。

反之,如果患儿的状况没有改善,常见的原因是正压通气质量不高,导致其失败常见的三个问题是:①面罩与脸部贴合密闭不严。重新放置面罩,并向面罩方向轻抬下颌,使面罩密闭良好。②气道阻塞。重新摆正体位,使头部轻度仰伸;检查口鼻是否有分泌物;使口微张继续正压通气。③纠正所有技术问题后仍存在通气不足,可以适当提高通气压,使每次呼吸胸口有轻微的起伏,但要注意避免气压伤。

在复苏过程中是否使用氧气和使用何种浓度的氧气在医疗界一直存在争议。许多研究表明,对需要进行正压人工通气的新生儿复苏,空气与100%氧的作用没有差别。美国儿科学会新生儿窒息复苏项目2006年简报中对复苏过程中的氧气使用提出了以下建议:应避免过度用氧;给能自主呼吸但持续发绀的新生儿提供低浓度的氧;复苏开始时可使用低于100%浓度的氧或空气;如果使用空气复苏90秒没有改善,应考虑使用氧气;如果没有氧气,应持续用空气进行通气。

需要进行正压通气时,可使用100%浓度的氧,早产儿除外;鼓励使用空氧混合器和脉搏血氧测定仪(特别是对于少于32孕周的早产)。

3. 如果30秒正压人工呼吸后心率一直低于60次/min,则需要启动胸外按压,并同时辅以正压通气。进行胸外按压时,施救者双手环抱胸廓,拇指置于胸骨下1/3处,迅速按压下约胸廓前后径的1/3,以产生可触及的脉搏。注意应继续通气并与按压相配合,胸外按压时,拇指不能抬离胸部。为了正确实施所有复苏步骤,需要第二个人来进行胸外按压,两者配合的比例是每3次按压进行1次通气,节律按照"1-2-3-呼吸,1-2-3-呼吸……",建议每分钟进行90次按压和30次通气。

4. 胸外按压30秒后患儿心率不见好转,可以考虑开始用药。1:10 000肾上腺素加等量生理盐水快速气管内注入,可加强心脏及外周血管收缩力,必要时5分钟重复一次,心率>100次/min停止用药;严重代谢性酸中毒并已经建立良好通气时可以给予碳酸氢钠;考虑血容量不足可给予扩容剂;周围组织灌注不足时可考虑使用多巴胺和多巴酚丁胺等血管活性药物,但要严密监测生命体征,根据病情变化调整用药。

5. 目前的数据表明新生儿停止心跳10分钟后,存活下来且没有严重损伤的可能性几乎为零,应该跟家长沟通停止复苏。另外有些特殊情况,如严重早产或严重的先天畸形,应重视临床判断并与父母进行沟通看是否放弃复苏。

(三) 新生儿复苏后的监护管理

在复苏后数小时和数天内应对婴儿进行全面监护管理,并评估。密切观察呼吸、心音、面色、末梢循环、神经反射、肌张力、抽搐、抖动、意识状态、哭声、眼神、吸吮力、颅内压及大小便情况。对曾气管插管者,疑有感染可能者,必要时使用抗生素。对重度窒息的患儿,要延迟开奶,并注意保护脏器功能。

对于有下面任一情况的婴儿应考虑更精细的护理,最好是送到有新生儿重症监护条件的围产中心进行继续治疗:出生体重<1 500g;呼吸困难;体温不稳定(正常腋温:36.3~37.2℃);持续发绀或苍白;反复的呼吸暂停;抽搐或反应差、食欲差;持续存在肌张力改变;体重减少超过出生体重的10%~12%。

(陈 瑜 张晨美)

参考文献

1. 封志纯,许煊,刘春峰.灾害儿童救援医学.北京:人民卫生出版社.2017:219-225.

2. 胡亚美，江载芳．褚福棠实用儿科学．第 7 版．北京：人民卫生出版社．2005: 444-450.

3. Jain V, Noponen R, Smith BM. Pediatric surgical emergencies in the setting of a natural disater: experiences from the 2001 earthquake in Gujarat, India. J Pediatr Surg, 2003. 38: 663.

4. 蒋红英，周凤，鄢小宁，等．地震灾害对产妇及其新生儿影响的临床观察．实用妇产科杂志，2009, 25 (1): 48-49.

5. 曾蔚越，廖华．地震对孕妇心理、行为的影响．实用妇产科杂志，2009, 25 (1): 3.

6. 史源，赵锦宁，胡章雪，等．地震灾害中对儿童紧急救治的临床研究 [J]. 重庆医学，2010, 39 (17): 2327-2329

7. 燕豫．大地震对妊娠结局的影响及早期预防康复方法．安徽医学，2008, 29 (5): 507.

8. 李洪艳，黄叶莉，蔡伟平，等．菲律宾台风灾害救援中儿童与孕产妇的救治特点．中国急救复苏与灾害医学杂志，2014: 9 (6): 549-550.

9. KhAbuHamad, YAbed, BAbuHamad. RiskfactorsassociatedwithpretermbirthintheGazaStrip: hospital-based-case-controlstudy. Eastern Mediterranean health journal, 2007, 13 (5): 1305.

10. 李海英，单若冰．不同运转方式新生儿临床及转归对比分析．中华急诊医学杂志，2011, 20 (5): 477-480.

第三节　灾害中的预防医学

灾害发生后引起的卫生问题是指灾害直接或间接引起，一般都需要经过一系列卫生策略和治疗措施解决的问题。灾害后，卫生工作者面临着诸多的挑战。灾害发生后，儿科医师会使用临床技能对伤员进行紧急治疗和护理。然而，在任何灾害情况下熟悉并掌握预防医学和公共卫生技术对保障儿童的健康和生命是必不可少的，因此，儿科医师也必须熟悉和掌握。

预防医学在灾害救援中主要研究灾害后疾病防控、环境卫生、饮食卫生、居住卫生、健康教育宣传与疏导，以及卫生状况规律、分布和监督、保障评价等内容，具体研究各种灾害对人体损害规律及制订合理的卫生保障方案，充分发挥预防医学科学技术能力，组织严密的救援卫生防疫专业队伍，控制灾后疾病的发生和流行，保护灾区居民身心健康。目前，灾害预防医学的发展趋势正在从医学紧急救援中的预防转向灾害综合预防，以及灾害后中长期医学、社会、人文系统手段的防控与干预。在灾后救援和恢复重建过程中预防医学和公共卫生有着重要的作用。

预防医学的最终目的是使用人口健康数据和公众卫生策略以改善整个社区的卫生健康情况。灾后，日常的公共卫生基础服务可能突然中断，使社区面临着潜在的健康风险，尤其是传染病的风险增加。在这种情况下，恢复和重建公共卫生基础设施和服务尤为重要。

在临床实践中，儿科医师大部分实践都用于对患者逐一进行诊断和治疗。医疗工作侧重于诊治患者的疾病。预防医学不是诊治具体的患者，而是把重点放在分析致病的原因和相关因素上，并利用公共卫生技术解决基于人群的问题。

一、儿童人口统计资料的收集、分析和应用

灾害发生后，在应急救援阶段，评估灾区受害状况、医疗救援、基本卫生状况、灾民卫生需求及人群潜在性健康威胁因素进行确定性描述，应列为救灾工作的重要任务。需要在短时间内作出及时、准确的评估。及时掌握情况，对灾害引发的卫生问题进行评估是做好灾区卫生防病工作的基础，也为救援人员制订卫生防病策略和措施提供参考。随着救援的进展

和不断出现的新问题,卫生防病工作者还要随时进行阶段性卫生学评估,以便随时调整防病策略。

(一)预防医学——公共卫生的概念

灾害救援预防医学涉及饮水居住卫生学、营养食品卫生学、流行病学和社会心理学等学科,是一门集卫生管理学、预防医学、灾害学交叉综合的新兴学科。在临床实践中,儿科医师大部分时间都用于对患者逐一进行诊断和治疗。医疗工作侧重于诊治患者的疾病。预防医学不是诊治具体的患者,而是把重点放在分析致病的原因和相对因素上,并利用公共卫生技术解决基于人群的问题。预防医学具有以下特点:①基于公共卫生;②主要处理人群而非个体的健康问题;③使用统计数据,调查社区内的疾病和原因。

预防医学里的"患者"被视为一个人群或整个社区。临床实践和预防医学的第一步都是了解你的患者。在临床实践中,患者是一个接一个地来到临床医师面前接受诊治,发现患者的症状和体征,采集病史,进行体检和检验来作出诊断,并制订合理的治疗方案。在预防医学里,患者不是个体,而是一个社会群体。对"社区健康"作出正确的诊断需要获取人群的"症状和体征",在这种情况下,症状和体征是社区及其人群疾病的统计数据,如发病率,并以此描绘处于危险的人群。

(二)人口统计数据

在灾害中,人口特征数据的收集(比如人数、年龄组、种族、性别等)非常重要。最粗略的人口统计方法是空中观测。这是迄今为止最不准确的评估灾难范围的方法,但在某些情况下也可能是唯一的选择。现场观察评估也可以被用来迅速估算受灾人口及受灾程度。

另一种更准确的评估受灾人口及人口结构的方法是使用标准的采样技术,如系统的家庭抽样调查。收集人口统计资料的最准确的方法是普查,把每个人都算进去然后按人口结构排列,如男性/女性和年龄分布(<5岁,5~14岁,>14岁)。特别要关注并确定脆弱群体,如5岁以下和/或无人陪伴儿童、孕妇和哺乳期妇女、老人和伤员等。虽然统计人口和群体可能烦琐,但这是最优先要做的事。没有准确的人口统计数据,将难以确定一个社会所发生事件的真实性质,而且有限的资源可能会被浪费。

(三)社区人口关键指标——率

采用人口学评估工具,如发病率等数据,描述灾区疾病的流行趋势和原因,应该有针对性地确定应急监测病种和/或临床综合征,开展肠道、呼吸道症状、发热、皮疹等症状学监测,并根据救灾工作的发展进程和需要,适时调整。

灾害情况下,通常利用疾病的发生率即发病率,反映出一个特定人口中新近出现的病例,发病率表现了新近发病的人数和有发病可能的总人数之间的关系。另一方面,疾病的流行比例能衡量出一个特定人口中不同疾病的患病构成,显示了某一疾病所产生的具体影响与所有疾病总和之间的关系,这可用于确定疾病管理和人力资源使用方面的优先次序。然而,与发病率相比,疾病的发生比例并不表示有可能暴发流行病。

为了计算率,必须有一个分子和一个分母。分子代表某一特定问题或情况的数字,分母是社区内暴露于这种风险的人员的数字。计算所得数据可以作为一个分式,如百分率或千分率等。所有这些数据都能传达有用的信息,率的使用是大多数公共卫生人员互相"交流"最有用的方式。

发病率是使用一个特定人口群体中的病患人数除以该特定人群的人数再乘以一个描述

暴露于危险的人口规模的常数 k 而获得的,见下面公式:

$$发病率 = 病例数 / 暴露于危险的人口数 × k$$

$$k = 100\%、1\,000‰、10\,000/万或 100\,000/10\,万$$

使用发病率可以更方便地比较某一社区与其他社区的疾病发生情况。使用发病率也有利于评估干预措施在一个特定人群中是否有效。发病率统计数据对于了解社区的卫生需求也起着关键的作用。

计算发病率是临床医师不常采用的一种方法,但这种方法对于了解社区的健康问题却十分重要。没有这些数据,就不可能为整个社区制订有效的公共卫生和防病预案。而在灾后,这一点尤其重要,因为那时的资源,如时间、人员和物资,要比平时有限。

举例 1:患腹泻的 5 岁以下的孩子中,城市 A 有 345 例腹泻患者,城市 B 有 1 245 例腹泻患者,哪个城市有更严重的腹泻问题?

计算:城市 A 共有 2 415 名 5 岁以下的儿童,其腹泻的发病率为 345/2 415 × 10 000=1 428,即城市 A 的 5 岁以下儿童每 1 万人中腹泻发病率为 1 428 人。

城市 B 共有 13 262 名 5 岁以下儿童,其腹泻的发病率为 1 245/13 262 × 10 000=939,即城市 B 的 5 岁以下儿童每 1 万人中腹泻发病率为 939 人。

率的价值取决于这个数据形成的质量。为获得准确的分子,必须明确界定患者的定义,以便忙碌的临床医师可以很容易分类疾病。例如,腹泻病例的一个典型定义是每天 3 次或更多次的水样大便。明确病例的一致性对确保发病率与其他地区发病率的可比性以及了解病情进展(患者近况)都非常重要。

同样重要的是准确地确定分母。因此,基本的人口信息是必要的,如社区受灾的总人数以及人口结构,包括性别分类和年龄组的人数。可通过记录有患者年龄、性别以及主要诊断的门诊日志获得这一数据。在灾害情况下,按年龄段将人群再分类的最简单方法是将他们划分为 5 岁以下、5~14 岁及 14 岁以上这几个年龄段。14 岁以上人群可再分为 15~60 岁以及 60 岁以上两个年龄段。迅速分析发病率统计数据,以了解在卫生方面社区所面临的最大的威胁,并利用该数据来制订防病计划和资源的合理使用。

灾害情况下也可以通过收集某些症状的发生率来获得重大传染病流行的预警信息,如腹泻、发热等。如果发生这些症状的患儿数量突然增加,可能提示某些肠道传染病或呼吸道传染病流行的可能性。因此,基于症状的监测和数据收集,也可以作为一种重要的流行病学的监测方法。灾区易发的主要传染病:①肠道传染病:主要是痢疾、肝炎、霍乱、痢疾、伤寒、感染性腹泻等。通常由于食用不洁食物或饮用受污染水而致。②鼠传传染病:主要是钩端螺旋体病和流行性出血热,通过鼠或其他动物咬伤或病原体直接侵入机体所致。③虫媒传染病:主要有疟疾、乙型脑炎、登革热、恙虫病等,通过蚊虫或恙螨叮咬,将病原体注入机体而致。④呼吸道病毒性疾病:主要是感冒、流感、咽结膜炎和肺炎等。

死亡是灾害最为严重的不利后果。灾后需了解的最重要的数据是粗死亡率(crude mortality rate,CMR),需对此加以追踪,以便了解灾情的变化和灾后疾病流行的风险和原因。

粗死亡率(CMR)是将(社区内)死亡总人数除以人口总数,然后乘以 10 000 而得出的数字,即某人群死亡总人数 / 该人群总人数 × 10 000,粗死亡率表示每 1 万人口中的死亡数。日均粗死亡率表示每天每 1 万人口中死亡的人数,应 <1/10 000。发展中国家通常的基础死亡率是每天每 1 万人中死亡 0.5 人,或每天每 1 万名 5 岁以下儿童中死亡 1 人。高出

这个比例表明灾情的严重性,必须迅速采取应对措施。为了能提供最准确的信息,上报的死亡率数据应根据年龄、性别和死亡原因加以分类。

如,一个社区有人口18 321人,在7天内死亡67人,那么CMR就是67/18 321×10 000=36.6,即一周内每1万人中死亡36.6人。要获得每天的CMR(这是衡量灾害严重性和应对效率的国际标准),就将这个数字除以7,即每天每1万人中死亡5.2人的日死亡率。5岁以下儿童的死亡率,即5岁以下儿童的死亡人数,是评估灾害严重程度以及应对能力的另一个重要指标。它之所以重要,不仅因为显示了灾害对儿童的影响,而且因为儿童是社会成员中最脆弱的群体,这一年龄组通常被称为"标记人口",因为他们比其他年龄段的人群会更快地出现明显变化。

当死亡率达到每天每1万名5岁以下的儿童中死亡2人时,表明灾情严重,救援机构和医疗工作者应高度重视。当每天每1万名5岁以下的儿童中死亡4人时,则表明情况十分严重。

灾后,所有的医疗卫生工作者,都要携手合作建立一个综合协调的疾病记录和上报体系,建立发病率和死亡率监测体系是相当重要的,这是临床工作者在防病方面能发挥的最大作用之一。临床医师可能会认为收集数据是浪费时间,但对于灾害应对规划来说却是至关重要的。理想的情况是让每一个卫生工作者都使用同一类型的门诊日志来记录患者的年龄、性别和疾病诊断。应系统地收集并记录这方面的信息,并及时向公共卫生部门提供相关信息,以使他们能进行分析,并迅速应对出现的公共卫生威胁。

(四)营养状况

营养评估要兼顾社会的需要以及本地的资源,重要的是数据而不是猜测。只要有可能,应尽快获取社区灾前蛋白质和能量营养不良发生率(PEM)的基础数据。灾后应尽快获得社区及其分支人群的急性蛋白质能量营养不良发生率(PEM),以便将食物资源合理地分配到最需要的地方和人群。急性蛋白质能量营养不良发生率可通过对5岁以下儿童的营养调查来获取。这组人群被称为标记人口,它是用来判断整个社区营养状况的,因为5岁以下儿童比其他任何年龄组更早表现出蛋白质能量营养不良的反应。根据世界卫生组织(WHO)的观点,如果有10%的5岁以下儿童患急性营养不良,就表明此社区严重缺乏食物资源。

营养不良的儿童是那些身高别体重评分小于平均值(Z值)的2个标准差或有水肿。如果测量儿童的中上臂围,少于12.5cm的评分可被作为判断营养不良的参考值。如果不知道儿童的年龄,那么,可将身高为65~110cm的儿童当做样本人群进行检查。

常见的儿童营养状况(或其他的健康状况)的调查应采取抽样调查技术,包括随机抽样(简单或有系统地)或整群抽样。如果通过免疫接种记录或营地普查的方式可以确定所有的儿童,进行简单的随机抽样,即给他们每人一个数字,然后用随机数字表来选择接受营养状况评估的人。

系统随机抽样检查是通过检查每个第n号的家庭,从而让足够的儿童参与抽样调查。如果居所安排合理整齐并且有序,比如一排排的帐篷,这种方法就非常有用。每户(第n号家庭)接受抽样调查的间隔数可以通过以下计算得到:社区住户的总数除以计划调查的住户所获取的结果。例如,调查总数为2 800户中的450户人家儿童的营养状况,可以在每6户家庭中检查一户(2 800除以450)。第一个被抽样调查的住户从1~6号中随机选出,调查小组就会从随机抽选的那户人家开始,每隔6户人家选出一户进行儿童营养状况调查。

整群抽样是一个针对大量人群开展的抽样统计技术,可以邀请接受过流行病学培训的公共卫生专业人员或根据标准教材来设计一项整群抽样法的调查。

如果运用随机抽样的方式(简单或系统的),则需要大约450名儿童作为抽样人数。如果采取整群抽样的方法,抽样人数约为900名儿童才能获得准确的人口评估。如果社区的人口太少,较为准确的方法就是调查所有属于样本人群年龄范围内的孩子。

抽样人数将不仅仅取决于人口规模,而且还取决于被调查的事件的发生频率,即这种现象在社区的普遍性,记住这一点很重要。

进行营养需求评估应考虑的其他要素包括食品供应、食品安全、各地的食品分配以及影响营养的社会和文化因素。流离失所人口所需能量的推荐量是每人每天1 900~2 100kcal。

二、儿童人群健康评估及紧急需求评估

灾害救援体系的价值不仅在于应对,更在于预防。灾害救援体系预防是基于建立健全救援全过程流行病学卫生学评估基础上。在救援评估过程中应注重流行病学信息采集的每个环节,注重对救援地区多方信息的搜集,设计合理的调查表,为灾害救援评估提供完整的资料。

人群健康评估是公共卫生政策和其他相关公共政策制定的基础和重要环节。公共卫生政策制定者、管理者和研究人员都需要通过人群健康评估获得及时、可靠的人群健康信息,测量人群健康状况的变化,评估医疗和卫生服务干预的效果,以及预测公共卫生和社会服务需要。人群健康评估的主要组成部分有人口统计、灾前卫生状况、紧急需求评估、卫生保健系统的评估以及监测方案的制订。

执行不同灾害卫生救援的医疗队应注重救援前期的流行病学卫生学评估,通过评估,找出灾区主要灾害和可能的伤病种类,据此进行人员和装备的配备。救援前流行病学卫生学评估应注重对灾区相关信息的采集,对灾区情况了解得越详细,救援的前期准备工作就越具针对性,越会使救援行动进行得更加顺利。调查表主要内容包括:灾区地理气候特征,水电交通情况,受灾面积,灾区人口,伤亡情况,急需物资,卫生基础数据,常见疾病,基础疾病,传染病流行及历史传染病种类及流行情况,宗教信仰,民俗民情等。设计灾区患者症状监测表,灾区易发传染病个案调查表,内容设置要与灾害相关疾病有关。目的是为救援前合理调配医务人员及诊疗药械物资作准备。

灾后快速卫生需求评估在整个救灾防病过程中具有极其重要的意义,是灾后公共卫生应急响应不可或缺的组成部分。及时、迅速地开展灾区快速卫生需求评估,可以在有限的资源下,梳理出轻重缓急,筛选出优先工作顺序,为政府救灾防病提供决策依据,保证救灾资源科学合理的分配、调度,避免反应过度或者不足,并利用社区资源(如交通、通信、安全)制订灾害应对预案。

(一)人群健康评估

人群健康评估的内容包括人口数据的收集、灾前卫生状况、紧急救助需求评估和包括发病率/死亡率的疾病监测系统等。儿科医师应积极参与对本地人群健康状况的评估,这对灾害的紧急救援和灾后的恢复都是必要的。尽可能多地获取准确的数据,不要依赖推测,如果在缺乏可靠的流行病学数据为背景资料的情况下就开展工作,这往往会使得救灾工作受到阻碍,资源被浪费。

灾前的基础卫生数据可从地方卫生部门获得。免疫接种记录可提供很好的人口数据。要求本地卫生工作者提供有关灾前卫生问题的基本资料以及最有可能受到影响的地区和人群的信息,如最脆弱的家庭。

儿科医师可以通过积极参与制订社区卫生预案,并进行社区防灾演练来最大限度地做好灾害防范工作,与地方医疗卫生工作者定期举行会议、讨论区域内的卫生问题并进行防灾演练,这将增强他们对社区及其卫生问题的了解,并在灾前建立部门和机构之间的联系,了解受灾前本地的医疗卫生资源和紧急医疗物资的储存场所,有助于在紧急情况下快速调动所有医护人员,避免灾时的混乱及资源浪费。对社区医疗资源的评估,包括人力资源、医疗用品、设备、外科手术能力和医疗用房的状况,也是灾后工作的一个重要组成部分。

(二) 灾后公共卫生状况与紧急需求评估

灾害发生后,卫生部门在本地政府(救灾指挥部)的组织下,在最短的时间内在灾区开展快速卫生评估,尽快了解灾情、人员伤亡及医疗卫生部门损失情况,搜集灾区与公共卫生相关的居住、食品、饮用水、环境卫生、媒介生物、医疗和公共卫生服务、灾民健康需求等方面的信息,识别最主要的公共卫生威胁和隐患,使采取的卫生应急措施与灾区实际需求尽量相一致。

评估灾区有哪些紧急需求,应检查社区缺乏什么以及可利用哪些资源和力量来解决问题。进行需求评估的目的是要找出当前社区需求与资源之间的差距。只要有可能,应立刻调动本地资源而不是等待外界援助,这是弥合这种差距的可取的做法。紧急需求评估(也称为快速需求评估)的重点是缓解社区最高发病率的那些需求,紧急需求评估的关键事项包括饮用水、营养状况、住房、基本的卫生设施、本地的环境条件、公众卫生需求。安全、交通和通信也是社区紧急需求评估的关键要素,而这些要素可能不属于传统的医疗卫生领域。

1. 灾后公共卫生状况与紧急需求评估的目的　灾害发生后,灾区居民的生活状况,包括卫生状况发生极大改变,疾病的发生风险增加,快速评估旨在灾害发生后尽快确定灾区最主要的公共卫生威胁和隐患,使采取的卫生应急措施与灾区的实际需求尽量一致,从而有效开展紧急救援期的救灾防病工作。快速评估的目的包括:①在紧急状态下掌握灾区受灾状况,了解卫生问题对人群健康的危害;②确定解决卫生问题的政策、策略和干预措施;③指导卫生防病计划、方案的制订与落实;④将快速评估信息及时送达救灾指挥部和相关部门及新闻媒介。

2. 灾后公共卫生状况与紧急需求评估的分类与特点　根据自然灾害发生后不同时期的特点以及卫生应急各阶段评估需求的不同,可以将灾后公共卫生状况与需求评估分为快速评估、详细评估、专项评估 3 种类型。

快速评估一般是指在灾害发生后,在最短的时间内对灾区开展的快速卫生评估。世界卫生组织推荐在灾害发生 24 小时内、3 天内和 1 周内等不同时间段对灾区群众居住情况、饮用水、食品、环境、医疗卫生服务、传染病防控等公共卫生相关信息进行快速评估。在此阶段要尽快获得灾区的第一手资料,其及时性要比完整性和准确性更加重要。如仅需要了解灾区大致情况以辅助决策时,采用快速评估的方法既能快速得出结论,也能节省资源。快速评估一般要求在灾后紧急救援期完成,要求全面粗略掌握灾区的卫生状况而不需详细针对某一卫生学专题,尽快地对灾区受害状况、医疗救援、基本卫生状况、灾区卫生需求及人群潜在性健康威胁因素进行确定性描述。灾后时间紧迫且人力等资源极其有限,因此快速评估一般针对群体而非个体，即多为对灾民安置点而非灾民个体进行调查，不适宜采取入户（帐篷）逐个调查的方法，评估者应当采取实地考察和知情者（如安置点管理员）访谈的方法。从我国近年来灾害后救援工作实践来看，灾民大规模转移安置是灾民紧急救援期和持续救援期的主要安置方式。因此，在灾民安置点开展快速评估能够反映绝大多数灾民的状况，具有较好的代表性。

详细评估是指在灾害的紧急救援工作基本结束、灾区居民已经得到临时安置、灾区生产和居民生活秩序开始陆续恢复的状态下，开展的较为全面和深入的评估。此种评估与灾后紧急状态下的快速评估不同，时间紧迫性的要求不是第一位，更重要的是根据需要确定评估对象和内容，以发现各种公共卫生问题的严重程度，从而确定卫生防病工作的优先领域和重点人群，提高卫生防病工作的针对性和有效性。对集中安置点、学校、托幼机构、建筑工地等重点场所开展详细评估尤为重要。评估内容要求尽量全面和细致，并根据不同地区特点，适时调整评估内容、方法和频率，以便动态掌握灾区公共卫生状况的变化和干预措施的落实情况，及时发现潜在的公共卫生威胁。

专项评估是指在快速评估或详细评估的基础上，为发现所关注问题的现状、严重程度及主要原因、可能的危害、既往措施的效果等，针对已发现的灾区某项特定的公共卫生问题而开展的更为深入、周密设计的评估。主要是针对某种特定的危险因素或危害严重程度进行量化评估，例如灾区传染病的暴发风险、传染病网络直报的损毁和恢复情况、安置点特殊人群的营养状况、灾后结核病患者的治疗能力等方面的评估。专项评估针对某项具体的问题开展，一般都是由该领域的专家组织和实施，其针对性、专业性更强，更能发现问题深层次的原因，提出具体解决办法。

灾后的公共卫生评估要求简单、迅速，针对性强。因此，应采取灵活、机动的方式进行，在保证时效性的基础上尽可能提高准确性。评估的频率和范围应依据灾区不同的状况和特征、资源的可利用性等因素而确定。灾后的卫生评估不同于常态下开展的评估工作，根据评估结果提出的决策建议应充分考虑灾区现有的资源状况，重点考虑优先性和可行性。

3. 灾后公共卫生状况与紧急需求评估的内容和方法　由于灾后基本生活状况和卫生条件均发生重大变化，而快速评估的直接目的是在灾害发生后尽快确定灾区最主要的公共卫生威胁和隐患。因此，灾后快速评估需全面了解灾民的居住、食品、饮用水、环境卫生、既往疾病及相关危险因素、媒介生物、医疗和公共卫生服务、灾民健康需求等方面的信息，以便于全面了解灾区居民的卫生状况和分析需求。

（1）评估内容

1）灾区公共卫生背景资料：①灾区基本情况包括地理、气候、风俗、人口等；主要的交通状况及地形情况；灾前卫生设施的分布，可提供的医疗卫生服务；食品、药品、器械等保障等。②灾区疾病基本情况：常见传染病的种类、发病情况；受灾季节多发疾病历史流行情况；灾区既往有关卫生专项调查结果。

2）受灾情况：包括受灾的地区和面积；受灾地区人口的数量及其分布；受灾人数、死亡人数、伤病人数和特征；灾区群众的基本特征和状况；受灾地区有毒有害化学品、辐射源等的受损、扩散情况；住房及其他建筑的损毁情况；交通、通信、电力、供水、能源等基础设施和公共服务设施的损毁情况。

3）灾后公共卫生状况与需求：①医疗卫生机构受损情况；②医疗卫生机构现有服务能

力状况；③医疗卫生机构现有资源状况与需求；④灾区疾病发生情况与医疗服务需求；⑤饮水、食品和环境卫生状况与需求；⑥安置点卫生状况与需求；⑦健康知识状况与需求；⑧心理卫生状况与需求。

4）已采取的公共卫生措施的效果：①灾区公共卫生状况的改善情况；②灾区群众卫生服务需求的满足情况；③公共卫生措施的投入成本；④继续实施有效措施所需的资源状况。

（2）评估方法：灾后的公共卫生评估一般采取以下几种方法：现有信息分析利用、现场调查、现场检测和监测等。在实际评估工作中，往往综合采用以上多种方法，相互补充、互为印证，以确保评估结果客观、准确。具体的方法必须根据现场实际情况进行选择或组合。

1）现有信息分析和利用：评估中涉及的灾区某些基础信息可从有关部门的情况介绍、现有资料、来自灾区及营救者的工作报告、媒体的宣传报道、常设系统的报告等直接获取；如灾区既往的传染病发病情况、灾区人口学特征、灾区灾前的卫生服务能力、灾后安置点分布情况、安置点居住人员规模、受灾地区学校分布等。采用此种方式收集信息需考虑信息的准确性。

2）现场调查：现场调查一般采取现场查看、结构式观察、知情者访谈、小组讨论、问卷调查等方法。主要是通过对受灾现场情况进行定性和定量的调查，获取受灾地区最直接的公共卫生状况和需求信息，满足进一步采取公共卫生措施的信息需求。现场调查需要事先设计调查方案和调查问卷，抽取有代表性的样本或对所有调查对象开展调查，获取定性和定量的评估结果。此种调查需要进行精心设计，要充分考虑到科学性和可行性，并采用统计分析工具来对数据进行处理和分析。

①现场查看：评估人员可通过在灾区进行空中观察、高地瞭望、地面现场巡视，获取灾区公共卫生状况与需求的直观体会与认识，并结合评估人员的专业知识和经验判断，得出初步的评估印象和结果，例如安置点的分布、灾区水源的数量和位置、水源的情况和使用强度等。此种评估方法简单、操作性强、耗时少，尤其适用于灾后紧急状态下的快速评估工作。②结构式观察：采用提前拟定好的记录表，记录观察所见的方法。当观察对象明确、时间紧迫时，使用结构式观察的方式最为可行，可以在行走查看或入户访谈时实施。其目的是通过查看灾区公共卫生状况，如饮水、食品、环境卫生状况及相关设施的分布情况，得到卫生状况及需求的一手资料。采用的工具是提前准备好的结构式观察记录表及观察程序。观察记录表包括一系列观察项目，反映本地实际情况。③知情者访谈：评估人员根据特定的评估目的，选取关键信息提供者进行深入访谈，从中获取受访者对评估主题的了解情况、个人观点等信息，直到评估的信息量饱和为止。此种方法对评估人员的现场访谈技巧、访谈信息的归纳和概括能力要求较高，需要由经过培训的卫生专业人员来实施。由于评估结果受到受访者对问题的关注和认知程度影响较大，因此选择适当的关键信息提供者尤为重要。选择谁为知情者，应根据评估内容和目的而定。调查员可以简单地提出一个话题与访谈对象交谈，然后由交谈对象主导谈话。如果访谈对象对这个话题可提供的信息丰富，则成为知情者，可以进行深入访谈。在评估开始时进行关键信息访谈有助于对相关问题的概括了解，然后就可以编制小组讨论用的问卷、提出观察中需要关注的问题等。④小组讨论：小组讨论主要是选择有类似的背景或经历的人员，讨论共同关心和感兴趣的话题。目的是了解不同人员对同一话题的不同观点和看法及本地对这一话题的表达方式。小组讨论一般需提前做好讨论话题的准备。一般选择6~8名对象参加讨论。讨论开始时进行相互介绍。让参与者了解讨论的

目的和意义。讨论时间一般为 1~2 小时,讨论时保持中立的态度和立场,并提醒大家讨论没有对错,而是要了解每个参与者的观点。⑤问卷调查:问卷调查是评估中一种常用的定量评估方法。目的是对受灾群众卫生需求及满足度进行定量描述。问卷调查一般需提前准备好的调查问卷。调查时需注意进行问卷预调查、修改完善问卷、培训调查员、熟悉调查问卷,制定抽样方法,抽取调查对象,实施入户调查。调查问卷也应简洁明了,避免开放式问题,仅收集与目的有关的信息。问卷填写应不超过 10 分钟,并尽量限制在一页篇幅。

3)现场检测:现场采集水质、食品、生物等样品,通过仪器检测相应的理化与微生物等指标,并对检测结果进行分析与评价。

4. 评估工具 应当采用规范的方法全面开发评估工具,为针对不同类型的自然灾害、不同类型的公共卫生需求、不同类型的人群、不同的灾情阶段等多维度进行评估;应当体现定量、定性评估的不同特征,分为访谈提纲和调查表等不同门类;应当关注系统化、模块化等要素提供参考工具。目前开发的评估工具试图用表格的方法针对不同区域(县域、乡镇、安置点)的特定的公共卫生问题(基本公共卫生状况和需求、医疗和公共卫生服务能力、食品卫生状况和需求、饮水和环境卫生状况和需求、媒介生物控制等)以及特定公共卫生服务对象(受灾群众)的公共卫生服务需求(健康与卫生服务需求、卫生防病知识需求、心理状况与需求等)开展评估,力求达到模块化、系统化的目的,在使用时可根据需要进行删减和补充,详见附表 1~ 附表 4。

5. 资料收集内容 灾区快速卫生评估需要收集大量的相关资料,主要包括以下内容:

(1)健康背景资料:①灾区居民主要的健康状况和营养问题;②灾区公共卫生规划执行情况,居民免疫状态,如免疫接种覆盖率;③卫生保健机构工作人员及工作情况等;④重要的卫生、健康信息,如卫生知识、卫生习惯等;⑤地区卫生、流行病学相关资料,医学地理,主要传染病、地方病情况。

(2)人口学资料:①地区人口资料总人口数、性别比、5 岁以下儿童数、家庭数及平均人口数、人口流动情况;②民族状况、民族风俗;③职业分布情况;④特殊人群状况:高危人群、孕妇、哺乳期妇女、无伴与留守儿童、残疾和受伤者、老年人群。

(3)死亡率:①某一时期(如一个月)的总死亡率;②同时期 5 岁以下儿童死亡率;③死亡的主要原因;④粗死亡率,每天(周)10 000 人中的死亡率;⑤年龄别死亡率;⑥死因别死亡率。

(4)发病率:①一般伤病情况;②实质性发病情况,如腹泻、呼吸道感染、流行区疟疾;③有可能导致流行的疾病,如麻疹、流感、霍乱、腹泻性疾病、脑膜炎、出血热等发病情况。

(5)卫生机构和基础设施:①现有卫生机构数量、名称、类型;②医疗防疫工作运转情况(包括医疗救援和卫生防疫力量和质量);③医疗、防疫机构受损情况,目前能提供应急救援和防疫人员数量规模;④每天接诊患者平均数,并与 6 个月前比较;⑤基本药物供应和疫苗冷链供应情况;⑥灾区供水供电状况;⑦灾区厕所、废物、垃圾处理情况。

(6)居民营养及食品供应:①每人每天可获得的卡路里数;②食品定量分布频率;③供应定量食品周期;④食品卫生监督情况;⑤粮食供应情况;⑥营养不良发生率(特别是 5 岁以下儿童);⑦方便食品来源与质量。

(7)水供应情况:①每人每天用水数量(L);②获得生活用水的时间;③水的来源和水质状况;④供水点数量和类型;⑤储水设施破坏情况;⑥水的运输方式;⑦方便水供应情况及

质量；⑧食品加工、供应情况；⑨药品、器材储存情况。

（8）环境卫生：①气候、温度、湿度；②地形地貌、排水系统状况；③居住地卫生状况；④衣服被褥供应及灾民可获得性；⑤公共场所卫生状况；⑥媒介（节肢动物、哺乳动物）种类、密度；⑦现有排泄物处理设施和每个厕所服务的人数；⑧清洁和消毒剂的可获得性。

（9）协调工作：①国家、地区组织的有关活动情况；②灾区政府反应能力；③卫生、水和环境卫生部门或临时性指挥部门的协调情况；④食品、方便饮水机构、供应点数量、供应方式、受益人群的协调情况；⑤财力、物资及实施能力还有什么需求；⑥灾区卫生防病开展了哪些工作；⑦灾民心理状态，社会治安状况；⑧本地通信情况，本地媒体传播方式，功能状态；⑨军民救灾情况，包括政府社会救灾，志愿救灾和地方、军队医疗救援，卫生防疫保障情况。

6. 评估结果的使用和快速评估报告的表达　灾后公共卫生状况与需求快速评估的最终目的是为了以评估为依据制订救灾目标与行动计划，并制定灾后紧急救援阶段的公共卫生干预措施。因此，评估的结果必须及时呈报和发布才能发挥其应有的作用。首先必须尽快地呈报本地政府（救灾指挥部）等相关决策部门，便于其及时掌握信息，制定或调整救灾防病措施。同时，在本地救灾指挥部门的安排下，评估结果可以适当方式进行网络或新闻媒体的发布，以尽快争取其他地区的物资、人力和财政等资源的支持。

快速调查和资料收集以后，经过专家共同研究系统分析，提出基本情况和风险评估，情况紧急时可先将主要问题进行简单快速评估，然后进行系统评估。通过识别和分析风险发生概率及可能后果，确定风险级别及控制风险措施，形成全面评估报告，提供给上级指挥部及相关部门，报告应该包括以下内容：①评估报告题目；②概述；③调查时间、地区、人群；④资料收集范围、种类、内容；⑤调查形式、基本内容、结果；⑥基本情况分析：提出风险来源、分析风险事件可能产生的影响，包括：公共卫生风险识别、判断，流行病风险识别、判断；⑦提出避免风险的策略和卫生防病对策措施，需要增加的人力和物力；⑧结束语；⑨参与调查和评估人员及时间。

初步评估报告完成后立即上交领导机关和相关部门。卫生评估通常以书面的形式正式报告，紧急情况下，可先行口头报告，再递交文字材料。随着灾害救援过程发展，不断出现新的情况，再进行评估，从这个意义上讲，评估也是阶段性的、连续性的评议估计的过程。即：初步调查，灾害卫生评估，决定立即进行的措施，出现新的情况，再评估，再做决定的循环过程。

附表 1　灾区公共卫生状况与需求评估表（安置点或居住点使用）

说明：本评估表用于救灾防病人员在第一时间对灾区安置点或小范围居住点（社区）的卫生状况及需求进行观察、询问后填写（在相应"□"内划"√"，在"＿＿＿＿"内填写文字）。

临时安置在位置或名称：＿＿＿＿县＿＿＿＿乡（街道）＿＿＿＿村（号）＿＿＿＿

1. 基本信息

1.1 启用天数：＿＿＿＿，安置或居住人口数：＿＿＿＿人

1.2 小于 5 岁儿童数＿＿＿＿人，大于 60 岁人数＿＿＿＿人，孕（产）妇人数＿＿＿＿人口

1.3 主要居住与安置方式：□帐篷，数量：＿＿＿＿；□临时搭建房屋，数量：＿＿＿＿；□体育馆、学校教室等建筑物 □其他＿＿＿＿，数量：＿＿＿＿；

1.4 是否有电力供应：□发电机　□市电　□无

2. **饮用水**

2.1 主要供水方式：□集中式供水 □分散式供水 □两种都有

2.2 主要饮用水种类(可多选)：□江河水 □池塘水 □泉水 □井水 □自来水 □瓶装水

2.3 饮水是否足够：□是 □否

2.4 是否有条件烧开水：□是 □否

2.5 是否有足够消毒剂对饮水进行消毒：□是 □否

3. **食品卫生**

3.1 居民的饮食供餐方式：□分散就餐 □集中就餐

3.2 主要食品种类：□方便食品 □烹饪食品 □未烹饪食品

3.3 主要食物来源：□政府救济或社会捐赠 □朋友接济 □市场购买 □自家原有 □其他

3.4 是否所有的家庭都有足够食物：□是 □否

3.5 是否有足够的加热烹饪食品的炊具和燃料：□是 □否

3.6 是否有卫生的水洗手：□是 □否

4. **环境卫生**

4.1 公用厕所数量：_____男厕所蹲位数：_____女厕所蹲位数：_____

4.2 是否看见居民有随地倾倒生活污水现象：□是 □否

4.3 是否看见有随地大小便情况？□是 □否

4.4 垃圾是否统一收集和堆放：□是 □否

4.5 是否有大量没有清运的垃圾存在：□是 □否

4.6 是否看见苍蝇？□没有 □有,但不是很多 □到处都可看见

4.7 是否有居民反映被蚊虫叮咬：□没有 □很少 □经常

4.8 是否有居民反映有老鼠出没？□没有 □很少 □很多

4.9 是否看见安置点内养有动物：□有 □无

4.10 是否进行了环境消毒：□是,频次：_____次/周 □否

5. **医疗卫生服务**

5.1 是否有临时医疗点：□无 □有,若有,则：_____

5.1.1 医疗点医务人员数：_____人

5.1.2 医疗点开展的医疗服务(可多选)□常见病处理 □输液 □外伤处理 □手术

5.1.3 医疗点是否开展了传染病登记和报告？□是 □否

5.1.4 医疗点是否开展了症状监测登记？□是 □否

5.1.5 是否知道症状/传染病监测登记向谁报告？□是 □否

5.1.6 医疗点是否每天报告症状/传染病监测资料：□是 □否

5.1.7 若是,报告方式：□固定电话 □手机 □网络 □传真 □纸质 □其他_____

5.1.8 医疗点近3天腹泻患者是否增多现象？□是 □否

5.1.9 医疗点近3天发热患者是否增多现象？□是 □否

6. **评估印象和重要问题：**_____

填写人：_____单位：_____联系方式：_____日期：___月___日

附表2 安置点医疗及公共卫生服务能力评估表

本评估表用于救灾防病人员进一步了解安置点医疗及公共卫生服务能力时,对灾区群众安置点或小范围居住点进行快速评估。

临时安置点位置或名称:_____县(区)_____乡(街道)_____村(号)_____

1. 基本情况

1.1 启用天数_____

1.2 已安置人口数:_____人

2. 医疗点情况

2.1 是否有集中(或指定)医疗点:□是 □否 若是,则:_____

2.1.1 地点□固定建筑物内 □帐篷内 □板房内 □其他:_____;

2.1.2 医务人员数量:_____人,其中临床医师:_____人,护理人员:_____人

2.1.3 现有药品种类是否满足基本需求:□是 □否

若否:则最急需的药物种类:_____

3. 公共卫生服务

3.1 安置点是否张贴有健康教育宣传画或海报等宣传品? □是 □否

3.2 安置群众是否收到健康教育宣传材料:□是 □否

3.3 安置群众是否接受了常见的健康知识咨询和培训服务:□是 □否

3.4 是否为0~36个月婴幼儿建立儿童保健手册:□已建立(覆盖比例:_____%)
□不详 □否

3.5 新生儿访视:□已开展(覆盖比例:_____%) □不详 □尚未开展

3.6 建立儿童保健系统管理:□已建立(覆盖比例:_____%) □不详 □尚未建立

3.7 开展孕妇孕期保健服务:□已建立(覆盖比例:_____%) □不详 □尚未建立

3.8 开展产妇产后访视:□已建立(覆盖比例:_____%) □不详 □尚未建立

3.9 65岁以上老年人提供健康指导服务:□已建立(覆盖比例:_____%) □不详
□尚未建立

3.10 安置点儿童是否能接受到免疫规划疫苗接种:□能 □不能

3.11 疾病管理

□艾滋病患者是否都得到免费抗病毒治疗:□能(覆盖比例:_____%) □不详
□尚不能

□传染性肺结核患者得到免费抗结核药物治疗:□能(覆盖比例:_____%) □不详
□尚不能

□对安置点的重性精神疾病患者进行登记管理:□能 □不详 □尚不能

3.12 有无心理健康咨询服务:□有 □无

4. 评估印象和重要问题

附表3 灾区居民心理状况与需求评估表

说明:本评估表用于救灾防病人员灾后一段时间后为进一步了解灾区群众心理状况与需求时,对居住(村民)进行快速评估。(请在相应的下划线处填写文字、在相应的选项前或

空格内打"√",括号内注明"可多选"的可选一项或多项)

【指导语】您好！我们是疾病预防控制中心的工作人员。今天来这里，主要是想跟您聊聊灾害发生后您的情绪和身体状况如何，看看我们有哪些能帮您的。耽误不了您太长时间，请您不要有任何顾虑，根据自己的实际情况回答我的问题。谢谢您的配合！

一、基本情况

序号	题目	选择项
1	居住情况	①集体安置点　②散居
2	性别	①男　②女
3	年龄	_____周岁
4	民族	_____族
5	原居住地	_____省_____市_____县
6	文化程度	①文盲/半文盲　②小学　③初中 ④高中/中专　⑤大专　⑥本科及以上
7	灾前婚姻状况	①未婚　②在婚　③离异　④丧偶
8	灾前家庭成员状况	①无子女　②有子女 ③只有父亲健在　④只有母亲健在 ⑤父母均健在　⑥父母均去世
9	灾害中自己受伤和亲人伤亡情况(可多选)	①自己受伤 ②子女受伤　③子女遇难 ④父亲受伤　⑤母亲受伤　⑥父亲遇难　⑦母亲遇难 ⑧配偶受伤　⑨配偶遇难 ⑩其他亲人死亡_____ ⑪无亲人死亡
10	家庭房屋倒塌情况	①是　②否
11	对现居住地基本生活条件的满意情况	生活用水条件　①满意　②不满意 饮用水条件　①满意　②不满意 伙食　①满意　②不满意 环境卫生条件　①满意　②不满意 住宿条件　①满意　②不满意 通信条件　①满意　②不满意

二、情绪及身体反应

问：灾害发生后，您的情绪和身体上出现过下列反应吗？

序号	情绪及身体反应	①没有过 ②偶尔有 ③经常有
1	不由自主地回想灾害相关经历	
2	反复出现与灾害有关的噩梦	
3	在安全的环境里,仍然有发生灾害的感觉	
4	看到亲属异物、灾害废墟时,仍感到很恐慌	
5	极力不去想或谈论灾害的经历	
6	回避能唤起灾害回忆的物品、广播、电视等	
7	记不清灾害发生时的情形	
8	经常发呆,反应较慢	
9	感到焦虑不安、坐卧不宁	
10	难以专心做当前的事情	
11	不明原因的担惊受怕	
12	担心灾害会再发生	
13	担心堰塞湖水冲下来	
14	担心发生疫情	
15	伤心或流泪	
16	对任何事情都没有兴趣	
17	对未来感到没有希望	
18	感到很孤独	
19	内疚自责	
20	愿意自己一个人待着,不愿见人	
21	不知如何是好	
22	入睡困难或睡眠不好	
23	感到疲劳	
24	心慌	
25	呼吸急促或呼吸困难	
26	胃肠道不适(恶心、反胃或拉肚子)	
27	食欲明显下降	
28	发抖或抽筋	
29	头疼、头晕、头昏	

三、应对方式

您通常是用什么方法来缓解和调节自己的情绪和身体反应呢?

序号　缓解和调节方法　　　　　　　　　　　　　　①从不　②偶尔　③经常

1　向亲朋好友倾诉自己的经历与感受

2　与亲人朋友在一起，互相鼓励

3　通过痛哭、呐喊、记日记等来宣泄情绪

4　抱住一些柔软的物体如枕头等，来消除恐慌

5　深呼吸、肌肉放松、想象成功经历或美好事物来消除心
　　理紧张

6　转移注意力去做自己感兴趣的事(如帮助别人，等)

7　想象或计划未来的生活

8　保持规律饮食

9　适时休息，保证睡眠

10　睡不着时起身做放松活动，待有睡意后再睡

11　睡不着时找人说话、聊天

12　告诉自己现在很安全

13　告诉自己并不孤单、全社会都在关心自己

14　告诉自己将来的生活会变好的

15　通过广播、电视等正规途径了解灾害有关信息

16　祈祷、祷告

17　寻求心理咨询机构或人员帮助

18　其他＿＿＿＿＿＿＿＿＿＿＿＿＿＿＿＿＿＿＿＿＿＿＿

四、需求

目前，您需要外界给您提供哪些帮助？

序号　需求　　　　　　　　　　　　　　　　　　　①从不　②偶尔　③经常

1　有人倾听自己的经历和感受(如亲友、专业人员等)

2　有人告诉自己遇到情绪上的问题该怎么办

3　得到用于缓解情绪反应的药物

4　政府部门保证基本的生活需要

5　大众媒体及时报道

6　尽快与亲友取得联系

7　远离灾害灾区

8　其他＿＿＿＿＿＿＿＿＿＿＿＿＿＿＿＿＿＿＿

9. 您想向谁倾诉自己的经历和感受？（可多选）

①对谁都不说　②家人、朋友　③医护人员　④心理咨询人员

⑤其他救援人员＿＿＿＿＿＿＿＿＿＿＿＿＿＿＿＿

10. 当您感到孤独时,您希望和谁在一起？（可多选）

①自己呆着　②家人、朋友　③医护人员　④心理咨询人员

⑤其他救援人员＿＿＿＿＿＿＿＿＿＿＿＿＿＿＿＿

11. 目前您已经获得过哪些心理帮助？（可多选）

①没有获得过　②了解心理方面的知识和技能　③团体心理辅导

④个体心理咨询　⑤心理治疗　⑥其他＿＿＿＿＿＿＿＿＿＿＿＿

12. 这些心理帮助都是从哪里获得的？（可多选）

①没有获得过　②家人、朋友　③医护人员　④心理咨询人员

⑤其他救援人员＿＿＿＿＿＿＿　⑥宣传材料　⑦媒体（电视、收音机等）

13. 您希望获得哪些心理帮助？（可多选）

①什么都不需要　②收到关于心理方面的宣传材料

③听到媒体对心理方面的宣传　④团体心理辅导　⑤个体心理咨询

⑥心理治疗　⑦其他＿＿＿＿＿＿＿＿＿＿＿＿＿＿＿＿＿

14. 目前您知道哪些心理方面的知识和技能？（可多选）

①什么也不知道　②常见的心理反应　③自己如何缓解心理反应

④如何帮助别人缓解心理反应　⑤去哪里寻求专业心理咨询人员的帮助

⑥其他＿＿＿＿＿＿＿＿＿＿＿＿＿＿＿＿

15. 您希望了解哪些心理方面的知识和技能？（可多选）

①什么也不需要　②常见的心理反应　③自己如何缓解心理反应

④如何帮助别人缓解心理反应　⑤去哪里寻求专业心理咨询人员的帮助

⑥其他＿＿＿＿＿＿＿＿＿＿＿＿＿＿＿＿

16. 您喜欢通过什么方式来获得心理方面的知识和技能？（可多选）

①不想获得　②聊天　③讲座　④咨询热线

⑤面对面心理咨询　⑥宣传材料　⑦手机短信　⑧大喇叭

⑨广播节目　⑩电视节目　⑪其他＿＿＿＿＿＿＿＿＿＿＿＿＿＿

17. 您希望听谁来给您讲心理方面的知识和技能？（可多选）

①不想听　②家人、朋友　③医护人员　④心理咨询人员

⑤其他救援人员＿＿＿＿＿＿＿＿＿＿＿＿＿＿＿＿

18. 如果发给您宣传材料,您希望得到哪些种类的材料？（可多选）

①什么都不想要　②传单　③折页　④招贴画　⑤小册子　⑥书　⑦录音带/光盘

19. 目前您手头有哪些宣传心理方面知识和技能的材料？（可多选）

①什么都不想要　②传单　③折页　④招贴画　⑤小册子　⑥书　⑦录音带/光盘

五、评估印象和重要问题:＿＿＿＿＿＿＿＿＿＿＿＿＿＿＿＿＿＿＿＿＿＿＿

＿＿＿＿＿＿＿＿＿＿＿＿＿＿＿＿＿＿＿＿＿＿＿＿＿＿＿＿＿＿＿＿＿＿＿＿＿

填写人:＿＿＿＿＿＿　单位:＿＿＿＿＿　联系方式:＿＿＿＿＿＿　日期:＿＿＿＿月＿＿＿＿日

附表 4　快速卫生评估表

评估日期：_____年_____月_____日　填写人：_____　单位：_____

地区：□城市　□农村

评估地区：_____省_____市_____县(区)_____乡(街道)_____村

邮政编码：_____

1. 医疗卫生部门情况

1.1 主要问题和需求_____

1.2 可能的发展趋势_____

1.3 本地现存的应急能力和其他需求_____

2. 灾情

2.1 灾情性质

主要危害：_____

其他危害：_____

预计发展：_____

其他相关事项：_____

2.2 受影响地区：(仅在为农村时填写)

——区域通道：

主要路线及其情况：_____

离受影响地区以外的最近城镇的距离：_____

最近的运营机场、港口或通航河流：_____

与进出受影响地区有关的其他信息：_____

2.3 受影响人口：

人数 / 估算：_____

性别 / 年龄区段(如果可以获得的话)：_____

安置 / 搬迁模式：_____

信息来源与数据搜集方法：_____

3. 卫生影响

3.1 发病率和死亡率的三大原因

来源：_____参考时期：_____

发病率　　　　　　　　　　　　　死亡率

1. 原因_____　1. 原因_____

2. 原因_____　2. 原因_____

3. 原因_____　3. 原因_____

_____粗略死亡率(CMR)，如果可以获得的话(请注明所使用的公式)：

_____每(人口)_____每(时期)_____

CMR 是否超过每天 $1 \times 10\,000$ 人的阈值？

（　）是（　）否（　）不知道

_____5 岁以下儿童死亡率(MR)，如果可以获得的话：

_____每(人口)_____每(时期)_____

5 岁以下儿童的 MR 是否超过每天 2×10 000 人的阈值?

（ ）是（ ）否（ ）不知道

3.2 是否存在严重营养不良?（ ）是（ ）否（ ）不知道

参考时期:_____指标:_____

方法:_____来源:_____

如是的话,哪些人群面临更多危险?_____

营养不良是否超过以下阈值:

5%~10%== 中等（ ）是（ ）否（ ）不知道

>10% 严重（ ）是（ ）否（ ）不知道

3.3 暴发报告/谣传来源:_____参考时期:_____

可能的诊断手段:_____

所使用的病例定义:_____

3.4 其他关切原因:_____

3.5 间接医疗卫生影响:_____

3.6 紧急情况发生前的基准发病率和死亡率数据,如可获得时:

发病率:_____

死亡率:_____

3.7 医疗卫生情况的预计发展:未来数月的主要关切原因:_____

4. 医疗卫生应急能力:当前发挥作用并靠近受影响地区的资源

4.1 已开展的工作_____

4.2 作业支持

最近医疗设施的位置

名称/类型:_____地点:_____

MOH（ ）是（ ）否

最近转诊设施:名称/类型:_____地点:_____

MOH（ ）是（ ）否外部援助

最近组织/机构:

通信情况:（ ）良好（ ）一般（ ）不足

靠近受影响地区的贮存能力:（ ）是（ ）否（ ）不知道

地点:_____能力:_____

供给情况:（ ）良好（ ）一般（ ）不足

病历:（ ）可获得（ ）无法获得

5. 其他重要需求:目前的可提供性

5.1 水:（ ）是（ ）否（ ）不知道水源:_____

5.2 排泄物处置:（ ）是（ ）否（ ）不知道

5.3 食物:（ ）是（ ）否（ ）不知道 食物来源:_____

5.4 避难所及现场环境:（ ）是（ ）否（ ）不知道

5.5 肥皂与水桶:（ ）是（ ）否（ ）不知道

5.6　燃料与厨具:(　　)是(　　)否(　　)不知道

5.7　其他重要需求(如:衣物与毛毯)(　　)是(　　)否(　　)不知道

6. 主要制约条件

6.1　安全性　(　　)良好(　　)一般(　　)糟糕　请指明:

_____

6.2　运输与物流:(　　)良好(　　)一般(　　)糟糕　请指明:

_____

6.3　社会/政治与地理限制:(　　)是(　　)否(　　)不知道

请指明_____

6.4　其他限制:_____

7. 医疗卫生部门的评估结果

7.1　目前的死亡率和发病率水平是否高于该地区每年此时的平均水平?

(　　)是(　　)否(　　)不知道

7.2　当前死亡率、发病率、营养、水、避难所环境卫生与医疗卫生的水平,是否符合国际标准?　(　　)是(　　)否(　　)不知道

7.3　在未来两周里,死亡率是否会增加?　(　　)是(　　)否(　　)不知道

如是的话,请指明原因_____

8. 关于公共卫生措施的建议

8.1　为降低可避免的死亡率和发病率,必须立即采取何种措施?　(见以下8.6:请注明时间范围)_____

时间范围:_____

8.2　为防止发生这种情况,必须实施何种活动?　_____

8.3　哪些风险需予以监控?　_____

8.4　我们该如何进行监控?　_____

8.5　实施上述所有事项(8.2~8.4),需要做何种投入?　_____

8.6　哪些人参加? 各承担何种工作?　_____

优先级 1

人员_____

工作内容_____

时间_____

优先级 2

人员_____

工作内容_____

时间_____

优先级 3

人员_____

工作内容_____

时间_____

9. 其他相关信息

三、灾后防疫的重要措施

自然和人为灾难发生后,由于清洁水源的破坏、流动人口的增加、媒介生物的滋生、灾民营养的缺乏和卫生状况的恶化等因素,引起某些传染病流行的风险急剧上升,如不加以预防控制,短期内很容易形成疾病的暴发流行,儿童作为易感人群需要重点关注。因此,灾后防疫工作是灾难医学的重要组成部分。对于各种生物灾难,一旦发现应立即进行疾病暴发的应急反应控制。

要有效应对灾后传染病的流行,最重要的是针对灾后存在的疾病风险因素进行干预和控制。一般来说,灾后卫生防疫包括以下四方面内容:①发现问题:迅速明确受灾群众的健康状况和所面临的疾病威胁;②解决问题:迅速改善灾区群众的生存环境和卫生设施;③应急反应:一旦接到疫情暴发的信息,马上组织暴发调查以明确病因和控制疫情;④监测系统:建立和运行疾病监测系统,及时发现疫情暴发征兆并进行早期预警。上述四方面工作依次衔接形成灾后卫生防疫工作的主线。

灾难事件后继发传染病疫情,主要原因是灾区生存环境和卫生设施遭到破坏。故灾难事件发生后,重要的任务是迅速改善受灾群众的生存环境。良好的生存环境和卫生习惯是预防传染病的基础。要改善受灾群众的生存环境,就需要尽快选择合适的居民安置点,恢复基本的卫生服务,提供避难场所、清洁的水、充足的食物和基本卫生设施(如厕所、垃圾场等),并提供针对特定疾病的疫苗,同时控制疾病传播媒介,这些措施的实施能够控制许多传染病的发生。世界卫生组织(WHO)认为,公共卫生干预措施应包括以下优先事项:①提供安全饮用水;②处理人类粪便;③保障食品供应;④控制传播媒介;⑤提供足够的安置点。

(一) 疾病传播

1. 疾病的传播方式 灾后的生活条件往往增加了传染病的传播危险。了解这些条件如何对健康构成威胁将有助于确定公共卫生干预措施及其优先次序。灾后疾病最常见的传播方式是消化道(经口)、呼吸道和虫媒等传播媒介。肠道传染病是由于人类粪便污染水源,或苍蝇携带粪便再污染食物,或经不卫生的手而传播。

粪-口传播最可能通过迁移人口而迅速传染开来,尤其是在水被污染的情况下。呼吸道传染病往往因灾后的拥挤状况而增加。此外,呼吸道的刺激物,如来自户外烹饪时造成的烟雾也可能增加呼吸道病原体的传播。虫媒传染病,如疟疾和流行性乙型脑炎经常在灾后增多,特别是因洪水或飓风造成积水,引起蚊虫滋生。

当人们讨论传播这一概念时,常提及传染性疾病,因为传染性疾病传播更容易被客观地证实。同时,要发现非传染性疾病增加导致的死亡证据就比较困难,比如抽烟导致肺癌就是一个例子。传染病的传播有四种模式,即直接接触、共同传染源、气道传播、虫媒的传播。

2. 传染性接触 接触使宿主和病原体之间产生联系。接触可以是:①直接接触:这涉及人与人之间的接触,例如经口传播途径,由于不良的卫生条件,感染者粪便中的微生物被传给另一个人,而这个人通常是另一个家庭的成员。例如甲型肝炎、沙门菌、志贺菌。另外一个例子是接触了被金黄色葡萄球菌感染的伤口。②间接接触:通过一个无生命的物体传染病原。例如乙型肝炎,由于家庭成员共用牙具而感染。③通过飞沫:飞沫经人与人口鼻传播。飞沫在空中传播的最长距离大约是3米。例如:流感、麻疹、水痘、链球菌。

3. 共同传染源 一种微生物或毒素可以通过同一传染源导致一人或数人患病。例如:

由污染的水或食物(如奶制品、熟食制品、冷饮等),而导致的肠胃炎暴发。疾病传播最常见的传染源有:水、食物、血制品、静脉注射生理盐水、静脉注射剂等。

4. 空气传播 微生物在空气中可播散 3 米以上。病原体可以随着从污染液体中散发出来的微粒飘散,使人感染。如:肺结核(通过患者咳嗽);鹦鹉热(由病鸟传给人);Q 热(通过受污染的产品,可以传播数千米);军团病(通过空调系统)。

5. 虫媒传播 传病虫媒可以是通过体外或体内途径传播。在体外传染过程中,虫媒携带未发生变化的传染性病原。例如,苍蝇携带来自被污染的粪便的沙门菌并将细菌沾在食物上,然后通过食物传给受体。在体内传染过程中,微生物在传病媒介体内(如昆虫),它可能不变化(鼠疫耶尔森菌被人体摄入然后还是作为鼠疫耶尔森菌被排出),也可能变化,如蚊子传染疟原虫。

虽然已经区别了不同形式的传播方式,但是同一种传染病的传播可能有一种或几种传播方式同时存在(表 6-9)。

表 6-9 灾害中最常见的疾病及其传播方式

传播	细菌	病毒	其他
粪 - 口	沙门菌	甲型肝炎病毒	蛲虫
	志贺菌	轮状病毒	贾第鞭毛虫
	大肠埃希菌		
呼吸道	脑膜炎球菌	呼吸道合胞病毒	虱子
	金黄色葡萄球菌	水痘 - 带状疱疹	疥疮
	肺炎链球菌	麻疹	癣
		流感	
皮肤	金黄色葡萄球菌	水痘 - 带状疱疹	
		单纯疱疹病毒	
血液、尿液、唾液		乙型肝炎病毒	
		丙型肝炎病毒	
		艾滋病病毒	
		巨细胞病毒	

(二) 安置点的选择

灾难发生后,受灾群众和救援人员开始只能被安排在临时安置点,但不符合卫生要求的临时安置点将显著增加传染病的暴发风险,因此,选择足量合适的安置点也是救灾工作的重要任务。一般来说,居民安置点的环境应该尽量避免传染病相关风险因素的存在,也要避免新的传染病相关风险因素的产生。如果选择的安置点存在着诸如居住太拥挤、卫生条件差、媒介生物容易滋生等问题,就会促进霍乱、登革等传染病的流行。政府在选择安置点时要考虑交通运输的便捷性、周围环境的安全性以及清洁水源的可及性等因素。同时,安置点的选择也要考虑人员的不同类别,例如本地人口和救援人员。因为某些安置点环境可能对本地人没有影响,但是对流动人员(如救援人口等)就可能造成传染病风险,这是由于本地人对本地传染病具有免疫力。基于上述因素,灾难后居民安置点的选择必须科学地组织,并考虑到居民的卫生学要求。

1. 选择安置点的标准

(1)安置点不应选择在本地医学昆虫的栖息地、杂草丛生地以及平坦、低凹有洪水风险的地方,而应该选择在轻微倾斜、比较干燥且有树木覆盖的区域。

(2)有安全充足的水源供应:选择安置点最重要的是能够常年获得充足、安全的水源,而且水源最好离居住地足够近,以避免长途运输带来的麻烦。

(3)有充足的地理空间安置各种设施和设立公共场所:安置点不仅要有足够的空间来安排当前的受灾群众,而且能为卫生设施、水源设施、储存点、医院、食物供应中心、登记点以及将来的人流等提供场所。

(4)安置点应利于自然排水,避免选择平坦、潮湿、低洼、河床、湖滩等不利于排水的地方,应选择高于本地水源平面且具有一定倾斜性的区域。

(5)安置点最合适的土壤应是容易吸收人类垃圾的土壤。此外,土壤类型也能影响输水管道、排水管道和路面修建等工程建设。

(6)交通便捷:在各种天气状况下安置点都应该有良好的路况,以便食物供应。

(7)如果可能,安置点应该有足够的植被。

2. 安置点的布局和设计　要充分准备营区的安置计划,使得营区的容量有较大的伸缩性,一般以每年 3%~4% 的人口增长率来安置营区布局,要避免某些区域的过度发展,否则容易引起健康问题。原来分散居住的人群,他们的生活习惯使他们不适应密集居住,要充分考虑这些人员的安置。营区设计还应该考虑到文化差异带来的问题,以便能够满足不同民族、种族和宗教信仰人群的需求。

3. 服务点的位置　服务点的选择首先必须考虑道路和房子的位置,其中食物和水源供应点、安全保障服务点、救火消防服务点、洗浴点等要尽可能位于居住点的中心位置,靠近马路便于交通,该中心必须远离别的健康服务设施,且处于一个不能污染水源的地方同时设计一个接待区域,当新的人员进入营区时要登记。

(三) 食品卫生

搞好灾区的食品卫生是预防肠道传染病和食物中毒的重要措施,其关键步骤是抓好食品卫生监督管理。一般而言,灾区食品卫生工作的重点包括对不同渠道捐赠的食品进行卫生监督和管理;对灾区原有的食品进行清挖整理、卫生鉴定和相应处理;对灾区生产经营的食堂和饮食业单位进行严格的卫生监督做好食品卫生知识宣传,提倡卫生的取食方式;以家庭为单位预防各种食物中毒。

1. 需要重点预防的食物中毒

(1)细菌性食物中毒:通常因食用已死亡畜禽肉、变质的米饭和蔬菜食品等引起细菌性食物中毒。患者起病急,一般在食用后 3~12 小时发病,部分在 13~24 小时,少数在 48~72 小时。患者以胃肠道症状为主,如腹泻、腹痛、恶心、呕吐,有时发热、头痛。细菌性食物中毒需要及时治疗,同时停食一切可疑食物,及时补充体液和电解质,必要时给予抗生素治疗。治疗策略主要是对症治疗为主。

(2)化学性食物中毒:一般因误食化学有毒物质(如农药、亚硝酸盐等)引起。化学性食物中毒发病快,潜伏期一般在数分钟至 1 小时,死亡率较高,需要及时治疗。目前的治疗方法包括停止食用毒物或一切可疑食物,及时进行催吐、洗胃、灌肠,及时使用特效解毒药进行病因治疗。如亚硝酸盐中毒采用亚甲蓝;有机磷中毒使用阿托品和碘解磷定(或氯解磷定等)。

(3)有毒动、植物致食物中毒:食用未经充分加热的豆浆、扁豆或食用苦杏仁、发芽土豆、毒蘑菇等有毒植物性食物均能引起中毒;误食猪甲状腺、肾上腺和含毒的鱼类(如河豚)也能引起食物中毒。该类中毒的治疗方法一般仍是停止食用可疑食物,及时采取洗胃等急救措施,同时采用对症治疗措施。

2. 食物中毒现场的应急处理

(1)病例的紧急处理和报告:立即停止食用中毒食品,对患者及时诊断和治疗。立即向本地主管部门报告食物中毒情况,报告内容包括:中毒发生的地点、时间、人数、典型症状和体征、治疗情况以及可疑中毒食物等。

(2)中毒食品的控制:处理封存现场的中毒食品或疑似中毒食品,通知追回或停止食用其他场所的中毒食品或疑似中毒食品。所有疑似中毒食品必须待调查确认不是中毒食物后,才能食用。有毒食品需进行无害化处理或销毁,中毒场所采取相应的环境处理措施。处理方法如下:引起细菌性食物中毒的固体食品,可煮沸消毒 15~30 分钟后再进行销毁处理;液体食品可用漂白粉消毒,然后废弃。餐具等消毒可用煮沸 15~30 分钟的方法进行,也可用漂白粉、含氯消毒片等消毒处理。对于患者的排泄物、呕吐物可用 20% 石灰乳或漂白粉进行消毒(一份排泄物加二份消毒剂混合放置 2 小时)。环境处理可采用 0.5% 过氧乙酸进行喷洒消毒。化学性或有毒动植物性食物中毒时应将引起中毒的有毒食物进行深埋处理。

3. 灾区食品卫生监督管理

(1)救援食品最好是能直接食用的,且具有能防污染和易保藏的定型包装,如袋装密封食品和拼装饮料。

(2)保证清洁瓜果蔬菜的充足供应。禁止流动摊贩售卖无包装熟食品,尤其是散装熟肉、水产品和切开的水果等;不准销售来源不明的食品及食品原料。

(3)食品生产经营单位应该做好食品设备、容器、环境的清洁。消毒后,经本地卫生行政部门认可后开业,并加强对其食品和原料的监督,防止食品污染。

(4)集体用餐单位优先配备清洁用水、洗涤消毒设备以及食品加热和冷藏设备等,并严格按照食品卫生法执行。

4. 开展食品卫生的宣传教育

灾区环境不同于日常环境,受灾群众在灾前的一些取食习惯并不适宜,必须告知受灾群众哪些食品不宜食用。包括:死亡的畜禽、水产品;腐烂的蔬菜、水果;非专用食品容器包装的、来源不明的、无明确食品标志的食品;其他腐败变质的食物以及不能确认是否有毒的植物性食物(如蘑菇等)。同时,搞好食品卫生宣传,提高群众的食品卫生意识。不要在简易住处集中备食和集体供餐,不要购买和食用未包装的熟肉和冷荤菜;食品要生熟分开,现吃现做,做后尽快食用;现场加工的所有食品应烧熟煮透,剩饭菜在下次食用前必须单独重新加热,存放时间不明的食物不要直接食用;炎热季节尽量避免对集体人群供应各种凉菜。

(四) 饮水卫生

地震等灾害发生后,由于自然环境严重破坏,水源往往含有大量泥沙,浊度较高;生活环境恶化,水源可能已受到粪便、垃圾、尸体等的污染;各种有机物或有毒物质进入水体,导致水质感官性状恶化、细菌滋生、毒物污染等,上述因素的存在使得灾区极易发生传染病流行。要确保大灾之后无大疫,必须搞好灾区饮水卫生(图6-1)。

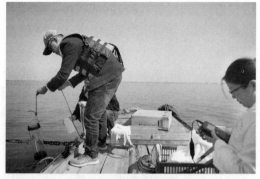

图6-1 饮用水源的检测

1. **饮用水水源的选择与保护** 灾害发生后,原先的自然水管网和水源系统因地表结构变化而破坏,水质容易被污染,因此,必须在专业人员鉴定原先水源的卫生状况或者寻找新的水源后才能饮用。饮用水水源确定后,还要做好如下保护工作:

(1)清理集中式供水的水源地,划出一定范围水源保护区,设专人看管,禁止在此区域排放粪便、污水与垃圾。

(2)分散式供水尽可能利用井水为饮用水水源,取水最好有专用的取水桶。水井应有井台、井栏、井盖,水井周围30米内禁止设有厕所、猪圈以及其他可能污染地下水的设施。

2. **临时性供水**

(1)在道路交通允许的情况下,周期性利用水车从外地取水并运达灾区是一种有效措施。水车空间密闭,相对卫生安全,同时居民可就近取水,使用方便。但水车供水时,需有专人负责,并注意饮水消毒,确保水质卫生。瓶装水水质安全,运输方便,可用来解决应急饮水问题。

(2)建立临时水处理设施:根据灾区水源水质的情况选择相应的水处理设备来获得清洁水源也是灾区供水的常见方式之一。对于高浊度水可采用相应设备,通过砂滤、超滤、消毒程序获得清洁水源;对于化学性污染的水则采用相应设备通过预处理、反渗透、消毒程序获得清洁水源。

3. **清理自来水厂与修复供水管网**

(1)水处理设施内壁使用3%~5%的漂白粉液清洗。然后加满池水,并按有效氯量10~15mg/L投入,保持12小时,此时池水中游离性余氯含量不低于1mg/L。将池水抽干,再用清水冲洗一次即可恢复饮用水生产。

(2)修复自来水供水管道,破坏严重的要重新铺设。供水前应对管道进行彻底的消毒和清洗。向管道中投加消毒剂,保证水中游离性余氯含量不低于1mg/L,浸泡24小时以后排出,清水冲洗后可使用。对于覆盖范围较大的配水系统,可以采用逐段消毒、冲洗的方式。

(3)供水前必须按《生活饮用水卫生标准》进行水质检验,合格后方可供水。

4. **饮水消毒**

(1)将水煮沸是十分有效的灭菌方法,在有燃料的地方可采用。

(2)灾难过后的一段时间内主要的饮水消毒方法是采用消毒剂杀菌。可选用的消毒剂主要包括含氯消毒剂(如漂白粉、含氯消毒片)、二氧化氯等。

(3)加入含氯消毒剂后,放置30分钟,检验水中余氯应达到0.7mg/L。如未达到此值,说明投加量不足。但过量加入,又会产生强烈刺激性气味。

(五) 环境卫生

1. **灾后应急环境卫生工作的主要内容** 灾区各地必须及时动员群众搞好环境卫生,其主要内容是：做好水源保护；设置临时厕所、垃圾堆集点；做好粪便、垃圾的消毒、清运等卫生管理；按灾害发生地的实际情况妥善处理人和动物尸体。其中，临时集中居住、医疗点等人群集中区域是环境卫生工作的重点区域（图 6-2）。

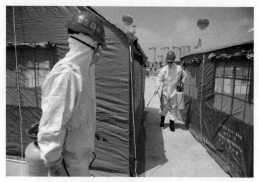

图 6-2　对灾区进行大面积消毒防疫

2. 对灾民临时住所的要求

（1）必须选择对人体安全有保障的场所或地点，尤其是灾民集中救助场所的选择，避免次生灾害的发生。

（2）选用轻质建筑材料，临时住所要能遮风防雨，同时应满足通风换气和夜间照明的要求。

（3）取暖做饭要注意安全，有人看管，防止一氧化碳中毒与火灾的发生。

（4）设定临时厕所，禁止随地大小便；设置垃圾、污水收集点；禁止在灾民集中居住场所内饲养畜禽。

（5）大力开展消毒、杀虫、灭鼠工作：地震后，各级卫生防疫机构要在有关行政部门的支持下，组织专业人员和群众相结合的消毒、杀虫、灭鼠（下简称消、杀、灭）工作队，根据分区划片，实施消、杀、灭工作。

1）灾区消毒、杀虫：灾区由于人员居住拥挤，卫生设施简陋、条件差，环境与空气污染严重，消、杀、灭工作队要每天用 1%~2% 漂白粉澄清液或 3%~5% 来苏溶液，对居住区内外环境进行二次喷洒，净化环境，减少疾病发生。另外使用杀虫药物对居住区内外环境的蚊蝇滋生地也要进行处理，这样可降低蚊蝇密度。灾区蚊蝇灭杀主要有以下几种方法：

A. 飞机喷药灭杀：用飞机进行超低容量喷洒杀虫剂灭虫，具有高效、迅速、面广、费用低等优点，是大面积杀蚊、灭蝇的理想方法。当飞机高为 20 米，速度为 44m/s，在无风或微风的气象条件下喷药，每小时喷雾面积为 1.4 万 ~1.9 万亩。用马拉硫磷、杀螟松、辛硫磷、害虫乱乳剂或原油，每亩喷药 50~100ml，蚊子密度可下降 90%~98%，苍蝇密度平均下降 50%，处理得当也能下降 90%。但飞机喷洒杀虫剂受气象、地面建筑及植被条件限制，而且只能喷到地物表面，对室内、倒塌建筑物的空隙以及地下道内蚊蝇则喷洒不到，同时有大量药物在到达地面前就随风飘逸，起不到杀虫作用。因此，对飞机喷洒不到的地方和气象条件不适时，必须依靠地面喷洒。

B. 地面喷药灭杀：

a. 室内滞留喷洒：将 5% 奋斗呐可湿性粉剂，配成 0.06% 奋斗呐水悬液，按每平方米 50ml（每平方米 30mg 有效成分）的量，用压缩喷雾器（雾化良好的）对四壁或棚顶等蚊蝇经常栖息地方均匀喷洒，亦可用 2.5% 凯素灵水悬液，用压缩喷雾器均匀喷洒四壁及棚顶等。

b. 室内速效喷洒：可用各种商品喷射剂、气雾剂。喷射剂用量一般为 0.3~0.5mg/m^2 或 1.0mg/m^2，气雾剂用量一般是 40m^3 房间喷 10 分钟。

c. 室外速效喷洒：将敌敌畏乳油（80%）加水稀释成 1% 浓度乳剂，用量每平方米 1ml，用压缩喷雾器喷雾。还可用 80% 马拉硫磷乳油 8 份，加 80% 敌敌畏乳油 2 份，混匀后使用 WS-1 型手提式超低容量喷雾机喷洒，一亩地面积用药量为混合药液 50ml。

d. 厕所、垃圾场及尸体挖掘掩埋等场所喷洒：用东方红-18型喷雾机装入药液喷洒。药物可用0.1%敌百虫水溶液、25%敌敌畏乳剂、0.2%马拉硫磷乳剂、0.1%倍硫磷乳剂，每平方米喷洒以上药液500ml。

C. 用烟熏杀：对室内、地窖、地下道等空气流通较慢的地方和喷雾器喷洒不到的地方，可用敌敌畏、敌百虫、西维因、速灭威等烟剂熏杀蚊蝇。也可用野生植物熏杀。

2）灭鼠：震后房屋倒塌，除少数家鼠被压死外，大部分鼠类可通过各类缝隙逃逸。另外。啮齿动物比较敏感，在地震发生前，有些鼠类感觉到所在环境有异，它们可以成群迁移远离震区或逃到地震边缘地带。

鼠类需要取食，震后正常环境遭到破坏，鼠类仍需随着人群迁移到人口密集、卫生条件差的临时住处，增加了和人群接触机会，极易导致鼠源性和虫媒性疾病的发生，所以地震后卫生防疫部门也应组织灭鼠。常用的灭鼠药物有磷化锌、杀鼠迷、杀鼠灵、氯敌鼠、溴敌隆、敌鼠钠等。

如果震后鼠密度高，可使用0.3%~0.5%磷化锌稻谷（或小麦）毒饵，晚放晨收，投放三晚。也可使用0.025%敌鼠钠毒饵连续布5~7天即可。灭鼠后发现死鼠用火烧掉或深埋（图6-3）。

3. **构建临时厕所，强化粪便处理** 在解决灾区人民饮水、吃饭的同时，修建临时厕所、恢复环境卫生设施也是应急安置灾民不可或缺的重要工作。在救灾工作展开后，加强粪便管理是灾区必须解决的问题。

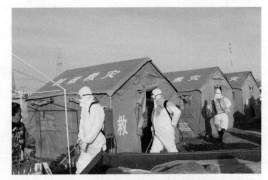

图6-3 对临时住所的消毒

（1）修建的临时厕所应能防止粪便污物外溢，不污染周围环境，尤其不能污染水源。定期杀虫，防止蚊蝇滋生。发生肠道传染病的病例或流行时，粪便必须有专人负责进行及时消毒处理。

（2）在灾民临时居住场所，厕所应按人口密度合理布局。对于应急临时厕所，粪便与尿液可分别收集，尿液及时排放，粪便每天施加生石灰或漂白粉消毒。

（3）尽量利用现有的储粪设施储存粪便，如无储粪设施，可将粪便与泥土混合后泥封堆存，或用塑料膜覆盖，四周挖排水沟以防雨水浸泡、冲刷。

（4）在应急情况下，于适宜的稍高地点挖一圆形土坑，用防水塑料膜作为土地的衬里，把薄膜向坑沿延伸20cm，用土压住，粪便倒入池内储存。

（5）在特殊困难情况下，为保护饮用水源，可采用较大容量的塑料桶、木桶等容器收集粪便，待灾害过后运出处理。集中治疗传染患者的粪便必须用专用容器收集，然后消毒处理。散居患者的粪便应采用以下方法处理：粪便与漂白粉的比为5:1，充分搅拌后，集中掩埋；粪便内加入等量的石灰粉，搅拌后再集中掩埋。

4. **垃圾和污水的收集与处理**

（1）根据灾民安置点的具体情况，合理布设垃圾收集站点和污水倾倒点并加强管理。

（2）及时对垃圾站点与污水倾倒处进行消杀工作，控制苍蝇、蚊子滋生。

（3）传染病人产生的垃圾必须消毒处理，有条件可采用焚烧法处理。

（六）病媒生物防制

1. 组织工作

（1）灾区各级卫生防疫部门应做好蚊、蝇、蚤、蝉、鼠等病媒生物监测与防治的组织工作。

（2）杀虫灭鼠药物要有专人负责，做好这些药物的集中供应、配制和分发工作，做好蚊、蝇、蚤、蝉、鼠等病媒生物预防控制常识宣传，组织专业技术人员和群众实施。

2. 灾区病媒生物监测与控制原则

（1）常规原则：病媒生物密度不高或未发生媒介相关疾病时，加强环境治理，辅以药物杀灭，加强个人防护。

（2）应急原则：媒介生物密度过高或处在媒介生物性疾病流行期，应以化学防治为主，辅以个人防护和环境治理措施。

3. 针对不同人群、不同场所的防控措施

（1）现场救援人员：

1）个人防护：对现场工作人员要进行必要的个人防护。尽量穿长袖衣裤，减少蚊虫叮咬的机会。可使用市售趋避剂（蚊不叮、蚊帐等），按照产品说明上的使用剂量、使用频次涂抹于皮肤外露的部位，或在衣服上喷洒。

2）在临时居住地或帐篷中使用蚊帐或药用蚊帐，或用 15~25g/L 澳氧菊酯或 20~40g/m^2 的氯氧菊酯喷洒蚊帐。

3）在居住或工作区域使用常规杀虫剂如市售气雾剂、空间喷洒或滞留喷洒。在睡觉前使用蚊香（或电热蚊香）。在临时居住帐篷或住所周围 5~10 米内使用 2.5% 的澳氧菊酯可湿性粉剂 100 倍稀释作滞留喷洒，防止蚊虫侵害。

（2）对灾区蚊、蝇、鼠等的控制：

1）对垮塌现场的处理：室外用氯氧菊酯、高效氯氧菊酯、澳氧菊酯、马拉硫磷、辛硫磷、敌敌畏（卫生级）等药剂，使用超低容量或常量喷雾器喷洒。确有必要时，使用飞机布洒。

2）对临时居住区或居住区蚊、蝇、蚤的处理：室外喷洒药剂种类及使用方法同垮塌现场处理；室内化学防制使用氯氧菊酯、高效氯氧菊酯、溴氧菊酯等药剂进行喷洒处理。同时注意使用蚊帐或药用蚊帐，或用 15~25g/m^2 澳氧菊酯或 20~40g/m^2 的氯氧菊酯喷洒蚊帐。还可使用市售气雾剂、蚊香（或电热蚊香）防蚊蝇；防蚊蝇设施在住处装上纱门纱窗、睡前点燃蚊香或使用电热蚊香；在临时居住帐篷或住所周围 5~10m 内使用 2.5% 的澳氧菊酯可湿性粉剂 100 倍稀释作滞留喷洒，防止蚊虫侵害；趋避剂的使用在蚊虫等比较多的地方活动或工作，使用个人防护用品。

（3）鼠类防制：针对医院、临时救治场所、食堂、灾民集聚地等重点场所，投放抗凝血灭鼠剂澳敌隆、大隆等毒，最后使用蜡块。对于粮食毒饵，可使用毒饵盒或临时毒饵盒。投饵前做好宣传和警示标记，防止儿童和老人误食中毒。医疗机构要储备一定的维生素瓦解毒剂，以进行人员误食中毒后的急救工作。

（七）化学中毒预防和处理

地震、飓风等灾难后区域内存在的许多化学物均能通过呼吸道、消化道和皮肤进入人体造成中毒。现场腐败物可产生硫化氢，燃料燃烧不完全可生成一氧化碳以及密闭、低洼地可能存有高浓度单纯窒息性气体。此外，灾难引发的区域化学品泄漏也可能引起人体化学中毒。针对这些情况，政府必须组织相关人员开展化学中毒的预防和处理工作。

1. 化学性中毒预防

（1）排查潜在危害源：各类化工厂、化工商店、化学品仓库、农资商店、家庭存放的农药、不明包装瓶（箱）等。

（2）明确危害源处理原则：卫生应急队伍要尽量远离以上危害源；已经出现泄漏情况时，危险源上风向是安全区域。

（3）不要饮用气味、味道和颜色异常的饮料或进食可能污染的食品。当有暴露风险的人群的健康状况出现异常时，要立即组织现场调查、处理。

2. 化学性中毒现场应急

（1）疏散与隔离：一旦出现化学品泄漏，应立即疏散现场的无关人员，隔离毒物污染区；如果是易燃易爆物的大量泄漏，应立即上报指挥部，请求消防专业人员救援，并由应急救援指挥机构决定周围居民的疏散范围和疏散方向。

（2）切断电源并消除火源环境中的电源和火源：可能在化学品泄漏后引发爆炸和火灾，因此，事故发生后应立即切断电源并消除火源。如果泄漏物属于易燃易爆物质，要在整个毒物泄漏区内控制电源和禁止火源。禁止使用非防爆电器，禁止使用手机和对讲机等。

（3）保护应急人员：①进行化学品泄漏应急处置的各类人员均必须接受过专门的业务培训和训练；②在进入现场之前，应针对泄漏物质的理化性质、暴露方式、现场浓度等情况，采取有效的个人防护；③应当详细记录进入、撤出泄漏现场的人员姓名和时间，紧急撤离时应进行点名，严禁单独行动；④现场应准备特效解毒剂和其他急救医药用品，并有医护人员待命；⑤中毒人员应从上风方向抢救撤出或引导撤出（图6-4、图6-5）。

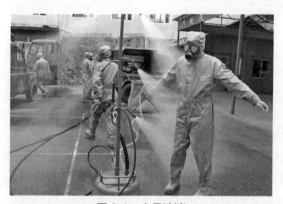
图6-4　人员洗消

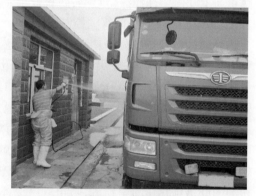
图6-5　车辆洗消

（4）现场毒物监测和毒物健康影响评价：应根据现场特征设立毒物监测方案，以及时掌握泄漏物质的种类、浓度和扩散范围，恰当地划定警戒区，并为现场指挥部的处置决策提供科学依据。加强环保、卫生和消防等部门沟通信息。依据毒物监测资料和人及动物中毒情况评价危害区域、人群范围和危害程度，并提出相应的应急措施建议。

（5）泄漏控制：及时向指挥部报告，由消防或工程专业人员控制。现场污染判定依据环保部门报告。

（6）现场分区和警示标识：根据危害源性质和扩散情况等进行现场分区，危害源周围核心区域为热区，用红色警示线隔离；红色警示线外设立温区，用黄色警示线隔离；黄色警示线外设立冷区，用绿色警示线隔离。同时，在不同地点根据需要设立各类警示标识。医疗卫生救援队伍在冷区内划定救援区域,在区域内根据不同功能设立指挥部、急救区、观察区等。洗消区一般设立在温区边缘,检伤区设立在洗消区附近。

3. 化学性中毒患者处理原则

(1)脱离接触、洗消迅速撤离危害源区域,疏散到空气清新处,尽快在非污染区接受诊治。撤出人员首先应在现场洗消区进行洗消,脱去被污染的异物,用流动清水及时冲洗污染的皮肤,对于可能引起化学性烧伤或能经皮肤吸收的毒物更要充分冲洗,时间一般不少于20分钟,并考虑选择适当中和剂中和处理;眼睛有毒物溅入或引起灼伤时要优先迅速冲洗。

(2)检伤医务人员根据患者病情迅速将病员检伤分类,做出相应的标志,并按照检伤结果将患者送往不同区域内急救。

(3)应用特效解毒治疗主要有特定毒物的特效解毒剂、氧疗法等,对气体中毒者尽量送有高压氧条件的医疗机构。

(4)对症和支持治疗保护重要器官功能,维持酸碱平衡,防止水电解质紊乱,防止继发感染以及并发症和后遗症等(图6-6)。

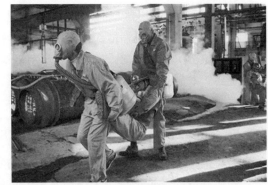

图6-6 化学中毒伤员救治

(八)尸体处理

地震等自然灾害遇难者的尸体与传染病患者的尸体不同,一般不会引起传染病的流行,不存在终末消毒的问题,但应认真做好尸体的卫生处理。2008年汶川地震后,大量遇难者尸体被高剂量消毒剂处理,一定范围内存在消毒剂过量使用的问题。

1. 尸体处理的原则 对逝者处理时必须给予充分尊重的原则;及时就地清理和尽快掩埋处理的原则;必须需要辨明身份而不能马上处理者,存放时间应尽量缩短。

2. 尸体暂时存放地的要求

(1)尸体存放地点应远离水源、避开人员活动区,避开低洼地,条件许可时可集中存放,便于管理。

(2)平均气温低于20℃时,自然存放不宜超过4天;以存尸袋存放者可延长存放时间,但需在尸体上下洒盖漂白粉,以降低尸体腐败的速度,减少异味;尸体出现高度腐烂时应及时进行火化或掩埋处理。

3. 尸体包裹要求

(1)首选统一制作的裹尸袋,也可选用逝者生前的被褥等进行包裹,包裹要尽量严紧结实。

(2)在尸体高度腐烂时,在裹尸袋内要加棉织物吸收液体,并适当喷洒漂白粉或其他消毒除臭剂。

(3)对轻度腐烂的尸体,无须进行消毒除臭处理,为减轻周围环境的臭度,在尸体周围环境可适当喷洒消毒除臭剂。

4. 尸体的运输要求

(1)要求有专门的尸体运输车辆。

(2)尸体装车前要在车厢里衬垫液体吸收物,液体吸收物清除前需对液体吸收物与车厢用漂白粉等进行消毒处理。

(3)进行尸体运输尽量选择人群较少的路线。

5. 尸体的掩埋要求

(1)有条件进行火化处理的应为首选方法。

(2)对甲乙类传染病死亡者,应做彻底消毒后,以最快速度运出火化或者 2 米以下深埋。

(3)对高度腐烂的尸体应进行消毒除臭处理。

(4)尸体埋葬的场所应由本地政府指定,不得随意乱埋。

(5)选用土葬,应尽可能选择 2 米以下深埋的方式;埋葬人数集中量大时或有特殊原因不能选择深埋方法时,如为避免对地下水的污染等,经现场卫生专家集体决定可选用浅埋(1 米)的方法。

(6)选择土壤结构结实、地下水位低、地势高,远离水源地,在便于运输又在不影响城镇、村落的地点选择尸体掩埋地。尽量选择人口密集区的下风向。

6. 尸体清理工作人员防护要求 尸体的清理、运输人员需要具备一定的防护意识和配备卫生防护装备,要戴医用防护口罩、穿着工作服、戴手套、穿胶鞋。尽量避免意外擦伤,出现外伤时需要及时进行医疗处理。应注意及时洗手并注意个人卫生。

四、灾害监测预警系统的建立与应用

灾后生存环境的改善降低了大多数疾病发生和流行的风险,但仍然存在发生疫情的可能。任何疫情的发生都是一个逐渐发展的过程,酝酿开始必有端倪,临近事故有更多征兆,这些端倪和征兆就是疫情发生状态的信息脉络。如果在疾病形成大规模暴发之前就发现其端倪并进行有效控制则会事半功倍。

在完成紧急情况评估和开始救援行动之后,需要进行不间断的监测来评估灾情的变化、不断出现的问题及人们新的需要。美国疾病控制中心(CDC)将监测定义为“不断地系统地收集、分析和解释公共卫生实施预案、实施情况和评估所需要的数据,并及时向需要了解这些数据的人提供这些数据。最后一个环节是将这些数据运用于预防控制。因此,监测系统包括收集、分析和传播与公众卫生预案有关的数据,并采取行动的全过程,也称为监测周期(surveillance cycle)”。

具体而言,监测主要包括收集公共卫生监管和干预所需要的数据,及时地分析和说明这些数据,向有关人员反馈信息,并根据此数据采取必要的措施。采取措施之后,要重复一个周期来重新评估这些措施的效果。

(一)监测预警系统的基本概念

1. 监测预警系统的定义 为了能在疾病暴发前尽早发现疫情征兆,需要建立一套能感应疫情来临信号的系统,即监测预警系统,该系统通过对疫情信号不断地监测、收集和分析,从而在疫情来临时及时发出警报,提醒政府和相关人员对疫情采取行动。

2. 监测预警系统的构成 监测预警系统一般由信息收集、信息加工、预警决策和警报发送 4 个连续的过程组成。

(1)信息收集:信息收集主要是对风险因素及疫情征兆等信息进行收集。例如地震灾难后对虫媒密度的监测,收集肠道传染病发病率的信息等。信息收集要注意所收集信息的全面性和代表性,否则预警功能将不能保证。信息收集时要注意信息传递障碍,如虚报、少报、不报等情况,这可以通过选择信息传递者和制定相应的规章制度来克服。

(2)信息加工：信息加工主要指对上报信息的整理归类、识别以及转化这3个过程。直接上报的信息一般无法直接利用，首先需要整理和归类这些信息，从而使得到的信息清晰和有条理，才能从总体上把握信息的脉络。因为归纳和整理后的信息中有些可能是虚假的，利用虚假的信息，我们就会得到错误的预警，就会使预警系统不准确，因此，必须对整理后的信息进行识别，识别时可以利用对比分析的方法，也可以通过分析信息来源、收集信息的环节来判断。在信息识别后，我们能获得一些全面、真实、有用的信息，这时需要把这些信息转化成一些简单、直观的信号或指标，为系统决策做好准备。

(3)预警决策：预警决策就是根据信息加工的结果，来决定是否发出疫情警报和警报级别的过程，同时向警报发送系统传输指令。根据信号进行决策并不是一件容易的事情，需要制定科学的决策依据。例如，某人群某疾病的发病率超过多少需要预警，或者单位时间内某病发病率上升的幅度超过多少需要预警等。这些都不能拍脑门子就给出决策，因为这种决策直接影响着是否触发应急反应及触发多大范围的应急反应等后续行动。预警决策的依据就是要科学地决定是否预警及不同预警级别的临界指标，这些临界指标的作用就是要求信号或指标达到何种水平。有时信号不能显示疫情是否发生，而只是表明疫情发生的可能性大小，此时也可以根据疫情发生的可能性大小制定预警级别的临界点。预警决策一旦完成就要进行警报发送，让警报发送系统及时发出警报和警报的级别。

(4)警报发送：其作用就是向疫情应急反应者及潜在的疫情受害者发出警报，让他们采取相应的应对措施。只有实现全民动员，疫情才能更快更彻底地被扑灭。2003年非典型肺炎暴发初期，某些卫生部门及领导向上级领导瞒报疫情，对潜在受害的广大民众实施信息封锁，这种不进行警报发送的行为极大地延误了社会应急组织的快速反应，酿成了更大规模疫情的暴发。让疫情反应者和潜在受害者准确无误地知道警报，就必须注意警报发出的方式和警报的类型，这时要根据应急反应部门和潜在危害者的特点来决定。例如，如果潜在受害人群分布地域大，就可以通过电视、广播等途径要使他们理解警报的内容，就要根据他们的文化背景等因素针对性地设计警报的内容。

3. **监测预警系统的用途** 灾难后建立疾病预警系统，一方面能够早期发现疫情，及时促发应急反应和最大限度减少疫情造成的危害；另一方面，也能帮助灾区卫生主管部门明确灾区当前的主要卫生问题，对灾区的卫生工作做到有的放矢。此外，通过比较干预措施实施前后的某些监测指标，监测预警系统还能用于干预措施的效果评价。

(二) 建立疾病监测预警系统

建立疾病监测预警系统是确保大灾之后无大疫的重要举措，是及时促发应急反应的重要保障。因此，在地震等灾害发生后建立灾区的传染病监测预警系统非常重要。灾害发生后，一方面本地的疾病监测体系往往遭到严重破坏，另一方面与灾前相比，随着灾后环境因素的恶化，对所监测的病种也出现了新要求。因此，快速且正确地建立灾区疾病监测预警系统是灾后卫生救援的又一难题。下面将围绕这一主题进行阐述。

1. **设立灾区疾病监测的首脑机关** 在前线救灾防病指挥中心，应该设立疾病监测组，并作为灾区疾病监测的首脑机关。该首脑机关的主要责任：负责应急疾病监测方案的设计、数据收集、数据分析解释和监测报告的撰写等任务；负责向上级指挥部报送并向各灾区指挥分中心反馈监测信息；必要时，组织监测收据分析会议，研判疫情形势，研究控制措施建议。

2. **确定监测病种和／或临床综合征** 灾难发生后，某些传染病发生风险会升高，有些以灾难事件为原因而有些以灾难事件为助因。发现和确认受灾地区既往存在的疾病非常重要,这些疾病有可能因灾难事件本身及其衍生的因素而产生暴发流行。受灾区域的卫生部门可以提供本地曾经流行过的疾病信息,对于这些疾病我们不仅要了解清楚其现状,还要建立相应的监测体系。在灾区建立每一种传染病的监测系统是不可能的,在有限的人力、物力条件下必须确定需要优先监测的传染性疾病。确定应急监测病种的临床综合征,要考虑灾害发生时的季节特点、地理区域特点、灾害程度、灾民数量及年龄结构特征、灾民安置方式以及本地既往传染性疾病谱和流行水平等因素。此外,大量灾难后防疫实践提示:腹泻、霍乱、下呼吸道感染和流脑等传染病在许多灾难中都应该给予重视。同时,要注意到监测病种和/或临床综合征可根据救灾工作的发展进程和需要适时调整。

3. 监测病例定义的确定 在收集病例资料之前,必须确定所监测疾病中每一种疾病的病例定义。病例定义是开展疾病监测工作的必要前提,没有病例定义就无法在同一标准下确定灾区内的传染病患者,就无法开展相关危险因素以及发病率、病死率等指标的计算,就无法开展监测预警和发布信息。传染病患者的准确诊断往往需要有实验室的病原学证据,或者具备明确的流行病学接触史,这样的患者可以成为确诊病例,但在许多应急情况下,传染病发生后不一定都能进行实验室确诊,为了正常开展疾病监测工作,此时往往引用症状标准来筛选监测病例。例如,WHO 为了有效监测霍乱疫情给出了如下 3 个病例定义:①急性水样便腹泻:24 小时内有 3 次及以上液体样便;②霍乱疑似病例:5 岁以上人员因急性水样便出现严重脱水症状(或死亡)或 2 岁以上霍乱流行区人员出现急性水样腹泻;③霍乱确诊病例:患者腹泻样本中分离到霍乱弧菌。注意:监测病例的定义与临床诊断和治疗中的病例定义是不同的,监测病例定义不能用于临床的诊断和治疗。

4. 建立数据收集平台

(1)报告人和报告方式:报告人一般应包括尚在运转的医疗机构、灾民安置点的固定和流动医疗点、医疗队的医师、现场疾控专业人员。对于未设固定点的安置点,应指定人员每天询问疾病症状和发生人数等并向指定信息收集点报告。至于报告方式,在灾害初期,可采用手机短信和电话报告等方式。通信系统恢复后,可填报报表,用传真或电子邮件向指定的信息收集单位报告。

(2)报告内容和报告收集方式:根据监测人员或机构的差异,报告内容分两类:一类是尚在运转的医疗机构,要求按传染病报告规范报告法定传染病病例和聚集性传染病事件;另一类是各灾民安置点及固定、流动医疗队,主要进行传染病症状及死亡报告。一旦发现鼠疫、霍乱、炭疽,或疑似传染病相关死亡及疑似传染病聚集性病例时,应立即进行报告;一般情况下的传染病或症状报告,可每天报告或每半天向指定疫情收报点报告。

(3)各指定疫情信息收报点:应确定联络人、联络电话、电子邮件地址,通报给各报告单位和报告人。各疫情收报点还要及时掌握各灾民安置点的灾民人数、年龄性别结构数据、医疗和防疫队伍的基本信息。各疫情信息收报点收到疫情报告后,要随时向指挥中心的应急监测组报告。

(4)选择有卫生数据收集和分析经验的人员来进行监测相关工作:参与应急反应的卫生队伍应该做好医疗记录,最好每天进行收集和归纳,以便确定疾病的变化趋势和疾病的粗发病率。尽量收集所有提供卫生服务部门的同类型数据,虽然比较复杂,但能让救援人员精确估计疾病的趋势。

5. **分析和解释监测资料**　指挥中心监测组收到鼠疫、霍乱、炭疽、疑似传染病相关死亡及疑似传染病聚集性病例信息时,应即刻分析讨论,并向上级部门汇报。对于其他疫情报告数据应每半天和全天汇总分析一次。数据分析的主要指标包括分病种和综合征统计新发病人数、死亡人数、罹患率和死亡率,分年龄组的发病数、死亡数、罹患率和死亡率,发生地点、变化趋势等。根据监测数据的统计分析结果,专业人员要对监测疾病当前的发展趋势、是否超过警戒水平、采取的干预措施是否有效等作出判断。

6. **建立适时疾病调查机制**　当监测系统发现任何异常模式时,为了证实是否存在疫情和避免盲目启动大规模应急反应,应该配备由少数人组成的现场调查和实验室检测队伍。这支队伍的行动是随着监测预警结果而启动的。

7. **确定信息反馈机制**　疾病监测信息应及时反馈给相关人群,这些人群包括政府部门、上级卫生部门、基层卫生人员、灾区及非灾区民众等。疾病监测信息的透明化是避免疫情信息以讹传讹的重要策略。向上级部门反馈时可采用正式的书面报告,而向基层人员和民众反馈时可采用报纸、广播、网络等传播。公布内容的表现形式可以多样化,但要根据对象的文化水平、民族背景等特点来决定。

(三) 灾害监测预测系统的应用

1. **预警工作程序**　突发灾害危害的预警工作包括风险评估、提出建议、行政发布 3 个主要环节。突发灾害的风险评估工作通常由各级疾病预防控制中心及军兵种卫生防疫专业机构完成,通过监测信息、报告信息和情报,分析提出评估报告,向本级或上级卫生主管部门提出风险评估意见和处置措施建议以及预警提示范围的建议。卫生主管部门根据专业机构的评估报告进行审查,必要时,召开机关和专家会议会商、审查,或进行复查、核实。确认后,由卫生主管部门向上级处置突发事件领导小组或部队党委提出预警建议和应急处置措施建议。经审查批准后,由各级处置突发事件领导小组或部队党委向有关单位或全军发布预警警报,并按照发布与终止部门一致的原则,适时终止警报。

2. **预警时机与内容**

(1)预警的时机或条件:发现传染病暴发、流行时;不明原因的群体性疾病发生时;传染病菌毒种和其他危险源物资丢失时;重大食物中毒、职业中毒、化学中毒、核辐射损伤事件已经发生或极可能发生时;发现生活饮用水污染时;自然灾害引发公共卫生状况不良时;发现其他严重影响或可能影响部队官兵或民众健康事件时均应提出预警。

(2)预警的级别:疾病预防控制机构根据监测发现、实地调查、综合分析和专家会商的结果,按照特别严重、严重、较为严重、一般四个级别对紧急事态进行判定,并向上级卫生主管部门提出预警级别以及范围、内容的建议。各相关应急组织指挥机构根据卫生主管部门的建议或上级指示发出预警。

(3)预警内容:预警的主要内容包括发生或可能发生的事件类别、预警级别、起始时间、可能影响范围、警示事项、应采取的预防控制措施,以及发布机关、发布时间、有效范围等。

3. **信息发布**

(1)形势通报:各级卫生主管部门根据突发灾害的管理权限、危害性、紧急性,可以通过部门通知、通报的方式向所属卫勤部队、分队或保障区域部队发布形势预报。涉及需要跨战区、跨系统、跨部门尽快了解的情况,由总后卫生部以通知、通报的方式向全军相关卫勤部队、分队及医学院校、科研单位发布形势预报或通报。疫情通报发布的主要内容包括突发灾害和传染病疫情性质、原因发生地及波及范围;发病、伤亡及涉及的人员范围处理措施和控制情况转达上级应急响应指示及事件处置结果等信息。

(2)事件信息的发布权限:军队特别重大(Ⅰ级)、重大(Ⅱ级)突发灾害的信息发布,由总后卫生部和总政宣传部会同国家有关新闻主管部门共同负责。新闻稿件经军队处置突发事件领导小组审查报军委批准后,授权新华社发布,或以"国务院新闻办公室"名义发布。军队较大(Ⅳ级)突发事件的人员伤害、疾病流行、致伤致病因素、卫勤情况等信息向国家、地方提供,由总后卫生部相关业务局室(中心)负责整理,经总后卫生部审查批准,由总部卫生应急办公室负责对外提供。

对外发布军队突发灾害信息,由总部卫生应急办公室视情况会同国务院卫生行政部门拟制新闻通稿,统一对外口径,报国务院和中央军委批准后,由国务院卫生行政部门统一发布。未经授权,军队任何单位不得擅自发布或向地方单位提供信息。

五、儿科医师在社区预防工作中的作用

儿科医师可以在很多方面协助社区灾后的救援和恢复工作。这些作用不必仅限于给儿童看病,儿科医师还可以承担许多重要的角色,从协助开展搜索和救治工作到进行人群健康和营养调查。他们工作的成效很大程度上取决于他们个人的准备以及灾前参与防灾规划和演练的程度。

鉴于儿童在人口中占很大的比例,又因儿童是灾害中最易受伤害的群体之一,所以让儿科医师在灾害应急以及防灾预案中担当重要的角色是有很重要的意义。只有在儿科医师参与灾害规划的各个方面时,儿童的特殊需求,如营养、心理和发育等方面的需求才能在规划中得到体现。通过对其他卫生工作者的指导,如护士、一般的执业医师和非专业的社区卫生工作者,儿科医师可以将有关儿童特殊需求方面的知识传授给灾害应急的有关部门和人员。儿科医师应该采取主动的方式与公共卫生、应急救援和其他政府官员沟通,以便为防灾预案提供服务。灾害发生后,不要等待召唤才采取行动,而应积极投身于应急救援工作,并为社区的恢复作出有意义的贡献。

即使儿科医师的工作主要是传统的临床诊疗,但他们仍可通过确保设立一个正常运作的监测周期,从而在预防医学方面发挥重要的作用。监测周期的关键包括建立一个适当的患者日志,记录重要的疾病数据,并将数据按特定的年龄和性别组分层。监测周期是从临床医师给患者看病开始的。如果他们不能提供这个数据,那么有关公共卫生方面的决策将基于猜测,而不是基于事实。

其次,儿科医师确保公共卫生部门能及时地了解患者的个人资料,这将使他们对很快出现的公共卫生需求做出分析,并迅速采取应对措施。儿科医师通过评估每天的门诊日志,并根据疾病的数据,进行初步分析,这将有利于更快更有效地制定干预措施。最后一点是,通过建立和保持与公共卫生领导人之间有效的沟通,儿科医师可确保社区儿童保健决策的正确性。

(洪少贤 张晨美)

参考文献

1. PFEFFERBAUM B, VARMA V, NITIEMA P, et al. Universal preventive interventions for children in the

context of disasters and terrorism. Child AdolescPsychiatr Clin N Am, 2014, 23 (2): 363-382.

2. STONE G1, LEKHT A, BURRIS N, et al. Data collection and communications in the public health response to a disaster: rapid populationon estimate surveys and the Daily Dashboard in post-Katrina New Orleans. J Public Health ManagPiact, 2007, 13 (5): 453-460.

3. MORTON M, LEVY JL. Challenges in disaster data collection during recent disasters. Prehosp Disaster Med, 2011, 26 (3): 196-201.

4. 曹广文. 灾难医学. 北京: 第二军医大学出版社, 2011.

5. 王谦, 陈文亮. 非战争军事行动卫勤应急管理. 北京: 人民军医出版社, 2009.

6. 郑静晨, 侯世科, 樊毫军. 灾害救援医学. 北京: 科学出版社, 2008.

7. 李宗浩. 中国灾害救援医学. 天津: 天津出版传媒集团, 2013.

第四节 灾后儿童的心理评估与干预

各类灾害是人类不能回避的问题,而我国是世界上自然灾害种类最多、活动最频繁、危害最严重的国家之一。近年来,汶川大地震、青海玉树地震、甘肃舟曲特大泥石流、新疆暴风雪等不同类型的自然灾害不仅造成严重人员伤亡和财产损失,更是对人们的心理造成严重创伤。儿童的心理、认知与行为水平均处于发展阶段,应对重大突发事件的能力是有限的,在遭遇重大突发性灾害后其心理和行为的应对能力都将受到重大冲击,出现创伤后应激障碍(posttraumatic stress disorder, PTSD)。许多研究发现,儿童期出现的心理创伤,如果没有及时得到缓解,将会严重影响未来身心的健康发展,甚至导致人格的不完整以及行为的异常,在成年期出现人格问题、暴力倾向、自杀意念、滥用药物及人际关系不良等。因此,促进灾后儿童心理重建,了解灾后儿童的心理行为问题并进行多方位的干预是目前降低儿童在各类灾害中伤害的重要工作。

一、儿童心理的脆弱性

儿童的心理反应与年龄、性别、对养护人的依赖程度、以往的身心健康及适应能力等因素密切相关。比如,从性别来说,灾害后男孩比女孩更容易出现外在化行为问题,如攻击性行为、暴力及反社会行为等,出现问题后需要更长的时间恢复;女孩则更易出现内在化行为问题,如焦虑和抑郁等,在灾害中或灾后受到暴力的风险更大。再如,对环境的适应能力,是儿童心理的一个个性特征,也称为顺应性,是应对负面环境的一种潜能,多数儿童具有这样的潜能,能够帮助他们更有弹性地应对灾害造成的心理创伤。这种能力与遗传、家庭及父母的影响有关。适应能力强的儿童在灾后会做出一些合适的行为,如和伙伴游戏、学习,甚至帮助照顾更年幼的弟妹,也更容易从伤害中走出来。

灾后儿童出现心理行为问题的相关因素主要有以下几方面:

1. **灾难的性质、破坏与暴露程度** 不同类型的灾难因其本身的突发性及破坏程度等差异会产生不同的灾难后果。研究提示,灾难时的暴露程度与灾难后的心理障碍呈一定的正相关,如灾难中有亲友伤亡的儿童更易出现 PTSD。

2. **年龄** 儿童因年龄不同,认知情绪发展水平与应对灾难的能力也有所不同。不同研究结论不同,有研究认为年龄大者反应程度较重,也有研究认为低年龄段儿童存在更多的PTSD 和焦虑问题。国外研究则认为,PTSD 的发生与儿童的心理认知成熟水平相关。

3. **性别** 关于灾难后心理影响的性别差异,大多数国内研究资料显示均为女性发生心理问题的比例高于男性。

4. **灾难后时间因素** 儿童青少年处于身心发展阶段,随着时间的延长,灾难对心理健康的影响慢慢减弱。

5. **社会支持** 良好的社会支持可增强儿童青少年的应对与恢复能力,减轻创伤性事件带来的心理创伤。

6. **灾难前后负性生活事件** 负性生活事件能增加个体创伤后应激障碍症状,灾后创伤应激障碍症状也能增加个体遭遇的负性生活事件,两者相互影响。

7. **心理复原特征** 并非所有儿童在经历灾难后都会出现心理问题。相反,一些儿童会在经历挫折后愈加坚强。这种能使人们成功应对挫折的品质即心理弹性(resilience),它是指个体在危险环境中良好适应的动态过程。研究表明,灾难事件后人的心理反应与心理复原特征之间存在相互的影响。

8. **家庭因素** 家庭因素对儿童青少年灾难后心理健康存在重要的影响。研究发现,母亲的文化程度越高,父母关系越好,子女的心理弹性越高,应对灾害的能力也就越高。

9. **生理创伤** 灾害中躯体受伤及疼痛,会加重 PTSD 的症状。2008 年汶川地震后,就发生多数重伤员出现了明显 PTSD 的症状,并有多例儿童出现自杀行为。

二、PTSD 发病机制

目前,关于 PTSD 的发病机制主要有以下几种理论:发展的生活轨迹模型(developmental life-trajectory model),多因素模型(multifactorial model),概念整合模型(integrative conceptual model),神经生物模型(neurobiological model)和认知模型。

前三种模型主要强调最近创伤的提醒物(包括内部和外部因素、生理反应等)、近期继发的应激源(家庭环境的变化等)、儿童生活环境(父母、学校等因素改变)、儿童本身固有因素(遗传、应激能力等)、社会支持等因素在儿童 PTSD 产生和发展中的作用。

神经生物模型认为,应激引起去甲肾上腺素能系统激活,导致了与 PTSD 产生相关的一系列行为变化,如警觉性增高、易激惹、注意力不集中、睡眠障碍等。在此基础上,还会形成一种"恶性记忆",这些记忆会被创伤相关的线索激活,导致一些有害的行为和情感改变,如认知的扭曲、记忆变化、分离状态等。由于儿童的大脑尚在发育中,对不可预测或不可控制的刺激尤为敏感,暴露于创伤的儿童还可能出现神经生理失调和解剖结构改变,这将使这些儿童长大后对社会心理应激更为敏感,出现一系列个人及社会问题。

认知模型则认为,语言的发展水平在创伤体验的产生和创伤事件的解决中起到重要作用。特别是家庭对儿童的影响非常大,尤其是父母可能会强化儿童的回避性应对行为。

三、灾后儿童心理与行为问题

当面对严重创伤性应激时,人们都会产生一系列身心反应,包括恐惧、痛苦、焦虑、抑郁、过度警觉及行为异常等,一般发生在灾害当时或几小时后,表现为心理上和行为上的异常。这些反应通常被认为是创伤后的正常反应,一般持续时间不长。但是,有些儿童在灾害中出现了过度的心理反应,而且症状长期存在,那就造成了儿童心理伤害。儿童的心理和行为异常有其特点,往往向两极发展,一极表现为更直接更剧烈的情绪和行为反应;一极则表现为麻木和发呆。此种应激反应也称为 PTSD。有关儿童期 PTSD 发病率的数据变化很大,国外数据显示灾后儿童 PTSD 可达 14%~95%,而国内同类研究发现我国地震后儿童及青少年 PTSD 的患病率为 30% 左右。

心理反应发生的时间因人因事而不同,有些在灾害当时就发生了,有些在灾害发生很长一段时间后才会表现出来。一般来说,对灾害压力的心理反应可以分几个阶段。第一阶段,灾害发生当时,儿童马上会经历恐惧、否认、混乱及悲伤的感受,还可能出现麻木、茫然,甚至健忘、失忆的症状;第二阶段,灾害发生以后的几天或几周,主要的特征是退行行为(睡眠紊乱,躯体症状,对未来悲观的想法,脑海中反复出现创伤事件等),或心理应激症状(如过度痛苦、恐惧、悲伤及抑郁,对他人敌意,具有攻击性、冷漠等)。如果这些症状没有影响到正常的生活和学习,可认为是恢复过程中的正常反应,几周后会减轻或消失;第三阶段,这些心理和行为异常持续存在,不能恢复,并对儿童的生活造成影响。这时这种心理和行为的反应被认为是病理性的,需要干预和治疗。

1. 儿童常见心理障碍的表现

(1)恐惧与担心:幸存儿童十分担心灾难再次降临,在出现灾难前兆时表现非常焦虑,害怕自己或亲友受伤死亡,害怕失去家人朋友的宠爱。

(2)脆弱与无助感:幸存儿童会感到无助、敏感,易受到伤害,不知道该如何去做,不知道谁会帮助自己,很茫然。

(3)悲伤:幸存儿童会因为亲友的死伤而感到难过悲伤,有时会变得很沉默,甚至有和亲友一起死去的想法。

(4)内疚感:幸存儿童会认为自己无能,没有救出家人或亲友,感到是自己的错才导致亲友的死亡,希望死的不是亲友而是自己。

(5)愤怒:幸存儿童会产生愤怒情绪,觉得为什么上天要这么对待自己,为什么灾难会降临在自己身上,为什么亲人要丢下自己,为什么别人帮助不到自己。

(6)强迫性重复回忆:幸存儿童会一直追忆逝去的亲友,内心痛苦,同时会回忆灾难时的画面,反复出现在脑海里,十分痛苦。这些感觉及想法常常以反复做梦、夜间惊恐的形式出现。还有些幼儿会重复枯燥的游戏,而这些游戏会重现灾害当时的主题和感受。

(7)失望与思念:幸存儿童内心希望有奇迹出现,亲友的离去只是暂时性的,但总是一次次的失望。由于一直思念着逝去的亲友,幸存儿童会采取各种方式打听亲友的下落。

(8)噩梦增多,警觉性增高:幸存儿童因为亲历的可怕场面而噩梦增多,不敢独自睡觉,睡眠障碍,表现为入睡困难、易醒,警觉性过度增高。注意力不能集中,导致学习困难。易激惹,易怒,影响人际关系。

2. 儿童常见异常行为反应的表现

(1)退行性行为:表现得比实际年龄幼稚,如原来会走的儿童不会走路,吸吮手指,尿床,过度依恋等。

(2)害怕与灾难相关的情境,如打雷、闪电、黑暗、暴风雨等。

(3)失眠噩梦,情绪低落,沉默寡言,冷漠自闭,在课堂上疲劳打瞌睡。

(4)攻击行为,情绪变化反复,注意力难以集中,易怒易激惹,不服从正常的管教。

上述这些心理和行为的改变都是儿童在经历灾难后的一种自然反应,根据儿童年龄、性格、灾难严重程度的不同在表现形式和程度上略有差别(具体见表 6-10),通常这些反应会持续数周或数月,甚至更长时间。

表 6-10　重大灾后不同年龄段儿童的典型心理行为反应

年龄段	典型心理行为反应
学龄前期(1~5 岁)	吸吮手指,尿床,害怕黑暗,食欲缺乏,大小便失禁,说话困难(如口吃),爱黏父母等
学龄期(5~10 岁)	易怒,黏人,攻击行为,噩梦,逃避上学等
青春期前(11~14 岁)	食欲缺乏,失眠,失去社交的兴趣,出现生理问题(如头痛,便秘等)
青春期(14~18 岁)	食欲缺乏,失眠,头痛,月经失调,注意力不集中,对异性兴趣降低,对抗父母等

四、灾后儿童心理与行为问题评估方法

在灾害发生后,应尽早开始评估。评估内容包括创伤的严重程度、儿童对创伤的认知评价、情绪和行为反应、应对方式、社会功能;个体心理特征;是否共患精神障碍或躯体疾病;家庭和社会环境,父母反应、社会支持等。

评估方法除采用临床会谈的形式外,还要根据儿童的年龄和发育水平,通过游戏、画画、讲故事等多种与之相适应的形式来获取有关儿童的第一手资料,也可通过父母或其他养育者获得信息。评估时应避免对儿童的再次打击,对于一些敏感的细节避免多次提及,如果儿童出现回避现象,不应强求进行。

目前,用于灾后儿童心理行为问题评估常用的工具有:①事件影响量表(CRIES-13):该量表是 PTSD 症状筛查自评量表,广泛用于各种文化背景下,经历各种创伤性事件后的个体心理健康受影响程度的评估,该量表包含 13 个条目,能够有效地筛查出可能产生 PTSD 的高危儿童。四川大学华西医院曾对此量表进行修订,与原版意义一致,更符合我国言语特点,通俗易懂。目前,已广泛用于多次国际性灾难事件研究中,具有良好的信度和效度。②儿童抑郁障碍自评量表(DSRSC):该量表由 Bidleson 根据 Feighnel 成人抑郁症诊断标准而制定,用于儿童抑郁症状的评估,该量表经国内应用于评估儿童的情绪问题,具有良好的效度,并已制定了中国常模,适用于 8~16 岁儿童,其信度和效度良好。③其他评估量表还有 PTSD 自评量表(PTSD-SS)、儿童 PTSD 反应指标(CPTSD-RI)、10 项创伤评估问卷(TSQ)等。

五、灾后儿童心理干预措施

心理危机干预是一种为减轻灾难对受害者或救援人员极度痛苦的情绪而采用的干预方法。灾后儿童心理危机干预的主要作用有:①帮助儿童安全地度过危机,正视危机;②帮助儿童获得可能应对和处理危机的方式;③帮助儿童获得新的信息和知识;④在日常生活中提供必要帮助;⑤帮助儿童回避一些应激性境遇;⑥督促儿童接受帮助和治疗等。

对于儿童而言,心理危机干预的使用更需要根据儿童的心理发展阶段及所出现的心理危机的特殊性采用不同于成年人的干预方法。在对不同年龄段的儿童进行心理危机干预时,应注意:①婴儿:1 岁以内的婴儿,重点是替他们重新找到稳定的长期陪伴的主要照顾者,保证父母或监护人能成为孩子安定及信任感的源泉。②幼儿:特别关注这时期儿童会出现退行性行为,并且呼吁家长或监护人提供额外安抚、避免分离等原则来处理这些反应。灾

后的幼儿有逐渐探索外界的好奇心,闯祸在所难免,这需要父母或监护人要有充分的耐心和承受能力。③儿童:也会产生退行性行为,并对灾难与死亡有自己的解释,如有些孩子可能会觉得是因为自己不乖,或者在灾难发生前刚好做错了事,所以害得亲人罹难,觉得亲人的死完全是他自己造成的结果,内疚的心情会导致他在很长的一段时间之内都不敢再尝试任何新的思维与行为。因此,对这个阶段的儿童,不但要忍受、接纳其退行行为,让他重新对环境产生信任;更重要的是应该坚持让孩子保持正常作息,让他从这些基本的生活能力中寻回自主性与信心;也要倾听孩子对于灾难事件的重述,找出孩子推理方式的蛛丝马迹,帮孩子理清对整个灾难事件的因果推论。④青少年:此阶段的孩子心理活动处于不稳定期和过渡期。成熟意识增强,但社会经验不足,易走极端。因此,需鼓励他们加强同伴间的交流,让他们有机会抒发自己的情绪,加强对灾难的正确认识,树立实事求是的态度。

（一）干预方案

在灾害的不同阶段,对儿童的干预方案有所不同,主要分为灾害前、灾害中及灾害后的干预。

1. **灾害前干预**　各级妇幼保健院、学校及相关机构在平时应关注儿童心理行为发育,培养儿童心理专业人员,普及儿童心理保健知识,开展儿童心理保健服务。在制定防灾预案时,应邀请儿童心理保健相关专业人员及儿科医师参加,因为这样的人员更了解不同年龄段儿童的生理及心理的需要。在灾害的高发区,可通过讲座、分发资料、媒体宣传等多种形式,普及儿童心理护理知识,培训心理救助志愿者。各急救中心、医院、学校等相关机构在组建救援队伍时,应配备儿童心理专业人员。

2. **灾害中干预**　政府、救灾指挥者及儿童心理专业人员应重视儿童心理救助,确认此项工作纳入救灾及灾后重建的预案中,并得到人力和经费支持。应发动多方面力量,如媒体、志愿者等,都参与到儿童心理救助的工作中来。各类救助人员,特别是儿童心理专业人员,应尽可能为灾害中的儿童提供足够的支持和帮助,使儿童感到安全,缓解灾害造成的心理压力和伤害,减少心理方面的后遗症。

3. **灾害后干预**　灾害后干预是最重要的干预。儿童心理专业人员应持续提供心理支持,帮助受灾儿童重新获得安全感。对于一些具有特殊需求的儿童,应特别关注,如曾经亲身经历灾害的儿童、在灾害中致残的儿童及失去亲人的儿童等。对于这些儿童,应提供更多的心理支持,并长时间地对其追踪及干预,防止 PTSD 的发生。除对受灾儿童个体进行心理干预外,儿童心理专业人员给受灾儿童的家庭也应提供必要的心理支持和指导,鼓励父母与孩子之间的沟通,建议父母对孩子的心理问题做出反应及如何干预。同时,儿童心理专业人员应帮助学校或相关的社会机构对出现心理问题的受灾儿童进行进一步的治疗和咨询。

（二）心理干预

一般而言,灾后应形成社会、学校、家庭三位一体对儿童的心理援助,最终目标是要提高儿童的心理平衡能力,并使其高于灾害前的平衡状态。

1. **心理干预方式**　针对灾后儿童心理干预的特点,从理论的层面选择个别和团体两种方式对灾后儿童进行干预。个别咨询的方式是一个有效的心理辅导途径。

但不足之处是耗时多、受众面窄、解决问题单一等。而团体心理辅导能有效克服这些弱点。团体心理援助适用于有共同发展课题或有共同心理困扰的人,重在团体成员的互动,实践性强,形式多样,生动有趣,适用面广。在心理干预中,两者相辅相成,弥补各自的不足。

2. **心理干预阶段** 可分为3个阶段。第一阶段灾后1个月内,主要工作目标是生命安全的维护,包括生命救援、临时安置、危机处理,以及需求评估等;第二阶段灾后1~6个月,主要的工作目标是安置服务、情绪安抚、赈灾措施、资源协调等。第三阶段灾后6个月~3年之间,主要工作目标是生活重建、关怀、心理重建等。

3. **心理危机干预技术**

(1)沟通和建立良好关系的技术:心理干预人员与危机事件中的儿童建立良好的沟通和信任的关系,有利于当事儿童恢复自信,促进心理稳定,减少绝望,重新建立或改善人际关系。儿童作为危机事件中的特殊群体,因其生理和心理发育均未成熟,在沟通上与成年人相比会出现更多的困难,使干预及有关处理的策略较难执行和贯彻,达不到最佳干预效果。因此,心理干预人员在对灾后儿童进行心理危机干预时应更加关注能对沟通造成影响的心理学、社会学等多方面的因素。

(2)心理支持与行为强化技术:主要是给予儿童精神支持,但不支持儿童的错误观点或行为。通过暗示、保证、疏导、宣泄、改变环境、镇静药物等方法稳定儿童的失控情绪,尽可能地帮助儿童解决目前的危机。为了使儿童建立积极有效的应对自然灾害的行为模式与技能,需要采用行为强化的技术,帮助儿童建立一套有效的灾害应对模式,包括自然灾害的应激、意外伤害的应对以及家庭、学习环境变化的适应。

(3)针对儿童的特定心理干预技术:首先是要给儿童建立安全感,陪伴儿童,重视身体语言,提供基本身体安全照顾,让他们觉得自己并不孤独。其次是聆听诉说,倾听并积极关注,给予儿童心理上的支持。根据儿童的年龄特征,鼓励儿童用语言将自己身体的感受表达出来。心理干预人员要从认知上理解儿童情绪,消除其对于危险的误解,帮助控制情感及发泄痛苦,预防PTSD的发生。

灾害会给人类带来巨大的伤害,近年来,人们开始逐渐认识到心理伤害的重要性及这种伤害的短期、中期和长期的后果。儿童是一类特别脆弱的人群,对灾害的应激反应程度取决于他们的心理发育阶段、个性、对父母的依赖程度等。灾害发生后,很多儿童会出现一些心理反应,如果这种反应过于强烈,可出现PTSD,需要积极的干预。儿童灾后心理评估及干预是一项长期工作,因此必须设立一个专门的心理救助部门,做好制度化、规范化建设,充分发挥学校、家庭、社区与民间专业机构等各种力量的作用,加大监督管理的力度,促进灾后儿童心理健康重建工作快速、有序、协调地持续发展,避免导致一系列的问题。我们相信,经过积极有效的心理危机干预,灾难会使我们的儿童变得更坚强,更有能力应对各种环境的挑战。

(杨子浩 张晨美)

参考文献

1. 朱宗涵,张淑一,曹彬,等.灾害中的儿童心理救助.中国儿童保健杂志,2008,16(4):374-375.
2. 施红梅,祝捷,邱卓英,等.自然灾害引发的儿童心理障碍及其心理康复.中国康复理论与实践,2008,14(7):683-686.
3. 郑毅.历经地震灾害儿童的心理特点及其救助.中华医学杂志,2009,89(6):363-365.

4. 朱翠珍, 司徒明镜, 张毅, 等. 汶川地震后儿童青少年创伤后应激障碍和抑郁症状及影响因素. 中华预防医学杂志, 2011, 45 (6): 531-536.
5. 廖惠玲, 于谙罡, 刘梅. 灾后儿童心理问题及干预措施. 当代护士, 2017, 8: 12-14.
6. 赵祥文. 儿科急诊医学. 3 版. 北京: 人民卫生出版社, 2013.
7. 朱宗涵. 灾害儿科学. 北京: 人民卫生出版社, 2010.